科学出版社"十四五"普通高等教育本科规划教材

供预防医学类和公共事业管理类专业使用

医疗保障学

主　编　陈　文

副主编　江启成　曹俊山

编　委（按姓氏笔画排序）

王宗凡　中国劳动和社会保障科学研究院

朱　坤　中国财政科学研究院

江启成　安徽医科大学

阴　佳　山东大学

杨　莉　北京大学

张　慧　中山大学

张璐莹　复旦大学

陈　文　复旦大学

陈鸣声　南京医科大学

周忠良　西安交通大学

胡　敏　复旦大学

曹俊山　上海市医疗保障局

潘　杰　四川大学

科学出版社

北　京

内 容 简 介

本教材构建了系统的医疗保障学理论基础，剖析了国际医疗保障制度的特点，阐述了社会医疗保险筹资与待遇设定、支付、基金监管和评价等核心机制和要素，介绍了医疗救助、商业健康保险、长期护理保险等多层次医疗保障体系的重要组成，梳理了我国医疗保障制度的发展沿革和实施经验。本教材体系完善，通过理论与实践相结合，体现了基础性、应用性和前沿性。

本教材可作为卫生政策与管理、医疗保险、社会保障等专业本科生、研究生的专业课教材，也可供医疗保障领域的研究者和政策制定者阅读参考。

图书在版编目（CIP）数据

医疗保障学 / 陈文主编. —北京：科学出版社，2024.5
科学出版社“十四五”普通高等教育本科规划教材
ISBN 978-7-03-078514-5

I. ①医… II. ①陈… III. ①医疗保障–高等学校–教材 IV. ①R917.1

中国国家版本馆 CIP 数据核字（2024）第 095958 号

责任编辑：胡治国 / 责任校对：邹慧卿
责任印制：张 伟 / 封面设计：陈 敬

科学出版社 出版
北京东黄城根北街 16 号
邮政编码：100717
http://www.sciencep.com
北京厚诚则铭印刷科技有限公司印刷
科学出版社发行 各地新华书店经销
*
2024 年 5 月第 一 版 开本：787×1092 1/16
2024 年 5 月第一次印刷 印张：12 1/4
字数：345 000
定价：66.00 元
（如有印装质量问题，我社负责调换）

前　　言

医疗保障学是一门研究医疗保障制度的构建、运行及其发展规律的新兴学科。它是一门综合性的交叉学科，具有社会科学和自然科学的双重属性；它也是一门应用学科，其实践应用关系到每个国家医疗保障水平和卫生系统绩效，关系到民生福祉和社会和谐稳定。

我国经过 20 多年的社会基本医疗保险改革实践，目前已实现基本医疗保障全民覆盖。党的二十大报告指出，“社会保障体系是人民生活的安全网和社会运行的稳定器”，提出要“促进多层次医疗保障有序衔接，完善大病保险和医疗救助制度，落实异地就医结算，建立长期护理保险制度，积极发展商业医疗保险”。此前的《中共中央 国务院关于深化医疗保障制度改革的意见》已明确提出了我国医疗保障制度改革发展目标，到 2030 年全面建成以基本医疗保险为主体，医疗救助为托底，补充医疗保险、商业健康保险、慈善捐赠、医疗互助共同发展的医疗保障制度体系，待遇保障公平适度，基金运行稳健持续，管理服务优化便捷，医疗保障治理现代化水平显著提升，实现更好保障病有所医的目标。我国基本医疗保险改革实践和多层次医疗保障制度体系的发展目标提出了中国特色医疗保障的理论诉求，为此，科学出版社组织国内主要高校和研究机构相关领域的专家编写了这版《医疗保障学》。

本教材提出了医疗保障学研究的三个基本问题，即保障宽度、广度和深度。围绕这三个基本问题，不同国家或地区基于其政治文化背景和经济社会发展水平，形成了不同的筹资、待遇设定与调整、支付、基金管理等机制，构成了各具特色的医疗保障体系，由此也决定了不同医疗保障体系所能实现的选择性、可及性与公平性。

本教材包含 12 章内容。第一章为绪论。第二章为医疗保障理论基础，论述医疗保障制度的基础理论和医疗保险原理。第三至第四章为医疗保障体系和国际医疗保险制度，详细介绍并比较国际上不同医疗保障体系及制度构成，总结医疗保险制度改革经验。第五至第八章分别介绍社会医疗保险的筹资与待遇、支付、基金管理和评价等核心机制和要素。第九至第十一章分别介绍医疗救助、商业健康保险、长期护理保险等多层次医疗保障体系的重要组成。第十二章为我国医疗保障制度发展。

本教材具有三个方面的特色：一是注重理论的系统性，通过梳理医疗保障相关理论，总结医疗保障体系以及医疗保险筹资与待遇、支付、基金管理和评价等理论框架与机制，构建系统的医疗保障学理论基础；二是注重与实践相结合，在理论的指导下，各章节的内容既反映国际发展趋势，又联系我国实践进展；三是突出我国医疗保障制度发展的成效与经验，呈现基本医疗保险、医疗救助、商业健康保险、长期护理保险等制度发展中国式路径。

本教材的编写得到了全体编委的积极支持，多次讨论修订完善教材框架与内容。医疗保障学的理论和实践仍在不断发展变化之中，教材编写难免有不尽完善之处，敬请读者海涵。

陈　文

2024 年 2 月

目　　录

第一章 绪　论

医疗保障学是一门新兴的交叉学科，随着医疗保障制度的产生与演变应运而生，并与各个国家和地区医疗保障体系的发展相互促进。本章将介绍医疗保障学的相关概念及与其他相关学科的关系、医疗保障制度的发展演变及其理论基础、医疗保障学的研究内容与方法。

第一节 医疗保障学概述

一、医疗保障学相关概念

（一）医疗保障学

医疗保障学是一门研究医疗保障制度的构建、运行及其发展规律的新兴学科。它是一门综合性的交叉学科，涉及经济学、管理学和法学等社会科学，又与医学、统计学等自然科学密切相关，具有社会科学和自然科学的双重属性。它也是一门应用学科，其实践应用关系到每个国家的医疗保障水平和卫生系统绩效，关系到民生福祉和社会和谐稳定。

（二）社会保障

社会保障（social security）是国家和社会根据有关法律规定，通过国民收入再分配及其具体的形式，保证社会成员获得基本生活权利，以实现社会正义和社会稳定的各种制度。一般来说，社会保障由社会保险、社会救助、社会福利、社会互助等组成。在现代社会中，社会保障系统是经济社会发展的重要稳定器和调节器。其中，医疗保障制度是一个国家或地区社会保障系统的重要组成。

（三）医疗保障

医疗保障（healthcare security）是通过法律形式规定国家、企业和个人之间的权利与义务关系，动员全社会的医疗卫生资源，筹集和使用医疗保障基金，化解社会成员的疾病经济风险，促进人民健康的重大制度安排。医疗保障制度一般分为基本（法定、主体）医疗保障制度和补充医疗保障制度。基本医疗保障制度是指针对一个国家或地区的全体或大多数社会成员，满足其基本的医疗保障需求的主体性制度安排。基本医疗保障制度一般采用公共保险形式，如国家卫生服务制度（national health service，NHS）、社会医疗保险，包含或独立针对特定人群的医疗救助制度。补充医疗保障制度是指在基本医疗保障制度之外，针对特殊人群或特殊医疗保障需求的补充性制度安排，一般由社会成员个人自愿选择参加。

（四）医疗保险

医疗保险（medical insurance）是为参保人员因疾病所带来的医疗卫生费用提供补偿的一种保险，其核心是财务风险共担，是医疗保障的主要形式。从医疗保险覆盖范围来看，可分为广义的医疗保险和狭义的医疗保险。国际上一般把医疗保险表述为健康保险（health insurance），即广义的医疗保险，为参保人员因疾病发生的直接经济损失（疾病的预防、诊断、治疗、康复与管理等相关的医疗卫生费用）提供补偿，有时也补偿疾病带来的间接经济损失（如误工造成的工资损失），甚至对分娩、残疾、死亡也给予经济补偿。狭义的医疗保险只是对疾病的诊断、治疗与康复相关的医疗费用提供补偿。一般认为，狭义的医疗保险注重的是对医疗服务带来的经济损失的保障，而不是健康本身；而广义的医疗保险，即健康保险则超越了疾病诊治，体现了健康观和系统的健康管理理念。

（五）医疗卫生服务系统

医疗卫生服务系统（health service delivery system）是为社会人群提供医疗、预防、保健、康复等医疗卫生服务，保护人群健康的社会子系统。医疗保障系统代表被保障对象承担服务购买方责任，与医疗卫生服务系统形成了服务购买与被购买的关系，由此也形成了医疗卫生服务需求方、供给方与购买方的三角关系。通常政府还会出于消除市场失灵、追求社会公平目的，通过法律、行政、政策等手段来协调和保障上述三方的权益，规范各方的行为，因而形成了由医疗保障系统、被保障对象、医疗卫生服务系统和政府构成的三角四方关系。在这个复杂系统中存在多重委托代理关系和信息不对称（information asymmetry），加剧了利益相关方的博弈和自利行为，对医疗保障学研究提出了更高要求。

二、医疗保障学的研究对象

医疗保障制度是医疗保障学的研究对象。由于各国政治、经济、文化等诸多方面的历史与现状差别，各国医疗保障制度及其体系的现实形态也各具特色。对于基本医疗保障制度来说，历史形成的社会医疗保险（俾斯麦模式）和国家卫生服务制度（贝弗里奇模式）是世界范围内最为常见的两种主流制度模式，其特点鲜明（表 1-1），而在同一种模式下，各国实际的制度结构与运行机制也有实质性差别。这种医疗保障制度形态的多样性加大了医疗保障学研究的难度。

表 1-1　社会医疗保险与国家卫生服务制度的特点

项目	社会医疗保险	国家卫生服务制度
典型模式	俾斯麦模式	贝弗里奇模式
享受资格	缴费	公民或符合条件的居民
筹资	工薪税或保费	主要通过税收
承保机构	多个保险机构或疾病基金	单一保险机构或支付方
保障经费	保费主要用于卫生服务偿付	与其他政府预算竞争
经办机构性质	社团组织或政府机构	国家或地方政府

尽管形式多样，但各国基本医疗保障制度仍具有相同的核心特征：①福利性。基本医疗保障制度的覆盖人群依法享有事先确定的基本医疗保障待遇。无论是社会医疗保险，还是国家卫生服务制度，都把社会效益放在第一位，以保障人民的身心健康、促进经济发展和维护社会稳定为最高宗旨。基本医疗保障制度作为社会保障体系的重要组成部分，是一项社会公共事业。②公平性。基本医疗保障制度作为一种国民收入再分配的制度和方式，强调社会公平原则，其公平性体现在资金筹集和医疗卫生服务可及性上。③普惠性。基本医疗保障制度所承担的疾病风险，对于一个人群、一个人的整个生命过程来说，具有必然性，是不可避免要发生的，疾病风险的普遍性决定了基本医疗保障制度的普惠性特点。

三、医疗保障学研究的基本问题

针对医疗保障制度，医疗保障学研究的基本问题可以用图 1-1 的三维立方体来表示。最外围的大立方体代表一个国家或地区全体社会成员因疾病产生的直接经济损失，可以用医疗卫生总费用来表示；最里面的小立方体代表这个国家或地区所采用的基本医疗保障制度所覆盖的直接经济损失；中间虚线构成的立方体是基本医疗保障制度和补充医疗保障制度叠加所覆盖的直接经济损失。医疗保障学研究的三个基本问题如下。

（一）覆盖人群（保障宽度）

通过公共筹资（税收和/或社会医疗保险筹资）构建的基本医疗保障制度覆盖全体或大多数社

会成员，由补充医疗保障制度覆盖其余社会成员，也可能有部分社会成员没有任何医疗保障，通过个人自付方式负担其因疾病带来的直接经济损失。

（二）覆盖待遇（保障广度）

基本医疗保障制度覆盖疾病诊治所需要的基本医疗卫生服务，多采用准入或排除法来确定基本医疗卫生服务所包含的医疗服务、药品、保健、康复等服务或项目。以补充医疗保障制度和/或个人自付方式负担基本医疗保障制度不予覆盖的医疗卫生服务或项目。

（三）覆盖费用（保障深度）

基本医疗保障制度一般并不覆盖纳入其范围的医疗卫生服务或项目所产生的全部医疗卫生费用，起付标准（deductibles，又称起付线或免赔额）、共同保险（coinsurance）、共付（copayments）及其他形式的费用限制方式（如最高支付限额或封顶线、最高自付上限或止损线）是常见的费用分担机制。基本医疗保障制度不予覆盖的医疗卫生费用由补充医疗保障制度和个人自付方式承担。

围绕这三个基本问题，不同国家或地区基于其政治文化背景和经济社会发展水平，构建起了由筹资、待遇设定与调整、支付、基金管理等不同机制构成的医疗保障制度及其组合，形成了各具特色的医疗保障体系，由此也决定了不同医疗保障体系所能实现的选择性、可及性与公平性。

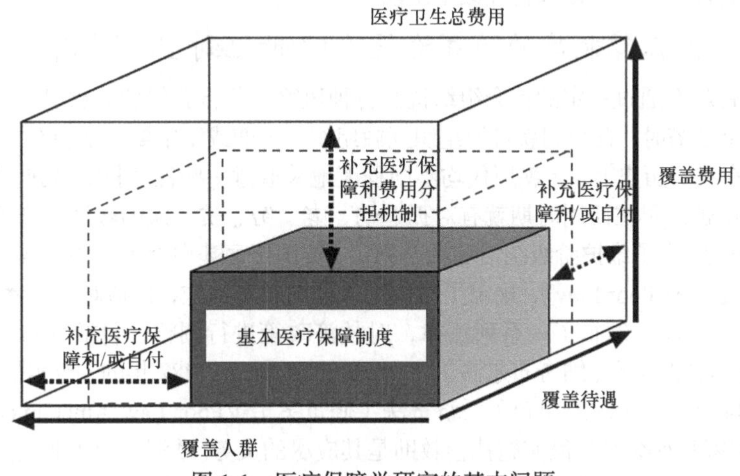

图 1-1 医疗保障学研究的基本问题

四、医疗保障学与其他学科关系

医疗保障学与医疗保险学、卫生经济学、卫生管理学等多个相关学科存在紧密联系，下面具体介绍这些学科以及这些学科与医疗保障学的关系。

（一）医疗保险学

医疗保险学是研究医疗保险活动及其发展规律的交叉性学科。由于医疗保险是医疗保障的主要形式，医疗保险学的理论与方法也成为医疗保障学的重要组成，包括研究医疗保险的需求、供给、市场，医疗保险市场失灵及政府干预，以及不同医疗保险模式及其对参保人员的制约和对服务提供方的支付等。在此基础上，医疗保障学还研究医疗保险与其他医疗保障形式之间的关系以及医疗保障制度的运行与发展规律。

（二）卫生经济学

卫生经济学是经济学的一门分支学科，是运用经济学的理论和方法，研究医疗卫生领域经济现象和规律的一门学科。它研究卫生服务过程中的经济活动和经济关系，包括卫生服务需求和供给、卫生服务及相关市场、市场失灵及政府干预等，以最优地筹集、开发、配置和利用卫生资源，提高卫生服务的社会效益和经济效益。医疗保险作为卫生筹资的重要形式，是卫生经济学研究的重要内容，卫生经济学研究的是复杂卫生系统的经济行为与规律，而医疗保障学则偏重研究医疗保障系统在复杂卫生系统中的作用及其运行与发展规律。

（三）卫生管理学

卫生管理学是研究医疗卫生事业发展规律及其管理的学科。宏观的卫生管理学着眼于发挥医疗卫生事业的总体功能，进行包括医疗卫生服务系统和医疗保障系统的体系布局以及综合性的系统管理，确保整个卫生系统与经济社会的全面协调发展。医疗保障系统作为复杂卫生系统的组成部分，也是卫生管理学的研究对象之一。

第二节 医疗保障制度的发展演变及其理论基础

医疗保障学是随着医疗保障制度的产生与演变应运而生的，并随着社会经济发展和医疗保障制度内在发展的客观要求而日臻丰富和完善，与医疗保障体系的发展相互促进。

医疗保障制度是社会、政治、经济、文化发展到一定阶段的产物，其发展演变可分为四个阶段：萌芽阶段、创立阶段、发展阶段和持续改革阶段。

一、医疗保障制度的萌芽阶段（17世纪到19世纪中下叶）

人类社会自古就有通过一定的社会组织抵御各种风险进行自我保护的意识。早在公元前两千多年，古埃及修建金字塔时，石匠们就自发组织互救组织，定期或不定期交纳会费，用于支付会员死后的丧葬费用。在我国历史上，历朝历代均不同程度地采取过一些社会救济措施，以缓解部分社会成员遭受的疾病困苦。早在西周时期就有对孤、幼、老、穷、贫、疾的救济措施等保障政策。

到了17世纪初，为了维护阶级统治和社会稳定，英国伊丽莎白女王于1601年颁布了历史上第一部专门的《济贫法》（Poor Law），规定了对贫困人群的救济措施，包括对患病者和身体不健全者提供救济。随后，英国又颁布了一系列法律，对救济政策进行调整，包括1662年的《住所法》（Settlement Act）、1723年的《纳奇布尔法》（Knatchbull's Act）、1782年的《吉尔伯特法》（Gilbert's Act）等。到1834年，英国政府出台了《济贫法（修正案）》（Poor Law Amendment Act），即“新济贫法”，强调国家和社会对公民实施社会救助是其应尽的义务。欧洲其他工业化国家也纷纷效仿，如挪威于1845年颁布了《济贫法》，瑞士于1847年制定了《济贫法》并于1871年进行了更新等，使社会团体实施的慈善救济转化为以国家为责任主体的政府救济。

在17～18世纪，欧洲工人互助组织迅速发展起来，建立了由相同职业的劳动者自发组成的行会制度——基尔特（Guild），如英国友谊社和共济会、德国的扶助金库和火灾互助会等，对于会员遭受的各种自然灾害和意外事故如伤残、疾病、死亡等，由会员共同出资给予救济。这种组织形式具有团结协作、互助互济的社会自助特征，被称为社会团结或休戚与共（social solidarity）。

在这一阶段，尽管没有形成专门的、独立的医疗救助体系，政府承担的医疗救助责任也仅限于保障特定的贫困或患病人群，所能提供的生活救济和医疗服务也有限，但是在综合性社会救助中已经包含了医疗救助内容，可以将其视为现代医疗保障制度的萌芽。

在这一阶段，晚期重商主义和古典经济学为社会救助制度的探索提供了理论依据。晚期重商主义在对外贸易上强调多卖，主张允许货币输出国外和保护关税的政策，认为必须通过强大的中央政府制定全国统一的法律和制度，以实现民族主义、保护主义、殖民主义以及不受各种通行费与过度征税限制的国内贸易。晚期重商主义还认为应该通过征税筹集公共事业的资金，这为社会救助制度的产生提供了组织和物质上的保障。古典经济学的理论核心是经济增长产生于资本积累和劳动分工的相互作用，即资本积累进一步推动了生产专业化和劳动分工的发展，而劳动分工反过来通过提高总产出使得社会产生更多的资本积累，从而形成这种发展的良性循环。其起源以大卫·休谟（David Hume）的主要经济论著为标志，以亚当·斯密（Adam Smith）的代表作《国民财富的性质和原因的研究》（简称《国富论》，1776 年）为奠基。其代表人物之一托马斯·罗伯特·马尔萨斯（Thomas Robert Malthus）建议政府应投资公共事业。

二、医疗保障制度的创立阶段（19 世纪末到第二次世界大战）

19 世纪后半叶，欧洲各国相继完成了工业革命，并确立了资本主义的社会政治经济新秩序。工人力量开始走上政治舞台，劳动者的健康和生活保障问题日益受到社会各阶层的关注。在这一历史条件下产生的新历史学派，主张国家应当直接干预经济生活；提倡社会改良主义，主张实施社会立法；主张走调和劳资矛盾的道路以消除社会问题。这些主张被时任德国首相俾斯麦所接受。1883 年，德国颁布了国际上第一部医疗保障法律《疾病保险法》，标志着新的医疗保障制度形式——社会医疗保险的诞生。该法案主要针对就业者，对就业者实行强制性疾病保险，费用由雇主和雇员共同承担。雇员在患病期间可以从保险基金领取相当于工资的 50%作为疾病津贴，领取疾病津贴的最长时限不能超过 13 周。

从 19 世纪 80 年代的后期开始，西欧、北欧的一些国家继德国之后，也纷纷建立起本国的社会医疗保险制度，如丹麦（1892 年）、比利时（1894 年）、挪威（1909 年）、瑞典（1910 年）、英国（1911 年）、法国（1928 年）等。1919 年，国际劳工组织（International Labour Organization，ILO）成立以后，创立多项有关社会医疗保险的国际劳工公约，并促请各成员国积极采纳，这对整个欧洲和世界其他地区相关法律和制度的建立起了很好的推动作用。此后，国际劳工组织又进一步明确了社会医疗保险的基本原则，包括医疗保险资金应由参保人员、雇主和政府共同筹集；凡收入不低于贫困线的成员均应缴纳保险费；参保人员缴纳的最高保险费应控制在不造成其生活困难的范围内；政府应为生活在贫困线以下者支付保险费；社会医疗保险支付范围外的医疗费用应由自己负担等。这些指导原则使得社会医疗保险制度在世界范围内得到了巩固和发展。到 20 世纪 30 年代，大多数欧洲国家都建立了社会医疗保险制度。在欧洲的影响下，其他大洲部分国家也先后出台了有关社会医疗保险的法案，如亚洲的日本（1922 年），南美洲的巴西（1923 年）、智利（1924 年）、阿根廷（1934 年），大洋洲的新西兰（1938 年）等。

1917 年十月革命胜利以后，苏联政府颁布法令，建立了统一的国家保障制度，向全民免费提供医疗服务。这种将筹资与服务融合在一起的医疗保障制度，是一种崭新的卫生体制模式，其基本特征为依附于计划经济体制、全民免费享有、中央集中控制、通过税收筹资、医护人员为政府雇员。苏联实行全民免费的医疗保障制度不仅影响了以后的大多数社会主义国家，也影响了英国、瑞典等资本主义国家。

被称为新大陆的美国，为促成《社会保障法案》的出台与美国医师协会妥协，在 1935 年颁布的《社会保障法案》中剥离了医疗保障内容，致使其没有选择社会医疗保险道路，而形成了自己独特的、基于社区需求、由医生和医院分别提供服务、靠市场运作的服务体系，并产生了非营利性的覆盖住院服务和医师服务的蓝十字（Blue Cross）计划与蓝盾（Blue Shield）计划。

这一阶段大多数国家建立社会保障制度的最初动因主要是解决工业化带来的社会问题及缓和阶级矛盾，保障对象仅限于城市的产业工人及其家属，保障内容也比较局限，各项保障措施分散且不成体系。

这一阶段是各种理论比较活跃的时期，福利经济学、凯恩斯主义、马克思主义理论对各国医疗保障制度的建立都产生了重要影响，也是日后逐步形成不同医疗保障制度模式的理论基础。福利经济学提出国民收入总量越大，社会经济福利就越大；国民收入总量越均等化，社会经济福利就越大；并认为，收入再分配过程中穷人得到的效用增加大于富人效用的损失时，社会总效用会增加。因此，具有收入再分配性质的社会保障政策可以扩大一国的经济福利。马克思揭露了资本主义社会保障的本质，认为其是资产阶级为维护自身的统治地位和社会稳定，维护资本主义社会生产，掩盖资本主义工资对工人的剥削实质而采取的措施。马克思阐述了社会主义社会保障的实质是国民收入的分配。国民收入的初次分配要扣除用来应对不幸事故、自然灾害等的后备基金和保险基金，以保证社会再生产的顺利进行，在再分配过程中扣除为教育、医疗和丧失劳动能力的人设立的基金以满足社会稳定的需要。列宁发展了这一思想，提出了国家责任主体说，认为国家保障是最好的保障形式，由政府进行管理，保证社会保障制度的公平性和有效性。

三、医疗保障制度的发展阶段（第二次世界大战后到 20 世纪 70 年代）

第二次世界大战结束后，各国在恢复经济的同时，竞相重建社会保障体系。第二次世界大战期间，英国经济学家威廉·贝弗里奇（William Beveridge）在对德国的社会福利制度进行考察与研究后提交了《社会保险及相关服务》（Social Insurance and Allied Services）报告（即《贝弗里奇报告》），其核心思想就是把社会福利作为一项社会责任确定下来，通过建立一套以国民保险为核心的社会保障制度，使所有公民都能平等地获得包括医疗卫生服务在内的社会保障。英国政府采纳了贝弗里奇的主张，于 1945～1948 年先后出台了《家庭津贴法》《国民保障法》《国民卫生服务法》等一系列法律从而建立起较为完备的社会保障体系，包括国家卫生服务制度，确立了福利普遍性和保障全面性原则，用政府与国民之间的责任关系取代了德国俾斯麦模式的雇主与雇员之间的责任关系。随后，新西兰、澳大利亚、南非、加拿大、西班牙等国纷纷效仿英国，建立了国家卫生服务制度。

英国福利国家制度的建立对推动各国积极发展社会保障事业起了很大作用，促进了战后欧洲国家社会保障制度的发展。1945 年，法国发布《有关社会保障组织总统令》，开始建立统一的社会保障体系。1946 年，瑞典通过了新的健康保险法，建立起强制性医疗保险制度。1970 年，德国颁布法令，将强制性疾病保险制度的适用范围扩大到所有劳动者及其家属。

1952 年，国际劳工组织制定并通过了《社会保障（最低标准）公约》，对医疗及疾病补贴、失业津贴、工伤津贴等应遵从的最低标准做了规定。虽然这一公约对各国并不具有实质性的约束力，但是公约的通过表明社会保障制度已为国际社会所普遍接受。不仅是欧洲国家，其他地区的国家也纷纷建立起自己的医疗保障体系。

1965 年，崇尚市场经济的美国通过了《社会保障法修正案》，开始实施专门针对 65 岁及以上老年人和低收入群体的医疗照顾计划（Medicare）与医疗救助计划（Medicaid）。1958 年，日本出台《国民健康保障法》，建立了全民社会医疗保险制度。亚洲的许多国家，如菲律宾、韩国等，从 20 世纪 60 年代开始先后在全国范围内推行强制性社会医疗保险制度。

我国也是在这一时期开始建立医疗保障制度的。1951 年，中央人民政府政务院发布《中华人民共和国劳动保险条例》，开始建立企业职工劳保医疗制度，规定享受劳保医疗的主要对象是国营企业的职工，县以上城镇集体所有制企业职工可参照执行。1952 年，中央人民政府政务院颁发文件，开始实施公费医疗制度，其覆盖对象主要是国家机关、事业单位的工作人员。到 1956 年，实行劳动保险的职工已达到 1600 多万人，签订集体劳动保险合同的职工达 700 万人，享受劳动保险待遇的职工人数已占到当年全国职工总数的 94%以上。全国享受公费医疗的职工人数已达 740 万人。在农村地区，则由农民在合作社的基础上以合作社集体资金或自筹资金建立起了合作医疗制度。

这一阶段医疗保障制度发展的主要特点是：医疗保障制度从最初的单一制度走向多元化的发展道路，各国的政治、经济、文化的巨大差异形成了不同的医疗保障制度模式；医疗保障覆盖人群逐渐扩大，医疗保障待遇水平逐步提高。

在这一阶段，费边社会主义、凯恩斯主义等学说为各国医疗保障制度的重建和发展提供了理论依据。费边社会主义的三个基本价值观是平等、自由和互相关怀，其主要观点：一是从社会有机体的理论出发，认为社会成员应在平等的基础上保持协作关系，贫富差距不宜过分悬殊，强调要提高国民素质，必须保证国民基本生活标准；二是从平等、自由、民主、协作与人道主义的社会价值观推论出每个公民都应该享受最基本的文明生活；三是认为政府是一种理想的、可用来为社会服务的工具，政府有责任和义务组织各种社会服务，采取各种手段改善国民的社会福利。这是英国第二次世界大战后实施“普遍福利”政策的理论基础。凯恩斯主义以需求管理为基础建立了其社会保障经济理论，主张通过累进税和社会福利等办法重新调节国民收入分配，还提出消除贫民窟，实行最低工资法等。它直接推动了第二次世界大战后社会保障制度在全世界范围的建立。

四、医疗保障制度的持续改革阶段（20 世纪 70 年代以来）

20 世纪 70 年代，资本主义国家爆发了第二次世界大战后最严重的经济危机，包括医疗保障在内的社会保障制度面临严峻考验。与此同时，医疗技术发展带来了医疗成本的提升，人口老龄化也导致了人均医疗卫生费用的增长。随着人们对健康的认识和文明程度的提高，医疗保障范围扩大，医疗保障费用增加，医疗保障基金面临巨大的压力。此外，福利国家的医疗保障制度在运行管理方面难以控制医疗卫生费用的快速上涨，弊端愈益明显，医疗保障制度面临收不抵支、入不敷出的困境。

首先实施福利制度的英国，在通货膨胀和经济停滞的背景下，为了缓解福利政策带来的沉重财政负担，在 20 世纪 70 年代撒切尔夫人执政时，开始对福利制度进行以“开源节流”为主要内容的改革。在 1991 年 4 月实施《国民保健服务法》后加快改革步伐，其中对国家卫生服务制度的组织、运营、管理等方面都进行了彻底改革，通过对全科医师实施按人头支付并通过其选择医院转诊患者的方式引入“内部市场”，以提高医疗卫生服务效率。但是这次改革也产生了一系列问题，1997 年英国工党上台后即调整了相应改革，转而强调政府角色的回归，试图结合市场机制建立新的效率与质量相统一的国家卫生服务制度。

面对上述困难和压力，其他国家也纷纷对医疗保障制度进行改革，核心是提高医疗卫生资源的利用效率，控制医疗费用增长。主要的改革措施有三个方面。第一，多渠道增加基本医疗保障基金筹资。主要办法有两个：一是扩大缴费基数，二是提高缴费率。例如，法国自 1991 年起开征“社会共同救济税”，将许多替代性收入，如养老金、失业保险津贴、遗产性收入以及财产性收入等纳入缴费（税）基数，并且税率逐年上升，该项税收全部用于社会医疗保险；德国社会医疗保险的平均筹资率由 1970 年的 8.2%提高到 2002 年的 14%。此外，一些国家还通过发行彩票、开征烟草附加税等办法补助基本医疗保障基金。第二，建立需方费用分担机制。为增强患者的费用意识，许多国家引入了医疗费用分担机制，并逐步提高患者的自付额度。如在英国，患者（16 岁以下儿童、孕妇及哺乳期的母亲、退休人员以及接受政府补助的家庭除外）自付的处方费逐步提高。葡萄牙于 20 世纪 80 年代先后 3 次调整四类药品的自付比例。从 1999 年开始，日本社会医疗保险中个人负担医疗费用的比例从 10%提高到 20%。第三，加强供方控制，手段日趋多样化。通过强调全科医师的守门人作用，提高初级卫生保健的质量和效率。改革供方支付方式，从传统的按项目支付向总额预算、按病种支付、按人头支付等预付制转变。进入 21 世纪后，提出了医疗保险战略性购买，以发挥协议管理和支付改革的综合作用，并推动按绩效支付、捆绑支付、按人群支付等的创新改革。加强对医疗服务特别是药品价格的管理，例如，德国从 20 世纪 80 年代开始引入药品参考定价方式，澳大利亚、英国等开始转向以价值为基础的药品价格管理方式。

为了控制日益增长的医疗卫生费用，对劳动力人口主要采用商业医疗保险的美国于 1973 年颁布了《健康维护组织法案》（Health Maintenance Organization Act），推动健康维护组织的快速发展。到 20 世纪 80 年代，企业为应对全球化的产业竞争力求控制成本以及调整相关经济政策，医疗保险与服务提供相整合的管理型保健（managed care）在美国迅速发展，其形式主要有健康维护组织（health maintenance organization，HMO）、提供者偏好组织（preferred provider organization，PPO）等，通过限定服务提供网络、支付方式变革、医疗服务利用控制、家庭医师守门人等措施控制医疗卫生费用上涨。医疗保险改革一直是美国各届政府的核心议题之一。1993 年，克林顿政府提出著名的健康保障法案（Health Security Art），试图建立覆盖全民的医疗保障计划，但以失败告终。2004年，小布什总统签署了《老年人医疗照顾改进和现代化及处方药使用法案》，完善了老年人和残疾人的处方药使用计划。到2009年，奥巴马政府提出了《平价医疗法案》(Affordable Care Act，ACA)，并于次年获美国国会通过，但特朗普总统上台后该法案的实施又有诸多反复。2022年8月，经美国国会通过并由拜登总统签署《通胀削减法案》(Inflation Reduction Act，IRA)，其中处方药定价改革包括医疗照顾计划处方药价格谈判、限定医疗照顾计划处方药计划部分每年自付费用（out-of-pocket）上限、限制处方药计划保费涨幅等措施。

欧洲和拉丁美洲的部分国家选择放弃原有碎片化的社会医疗保险制度，转而走向国家卫生服务制度，如西班牙（1986年）、葡萄牙（1976年）、意大利（1978年）、巴西（1988年）等。我国从20世纪90年代开始从公费医疗制度转向社会医疗保险制度的改革，并逐步实现了全民医疗保险覆盖。

在这一阶段，新凯恩斯主义、新自由主义理论、中间道路学派等学说为各国医疗保障制度的持续改革提供了理论支持。新凯恩斯主义主张政府干预应在市场失灵的领域发挥作用，以实现公共福利最大化，认为社会保障是政府干预经济的一种重要手段，也是调节经济运行的“均衡器”或“稳定器”。与之相反的，新自由主义理论则认为，不仅企业要私有化、市场化，而且福利和社会保障也应私有化、市场化和商业化。中间道路学派则介于政府干预主义和经济自由主义之间，主张实行新的社会治理方式，倡导政府由管理型向治理型转变，走有别于自由放任和政府干预的新混合经济之路，并主张建立一种使福利可以维护，但享受者具有相应责任与风险的“积极福利政策”。

第三节　医疗保障学的研究内容与方法

随着各国医疗保障制度的发展演变，医疗保障学的研究内容也愈益延伸和拓展，并随着医疗保障制度的构建与运行的现实需求而不断丰富和完善，其所采用的研究方法也是博采众长，吸纳了相关学科的众多研究方法。

一、医疗保障学的研究内容

由于各国医疗保障制度形态的较大差异，国内外医疗保障学所涵盖的研究内容也有较大差别。在梳理医疗保障学常见的研究内容基础上，本教材总结提出了以下研究内容。

（一）医疗保障学理论研究

既包括医疗保障制度理论，分析不同医疗保障制度的社会经济属性及其理论基础，以及医疗保障制度选择与体系架构带来的社会经济影响的理论阐释；也包括作为医疗保障制度组成的医疗保险与医疗救助的原理和理论，主要涉及医疗保险需求、供给、市场以及市场失灵下政府干预的相关理论分析。

（二）医疗保障体系研究

对医疗保险、医疗救助及其他医疗保障制度的特点、构成及其运行进行研究，包括医疗保障的治理、筹资、人群覆盖、参保选择、保障待遇、支付机制以及制度运行的结果，如公平、效率、费用负担、公众满意度等。分析不同医疗保障体系的结构及其相互关系，并着重分析体系构成中的治理架构、筹资机制、经办模式、监管方式、信息支持等功能。

（三）社会医疗保险的筹资与待遇调整研究

秉承“以收定支”原则，大多数情形下医疗保险的筹资与待遇调整是分别研究的，但社会医疗保险制度建立后其筹资受制于经济增长水平的约束，筹资与待遇之间的平衡成为社会医疗保险制度可持续发展的焦点问题，研究重点将围绕筹资机制及其合理增长机制、保障待遇动态调整机制以及两者作用下的社会医疗保险基金收支平衡，在特定保障待遇设定下还涉及参保人员的费用负担及其服务利用行为改变的研究。

（四）医疗保险的服务购买与供方支付机制研究

医疗保险从代表费用支付方转变为代表被保障对象利益的服务购买方成为国际医疗保险发展的重要趋势，如何构建服务购买机制，即为谁购买、由谁购买、向谁购买、购买什么、如何购买等问题的研究成为医疗保险制度完善与发展的重要命题，而其中供方支付机制的创新改革、实施与评价一直是医疗保险领域的热点研究主题。

（五）社会医疗保险基金管理研究

社会医疗保险业务管理、风险管理、运营管理和监督管理是社会医疗保险运行的重要内容，基金管理研究能为医疗保险制度健康运行提供支持。

（六）社会医疗保险评价研究

很多情形下社会医疗保险评价研究会贯穿在上述不同研究内容中，对社会医疗保险制度整体或具体运行机制的评价研究包括评价目的、内容、指标、方法及结果应用等。

在很多国家，长期护理保险有其独立的筹资与运营管理体系。鉴于我国长期护理保险与医疗保障处于同一管理体系下，两者的筹资、待遇及管理具有紧密关联，故本教材将其作为特殊内容纳入。

此外，还有医疗保险的需求与供给、医疗保险精算、医疗保障法律法规等研究内容。

二、医疗保障学的研究方法

由于医疗保障制度的复杂性与多样性，在医疗保障学研究的过程中，需要综合采用以下研究方法。

（一）多学科综合分析

医疗保障学作为一门综合性交叉学科，需要综合运用经济学、管理学和医学等相关学科的研究方法。常用的研究方法包括理论分析（规范分析）、系统分析、数量分析、文献资料分析等。

（二）理论分析与实证分析相结合

注重理论的分析、论证与思辨，确立正确的医疗保障理念、构筑科学的医疗保障学理论体系和框架，对医疗保障制度的发展与运行进行规律概括与理论提炼，是医疗保障学理论研究的重要内容。医疗保障学理论来源于实践，也服务于医疗保障发展和实践，需要开展对医疗保障的实证研究，来验证理论、查找现实问题和短板，以寻求推动医疗保障发展的对策。因此，理论分析与实证分析相结合，用于解决医疗保障制度发展实践中的具体问题，并不断丰富和完善医疗保障学理论。

（三）定量分析与定性分析相结合

定量分析是对医疗保障制度内部构成以及与其他社会经济卫生系统之间的数量关系和数量变化的分析，用于揭示医疗保障制度运行的相互作用和发展趋势。定性分析则是对医疗保障制度进行质的分析，运用归纳与演绎、分析与综合以及抽象与概括等方法，对所获得的各种信息进行思维加工，从而能去粗取精、去伪存真、由此及彼、由表及里，达到认识本质，揭示医疗保障制度运行的内在规律。

（陈 文）

参考文献

陈迎春，孙菊. 2020. 从医疗保险迈向健康保险[M]. 武汉：华中科技大学出版社.

毛瑛. 2019. 健康保障[M]. 北京：人民卫生出版社.

王虎峰. 2011. 医疗保障[M]. 北京：中国人民大学出版社.

中国社会保险编辑部. 1998. 医改备忘录之一——职工医疗保障制度变迁的轨迹(上)[J]. 中国社会保险, (6): 10-11.

Rice T. 2021. Health Insurance Systems: An International Comparison[M]. London: Academic Press.

第二章　医疗保障理论基础

医疗保障制度是重要的社会经济制度，也是社会保障的重要组成部分，发挥着分担疾病经济风险、增进个人和社会福利、维护经济和社会稳定的重要作用。现代医疗保障体系的建立具有丰富且深刻的医疗保障理论基础，厘清不同医疗保障制度的基本理论机制，有助于更好地理解医疗保障学这门学科。

第一节　医疗保障制度理论

医疗保障制度的理论根植于社会保障理论。在过去的一个多世纪，社会保障制度伴随着政府干预主义、自由主义和中间道路三大理论流派的交替兴衰而发展，其理论的本质是对政府和市场的作用及相互关系、公平与效率之间平衡的探讨。本节将介绍医疗保障制度的主要理论以及医疗保障制度核心维度的公平与效率。

一、新历史学派

（一）新历史学派的理论形成

新历史学派（new historical school）是政府干预主义的代表流派之一，是19世纪70年代到20世纪30年代在德国居支配地位的经济学流派。19世纪初，德国仍处于封建割据、民族工业发展受阻、工人运动兴起的背景下，统治阶级亟须促进国家统一和民族经济发展，缓解日益激化的阶级矛盾，在这种特殊的社会经济发展历史背景下，诞生了强调运用历史方法、主张由政府干预经济发展的德国历史学派，其代表人物有奠基人乔治·李斯特（Georg List）、阿道夫·瓦格纳（Adolph Wagner）和古斯塔夫·施穆勒（Gustav Schmoller）等。新历史学派宣扬社会改良主义，强调伦理道德因素在经济生活中的重要作用；提出由政府直接干预经济生活，制定法律，增进整个社会的福利，调节资产阶级和工人之间的矛盾。

（二）新历史学派对医疗保障制度的贡献

新历史学派明确了政府在社会保障中应承担不可推卸的责任，主张由政府主导资源配置。其主要观点包括：一是政府的职能不仅在于安定社会秩序和发展军事实力，还在于直接干预经济生活，即经济管理职能；二是政府的法令、法规、法律至上，决定经济发展的进程；三是经济问题与伦理道德密切相关，人类经济生活并不仅仅局限于满足本身的物质欲望，还应满足高尚的、完善的伦理道德追求；四是政府应通过立法，实行包括社会保险、孤寡救济、劳资合作以及工厂监督在内的一系列社会措施，自上而下地实行经济和社会改革。在新历史学派思想的影响下，德国俾斯麦政府通过立法发挥社会保障功能。1883～1991年，德国陆续推出了《疾病保险法》《工业伤害保险法》《老年和残疾保障法》《孤儿寡妇保险法》等保险法案，这些保险法案由政府强制执行，社会自治管理，德国成为第一个建立社会保障制度的国家，并为此后世界各国社会保障制度的建立提供了参考。

二、福利经济学理论

（一）福利经济学的理论形成

福利经济学（welfare economics）是研究经济活动对经济体福利影响的经济学，其标志是英国经济学家阿瑟·庇古（Arthur Pigou）1920年撰写的《福利经济学》的出版。庇古代表的旧福利经济学提倡政府干预，将福利分为社会福利和经济福利，经济福利对社会福利起到决定作用。庇古主张基数效用理论，认为福利是获得的效用或满足，是可计量的，个人获得的效用是个人经济福利，所有社会成员获得的效用总和构成社会经济福利，可以用国民收入表示。庇古提出了两个基本的福利命题：一是国民收入的总量越大，社会经济福利越大；二是国民收入分配平均程度越高，社会经济福利越大。按照边际效用递减规律，同样增加1元的收入，穷人的效用高于富人，将相对富裕的人的收入转移一部分给相对贫困的人将增加社会总效用。因此，若要增加经济福利，在生产方面必须增大国民收入总量，在分配方面必须消除国民收入分配不均等。但以基数效用理论为基础的旧福利经济学存在很多争议，西方经济学认为效用是个体的主观感受，无法用基数度量，也不能在人与人之间进行比较。

20世纪30年代开始，在资本主义经济危机后，西方经济学家对庇古的旧福利经济学进行了补充和修改。英国经济学家尼古拉斯·卡尔多（Nicholas Kaldor）在1939年出版了《经济学的福利命题和个人之间的效用比较》，代表了新福利经济学的形成。新福利经济学从“帕累托最优”（Pareto optimality）出发，认为最大的福利内容是经济效率，而不是收入分配的均等化；它还吸收了序数效用理论，即效用无法计量，但可以进行序数比较。新福利经济学的一项重要贡献是提出了“补偿原则”，指出生产和交换的变动会使一部分人福利增加，另一部分人福利减少，但只要总体上增加的福利大于减少的福利，就代表社会福利增加。另一项重要贡献是提出“社会福利函数”，认为社会福利是社会每个成员消费的商品、提供的要素以及其他相关变量的多元函数。同时提出，社会福利和收入分配密切相关，帕累托最优有多个最优状态，要达到社会福利唯一最优状态，经济效率是必要条件，福利的合理分配是充分条件。近几十年来，经济学家对福利经济学理论不断拓展，形成了外部经济理论、次优理论、相对福利理论、公平和效率理论等。

（二）福利经济学对医疗保障制度的贡献

福利经济学以福利最大化为目标，围绕公平与效率进行了广泛探讨。主张公平优先的庇古提出改善劳动者的劳动条件，使劳动者的患病、残疾、失业和养老能得到适当的物质帮助和社会服务、向收入高的富人征收累进税补贴低收入劳动者和丧失劳动能力者，从而提高劳动者的劳动效率，促进经济增长。这将社会保障制度和经济增长相关联，为以英国为代表的福利国家的社会保障体系构建奠定了理论基础。新福利经济学强调了经济效率的重要性，提出“帕累托最优”来优化社会资源配置，为完善社会保障制度做出了贡献。

三、凯恩斯主义

（一）凯恩斯主义的理论形成

1929～1933年资本主义世界经历了严重的经济危机，在社会面临大量人员失业的情况下，凯恩斯主义（Keynesianism）应运而生。凯恩斯主义是由英国经济学家约翰·凯恩斯（John Keynes）提出，并由其追随者发展与运用的一套政府干预经济的理论。传统古典经济学主张自由放任主义，认为无论供给多高，需求都会与之相适应，不会影响生产规模。凯恩斯在其1936年出版的代表作《就业、利息和货币通论》中，从就业问题出发，提出其核心理论“有效需求不足”理论。该理论认为，当总供给价格大于总需求价格时，资本家会因为无利可图而缩小生产规模，裁减在岗工人，而当总需求价格大于总供给价格时，资本家则会因为可以获取利润而扩大生产，增加就业岗位。有效需求不足与消费需求和投资需求有关，凯恩斯采用了三个心理规律解释消费需求和投资需求的不足：一是边际消费倾向递减规律，收入决定消费需求，消费伴随收入的增加而增加，但增加的收入中用于消费的比例减少；二是资本边际效率递减规律，预期从投资中获取的利润随着投资的增加而降低；三是流动性偏好规律，面对可能存在的各种不确定性，人们更愿意以货币形式存储个人财富。

凯恩斯主义认为，传统的自由放任主义仅依靠市场机制调节经济的方式是不可行的，总供给和总需求之间不平衡的矛盾无法通过市场经济进行调节，需要政府采取扩张性的经济政策进行干预。其主张的措施包括通过扩大政府的财政支出，刺激社会经济活动，增加国民收入，提高消费需求；实行增发货币、降低利率等政策来促进资本投资。

（二）凯恩斯主义对医疗保障制度的贡献

凯恩斯主义对社会保障制度的建立具有深远的影响，除了充分扩大就业外，凯恩斯认为，国家有义务向人们提供生活福利以及其他方面的社会待遇。他延续了代表福利经济学的庇古提出的观点，认为收入分配不均造成社会保障水平降低，进而影响消费需求，并导致总需求的不足。基于此，他提出了通过高额累进税以及扩大社会福利，如实行最低工资法、限制工时等方式调节收入分配，提高消费意愿。凯恩斯还强调，在经济萧条时，企业利润和个人收入减少，失业人员增加，政府应通过加大财政投入，增加失业救济金等福利支出以应对经济危机。凯恩斯主义将社会保障从理论上引导到了宏观经济调节层面，将社会保障制度推上新的理论高峰。20 世纪 70 年代以前，凯恩斯主义在经济学领域占据主导地位，推动了西方主要资本主义国家社会保障制度的建立。

四、经济自由主义

（一）经济自由主义的理论形成

古典自由主义（classical liberalism），又称早期的自由主义，最早可以追溯到 18 世纪，在欧洲启蒙运动中发展起来。1776 年，在古典自由主义代表人物亚当·斯密（Adam Smith）出版的《国富论》中，用“看不见的手”解释每个人都会追求个人利益最大化，并最终会由“看不见的手”引导，促进社会福利的增长。此后，“看不见的手”用于代表完全竞争市场。古典自由主义主张自由竞争，认为市场机制能够通过自我调节使资源配置达到最优，政府干预会使情况变差，因此政府不应该干预经济。从 19 世纪到 20 世纪初，古典自由主义在指导西方社会的政策制定中占据主导地位。

20 世纪 30 年代后，以弗里德里希·哈耶克（Friedrich Hayek）、米尔顿·弗里德曼（Milton Friedman）为代表，主张自由放任和充分发挥市场调节作用的新自由主义（neo-liberalism）开始发展起来。资本主义国家在经历了 20 世纪 50～60 年代经济高速发展后陷入了经济危机。70 年代中期开始，经济增长速度大幅下降，失业率增长，通货膨胀和赤字严重。凯恩斯主义无法有效解决经济“滞胀”问题，新自由主义发展成为与之相抗衡的经济思潮。新自由主义发展出了多个学派，主要包括现代货币学派、供给学派、伦敦学派、理性预期学派、公共选择学派等。

（二）经济自由主义对医疗保障制度的贡献

在社会保障方面，新自由主义的核心观点：一是崇尚全面自由，反对政府干预经济生活，认为自由市场可以通过自我调节，实现资源最公平有效的配置；二是反对强制性保险，新自由主义认为强制性保险违反了秩序的自由性，应采用选择性保险；三是主张削减社会福利，新自由主义反对社会公平和分配正义，认为政府对个人财富进行再分配是对个人自由的侵犯，此外，社会福利降低了人们的工作积极性，高额税收打击了富人投资的积极性，阻碍国家经济发展；四是改革社会保障制度，通过降低劳动者的失业保障水平，制定积极就业政策，促使失业者重新就业，以工作替代福利。在新自由主义的影响下，美国里根政府降低了个人所得税和企业所得税，大幅削减政府医疗卫生支出，如减少对老人和穷人的医疗补贴、关闭部分公立医疗机构等，并开始实施多元社会保障模式，向州政府下放权力，由其自主决定降低保费措施，通过降低税收提高商业医疗保险的积极性，以选择性社会保障替代全面性社会保障，这些社会福利改革极大地改变了美国社会保障体系。

五、中间道路学派

（一）中间道路学派的理论形成

中间道路学派是介于政府干预主义和经济自由主义之间的一种理论学派。1938 年，时任英国国会议员的哈罗德·麦克米伦（Harold Macmillan）在其出版的《中间道路》（*The Middle Way*）一书中提出，走中间道路就是要对资本主义进行调节，这种受到调节的资本主义不仅使经济得到发展，还将为人民提供一定的社会福利。20 世纪 90 年代，科技产业革命和全球经济一体化的迅速发展促使贫富差距进一步扩大，为应对这一新的历史形势，西方主要资本主义国家开始重视中间道路学派。该学派试图在公平与效率之间、政府干预和自由市场之间寻求平衡，克服自由市场的市场失灵和政府干预的政府失灵。

（二）中间道路学派对医疗保障制度的贡献

中间道路学派针对社会保障，主要提出以下观点：一是政府干预与市场调节的平衡，政府对提高社会福利负有主要责任，但不应过多提供福利，而是由政府、非政府组织和个人共同提供；二是收入的分配和再分配，政府应担负提高公平性、维护社会秩序和稳定的职责，通过收入分配解决贫富差距过大、失业、贫困等问题，满足弱势群体的需求；三是福利经济多元化，政府制定的福利政策应在促进社会公平的同时提高效率，通过效率更高的私营部门的介入，提高社会服务的多样化、提升服务效率和质量；四是强调个人责任的重要性，政府应为个人创造平等机会，通过教育、培训等方式提高个人就业能力、防止福利滥用。20 世纪 90 年代，美国克林顿政府提出的医疗保障制度改革计划（克林顿计划）体现了中间道路思想。该计划的核心改革措施是成立地区健康联盟，与保险公司、医院和医生议价，从而引入市场竞争，在降低价格的同时提高医疗服务质量，但政府对价格上涨加以限制，因此被称为有管理的竞争。尽管克林顿计划未获得成功，但其对美国医疗保障制度改革产生了深远影响。

六、医疗保障制度的公平与效率

（一）医疗保障制度的公平

公平（equity）是医疗保障的首要属性。在经济学上，主要研究收入和财富的分配公平。在医疗保障领域，则主要关注筹资和受益方面的公平。

1. 筹资公平 医疗保障的筹资来自政府税收、企事业单位缴费、个人缴费以及捐赠等其他来源。筹资的公平性一般从垂直公平和水平公平两个方面来分析，垂直公平是指不同支付能力的人其筹资水平不同，支付能力越高筹资水平也越高；水平公平是指相同支付能力的人其筹资水平也相同。在医疗保障制度的筹资公平性上，应注意低收入人群的财务可负担性。

2. 受益公平 医疗保障制度应考虑公平适度的待遇保障，即在医疗服务的可及性与利用、医疗费用偿付等方面的公平受益。在遭遇疾病带来的经济损失时，不同支付能力的被保障对象的受益程度应该由其健康需要决定，而与经济能力等因素无关。受益公平一般也分为垂直公平和水平公平，垂直公平是指有更高健康需要的人受益应该更多，反之亦然；水平公平是指有相同健康需要的人应该受益相同。

（二）医疗保障制度的效率

在经济学上，效率（efficiency）通常指在生产过程中最有效地使用各种资源，也可以理解为使用有限的资源实现产出最大化。经济效率通常是指“帕累托最优”，也称“帕累托效率”，指资源分配的一种理想状态，被定义为不存在任何一种可行的改进从而使得在不损害其他任何经济主体福利的情况下提升某些经济主体福利的资源配置状态，即没有进行帕累托改进余地的资源配置状态。经济学中的效率通常用技术效率（technical efficiency）和配置效率（allocative efficiency）来反映。技术效率是指用最少的投入要素组合生产出既定的服务或产品，通常用来衡量生产过程中投入与产出之间的关系。当得到相同数量的产出而生产投入最少，或者使用相同的生产投入获得的产出最大时，生产就达到了技术效率。配置效率是指生产人们赋予价值最高的产品类型和数量，即资源一定条件下的最大产出。在本质上，配置效率要求每一种资本和劳动都投入到其在全社会最有价值的地方。

效率是医疗保障运行管理和制度优化设计的必要守则。医疗保障的效率可以理解为，在一定的筹资水平和医疗资源供给下，被保障对象获得更多高质量的医疗服务，实现医疗保险基金有效的风险共济；医疗服务提供方提供高质量的、合理的、符合被保障对象需求的服务。图 2-1 显示了 30 个经济合作与发展组织（Organization for Economic Cooperation and Development，OECD）国家的灾难性卫生支出（catastrophic health expenditure，CHE）家庭比例，2019 年美国卫生总费用高达 3.8 万亿美元，占其国内生产总值（gross domestic product，GDP）的 16.8%，这一比例比英国、法国、瑞典等国家的平均值高出约 50%，但美国发生灾难性卫生支出的家庭比例却远高于这些国家。

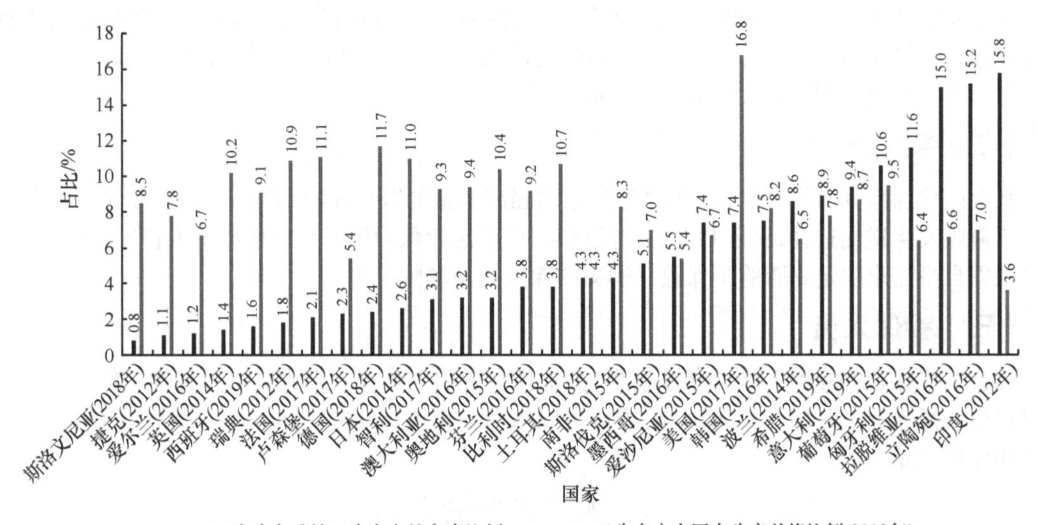

图 2-1　OECD 部分国家发生灾难性卫生支出的家庭比例及卫生总费用占国内生产总值的比例

注：图中各国家后括注的年份为该国家发生灾难性卫生支出的家庭比例的统计年份。

（三）公平与效率的平衡

公平和效率是经济学理论中的永恒主题，经济学家常常将公平和效率放在对立面。在福利经济学理论的指导下，以英国为代表的西方国家在第二次世界大战后建立了以公平为主、兼顾效率的社会保障体系，由政府财政承担大部分的医疗保障经费。经济自由主义强调效率优先，降低社会福利以减轻社会负担。1980 年，美国里根政府对社会保障支出大幅缩减，提高效率的同时降低了公平性。

一些经济学家则注重公平和效率的均衡。凯恩斯认为，公平与效率应该是有机统一的，一方面要讲效率，促使市场主体自由竞争；另一方面，政府通过干预收入再分配来维护公平。既讲效率又讲公平，这样才能在追求经济增长的同时，保证社会稳定，避免贫富差距的扩大。部分经济学家认为公平和效率是动态均衡的，是随着生产力发展和社会进步动态变化的。美国经济学家阿瑟·奥肯（Arthur Okun）提出，公平与效率是互替的，若为了效率牺牲公平，应以最小的公平损失获得最大效率，若为了公平牺牲效率，则应以最小的效率损失获得最大公平。医疗保障制度发挥风险共担和收入再分配的作用，其核心理念就是追求公平，而合理配置资源，提高资源利用效率才能促进医疗保障制度的可持续发展。只有在实践中协调好公平与效率的关系，才能充分发挥医疗保障制度的作用。

第二节 医疗保险原理

医疗保险是医疗保障的核心内容。本节将介绍医疗保险的特征、作用和基本理论。

一、医疗保险的特征

社会医疗保险和商业医疗保险均是医疗保障制度的重要组成部分，两类保险具有不同的特征。

（一）保险性质

社会医疗保险具有福利性和公益性特征，不以营利为目的，而是通过税收和缴纳保费，实现穷人和富人、健康人群和患病人群之间的收入再分配和互助共济，提高个体特别是低收入人群的抗风险能力，追求社会效益最大化。商业医疗保险则具有商业性特征，是一种纯粹独立形态的保障性商品，商业医疗保险之所以能够成为买卖对象，取得商品形态，是因为它具有补偿经济损失的功能或者说能提供经济保障，满足人们转移经济风险的需求。因此，商业医疗保险遵循商品等价交换的原则，保险公司以追求利润最大化为经营目标。

（二）实施方式

社会医疗保险具有强制性，是国家通过立法强制实施的医疗保险制度。社会医疗保险的强制性有利于避免发生逆向选择，保证制度的广泛覆盖。商业医疗保险则是由单位或个人自愿选择参加的，可以根据自身需求决定是否购买保险、购买的保险类型和数量等。

（三）参保人员

社会医疗保险的参保人群具有普遍性。商业医疗保险对参保人群则具有选择性，商业保险公司可以自行选择被保障对象，对于高风险人群可以拒保或者提高保费，个人也可以自主选择商业保险公司和保险产品。

二、医疗保险的作用

医疗保险主要担负着卫生资金筹集、分担医疗费用风险、补偿经济损失、促进人群健康、社会管理以及资金融通等多重作用，具体职能包括以下几个方面。

（一）减少经济损失

医疗保险的目的是通过风险共担，使参保人员能够避免或者降低因疾病风险导致的经济损失，特别是恶性肿瘤、组织或器官移植等重特大疾病，其治疗费用往往超过大多数个人及其家庭的承受能力，容易导致灾难性卫生支出，医疗保险通过对参保人员的医疗费用进行补偿来降低其费用负担。

（二）降低医疗服务价格

医疗保险机构可以利用其对市场的影响力降低医疗服务价格，例如，美国商业保险公司通过谈判降低医生或医院的服务价格。

（三）提高医疗服务质量

医疗保险机构通常会对定点医疗机构的医疗服务质量制定监管和考核措施，而符合不同医疗机构、不同医疗服务特点的支付方式改革，在促进医疗服务提供方主动控制成本的同时，也起到了规范医疗行为的作用。例如，美国医疗照顾计划限定一些复杂手术只能在具有资质和经验的医疗机构开展。

（四）改善参保人员健康状况

医疗保险释放了参保人员的医疗服务需求，提高了医疗服务的可及性和可负担性。对于高血压、糖尿病等常见慢性病，参保人员在参保后会更倾向于使用可预防并发症的药物，一些商业保险公司也会开展鼓励健身、戒烟、健康饮食等活动来改善个体健康状况。

（五）调节收入再分配

医疗保险是一种重要的收入再分配手段，通过财政、税收等方法对社会财富进行调控，缩小不同群体的收入差距。医疗保险在筹资上，通过向高收入人群征收更多的税或征缴更高的保费来补贴低收入人群，在高收入人群和低收入人群之间实现再分配；在费用偿付上，通过向患病就医人群补偿医疗费用，在患病人群和健康人群之间进行再分配。

（六）促进社会经济发展

社会经济发展推动了医疗保险发展，而医疗保险发展也将进一步促进经济发展与社会稳定。医疗保险能够保障劳动者的健康水平，提升生产效率，从而促进社会经济效益增长；同时，医疗保险还能拉动医疗相关的消费需求，推动商业保险、医疗服务、医药产业的发展。此外，医疗保险将会减轻因病致贫和因病返贫，保障生命健康，有助于缓解社会矛盾，维护社会稳定。

（七）促进社会管理水平

社会医疗保险具有重要的社会管理功能，主要表现在分散社会风险、稳定社会秩序、发挥社会协调作用、发挥社会服务作用等方面。

三、医疗保险理论

（一）健康风险和保险

1. 健康风险的定义 20 世纪 70 年代，经济学领域开始探究风险（risk）与保险的关系。在保险领域，风险被定义为尚未发生的、可能造成参保人员损失的危害或者事故，是一种损失的发生具有不确定性的状态，比如自然灾害、意外事故或者疾病等事件。健康风险（health risk）是指自然、社会和生活方式等各种因素造成健康损害及经济损失的可能性。风险造成的损失可以是健康的损失，也可以是收入或者财富的损失。例如，在发生车祸时，乘车人因受伤而损失健康，需要支付医疗费用造成财富损失，因伤病导致工作能力下降进而损失收入。

2. 健康风险的特征 健康风险表现为客观性、普遍性、损失性、不确定性和可测性。

（1）客观性：健康风险是不以个体意志为转移的客观存在，尽管通过风险管理等方式，在一定范围内可以降低健康风险的发生概率或降低损失程度，但不能完全消除风险。

（2）普遍性：个体自身及其所处的社会环境中面临着各种各样的影响健康的风险，例如地震、洪涝、贫困、吸烟、酗酒等自然、社会及个体生活方式等风险。随着人类社会的发展，风险也会发生变化，并且会不断出现新的威胁健康的风险，因此健康风险是普遍且动态变化的。

（3）损失性：健康风险事故会导致人们的利益损失，这种损失不仅仅是健康的损失，还会导致经济的损失，这种损失既有因疾病导致的直接医疗费用支出，也有因疾病丧失工作能力导致收入减少的间接损失。

（4）不确定性：指既不能确定某种健康风险在未来发生的结果，也不能确定健康风险产生各种结果的可能性大小。对于个体而言是否遭遇某种疾病是不确定的，疾病造成的损失也是不确定的。

（5）可测性：尽管在个体上健康风险具有不确定性，但在总体上，在特定时期、特定范围内，运用科学统计学方法可以对疾病的发生进行预测。

（二）医疗保险对效用的影响

1. 财富的效用 效用（utility）是指消费者拥有或消费商品、服务对其欲望的满足程度。经济学对效用有两个假设，一个假设是消费者对不同类型的消费有各自的偏好，他们作出的选择是为了满足自身的偏好，作为理性经济人会倾向于让自身的效用最大化；另一个假设是效用随着财富的增加而增加，增加的每单位财富带来的边际效用递减。假设个体拥有 10 000 元财富，当增加 1000 元财富时，增加的效用为 U_1，在此基础上再增加 1000 元财富时，增加的效用为 U_2，根据边际效用递减原则，U_2 小于 U_1。

2. 不确定性与医疗保险 不确定性是健康风险存在的重要前提，也是保险的核心。在不确定性下作出的决定取决于可能事件的发生概率及可能事件发生后的经济损失。对于是否购买医疗保险，个体可以作出两种选择：一种是购买医疗保险，因为支付保费而损失少部分财富；另一种是不购买医疗保险，存在小概率下发生疾病并且产生较大损失和大概率下不发生疾病并且不产生损失两种结果。在一种选择会产生不同的结果时，该选择的预期效用是每个结果的效用的加权和，权重是每种结果发生的概率。对于个体而言，是否患病是不确定的，假设患病的概率为 p，p 的取值为 0～1，则健康的概率为 $1-p$，个体的财富为 W，患病后产生的损失为 L，个体的预期效用函数为

$$E\left[U_{(\text{wealth})}\right]_p = pU_{(W-L)} + (1-p)U_{(W)}$$

在该函数中，当患病概率提高时，患病时财富效用的权重增加，健康时财富效用的权重减少，财富的预期效用降低。图 2-2 显示了在无医疗保险的情况下，患病时（p=1），效用为 S 点对应的 $U_{(W-L)}$，健康（p=0）时效用为 H 点对应的 $U_{(W)}$，预期效用随着患病概率变化在 S 点和 H 点连线之间变化，当患病概率为 p 时，预期效用为 C 点对应的 $E(U)$。在购买医疗保险时，假如保险费为纯保费（pure premium）R，纯保费是指保险公司收取的保险费用于参保人员疾病发生时的医疗费用，$R=pL$，购买保险后的财富效用为 B 点对应的确定效用 $U_{(W-R)}$，$U_{(W-R)}$大于 $E(U)$，B、C 两点之间的效用差值代表因不确定所导致的效用损失。当支付保险费后的财富效用大于期望效用时，消费者愿意购买保险。但在现实中，保险机构除偿付医疗费用外，还有额外的管理、运营、风险防范等成本，因此收取的保险费通常大于纯保费，效用曲线上的 D 点的实际效用值与期望效用 C 相等，$W\text{-}pL$ 与 $W\text{-}R$ 的差值是参保人员愿意在纯保费基础上增加的附加保费（premium loading）。

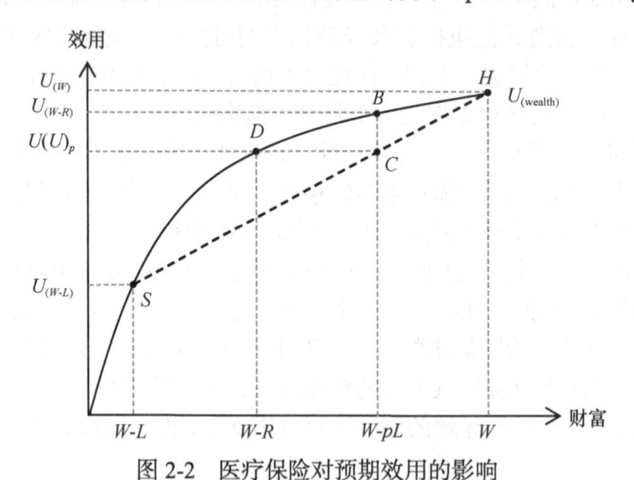

图 2-2 医疗保险对预期效用的影响

（三）大数法则

1. 大数法则定义 大数法则（law of large numbers）也叫大数定律，由瑞士数学家、概率论的重要奠基人雅各布·伯努利（Jakob Bernoulli）提出，并于 1713 年发表在《猜度术》中。在概率论和统计学上，大数法则解释为样本数量越大，则该样本越接近总体的期望值。例如，抛一枚硬币时，正面和反面出现的概率的期望值均为 50%，如果连续抛 10 次硬币，可能有 6 次是正面，则正面的比例为 60%，连续抛 100 次硬币，可能有 55 次是正面，正面的比例为 55%，随着连续抛硬币的次数增加，正面和反面出现的比例将无限接近于期望值。

2. 保险中的大数法则　在保险领域，大数法则用于解释保险汇集损失的运行机制，个体的风险具有不确定性，但群体的风险是可测的。当每个参保人员对保险基金池的贡献大于预期损失的赔付时，增加参保人员数量将降低保险基金池不足以支付所有索赔额的可能性，即通过增加参保人员的数量来增强保险的承保能力。如图 2-3 所示，假设参保人员的患病风险为 0.01，保费为 4000 元，患病赔付额为 100 000 元，则每 25 个人参保，保险基金池才能额外赔付 1 个人，每增加 1 个参保人员，赔付损失的概率增加，保险基金池无法赔付的概率也增加，直到参保人员增加到其缴纳的保费可以额外赔付 1 个人。每增加 25 个人，无法赔付的概率降低，当参保人数足够大时，每增加 1 个参保人员对保险赔付能力的影响几乎可以忽略不计。

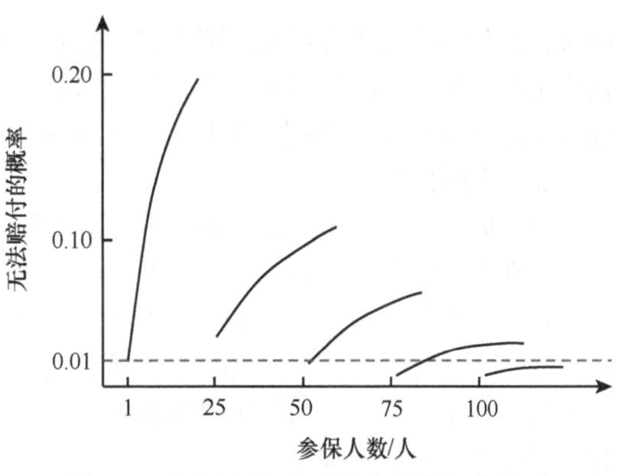

图 2-3　参保人数和无法赔付的概率关系

第三节　医疗保险的需求与供给

医疗保险的需求和供给分别受到多种因素的影响，本节将介绍医疗保险需求和供给的基本概念，以及医疗保险需求和供给的影响因素。

一、医疗保险需求

（一）医疗保险需求的概念和形成条件

1. 医疗保险需求的概念　医疗保险需求（demand for health insurance）是指在一定时期内、一定价格（费率）水平上，医疗保险消费者愿意并且能够购买医疗保险的数量。

2. 医疗保险需求的形成条件　需要具备以下三个条件才能形成消费者有效的医疗保险需求。

（1）消费者具有购买医疗保险的意愿：人们无法预料疾病和意外事故的发生，从而可能造成损失，因此人们有意愿购买医疗保险来减轻因疾病和意外事故导致的损失。

（2）消费者具有购买医疗保险的能力：保险机构与参保人员之间是一种商品经济关系，获取医疗保险需要具有支付保费的能力，如果有购买意愿而无支付能力，则不构成医疗保险需求，消费者购买医疗保险的数量受其支付能力的限制。

（3）消费者投保的标的物与保险机构供给的医疗保险方案相适应：参保人员所投保的标的物需要在保险机构的保障范围内。

（二）医疗保险需求的理论解释

1. 健康需求　根据经济学理论，个体可以从健康改善中获得效用，健康状况越好效用水平越高，而健康状况越差则效用水平越低，因此，理性经济人会倾向于改善健康。健康具有其固有的内在价值和工具性价值。健康的内在价值可以直接增加效用，保持健康可以让人感觉愉悦，具备去做想做的事和成为想成为的状态的能力。健康的工具性价值可以间接增加效用，它是指保持健康可以提高工作效率、延长工作时间，进而增加收入。

迈克尔・格罗斯曼（Michael Grossman）的健康需求模型提出健康具有资本的属性，人们可以通过促进健康的行为、利用医疗服务、购买医疗保险来投资健康。该模型认为，健康资本像一般资本一样也会发生贬值。一方面，健康资本的价值会随着时间推移而自然递减，直到个体死亡；另一方面，健康资本的价值也会出现波动，但通常是急剧降低，例如因患病或者事故等造成健康资本价值降低，医疗服务的作用就是使降低的健康资本价值恢复到正常水平。正是因为健康资本存在贬值现象，理性经济人才会对健康资本进行投资。该模型提出两个假设：一是对健康资本投资的数量受到价格的影响，当医疗服务的价格降低时，人们会购买更多的医疗服务；二是对健康资本的投资与健康需求弹性有关，性别、年龄、收入水平等个体特征会影响人们对健康资本的投资决定。

2. 风险偏好

（1）风险厌恶（risk aversion）：风险厌恶也叫风险规避，是经济主体对不确定性风险的一种态度，与存在风险但是能够获得某一期望收益相比，风险厌恶者更愿意选择相同数额的确定性收益。健康随时间变化的自然贬值在一定程度上是可预测的，而因疾病或事故导致的健康贬值则通常是不确定的，特别是在疾病或事故的发生概率较低时。患病时个体将因治疗疾病以及疾病导致的收入减少而损失一定的财富，风险厌恶者倾向于购买保险，用确定的较小损失（支付保费）来避免不确定健康风险发生后的损失。

（2）风险偏好类型：如图 2-4 所示，对风险的态度包括风险厌恶、风险中性（risk neutral）和风险爱好（risk loving）。假设有两种方案供选择，第一种是获得 100 元钱，第二种是获得一张有50%的概率中 200 元奖励的彩票，两种方案的期望收益相等。风险厌恶者倾向于选择第一种方案，风险爱好者倾向于选择第二种方案，风险中性者在期望收益相同的情况下对两种方案的偏好相同。

美国经济学家肯尼斯・阿罗（Kenneth Arrow）和约翰・普拉特（John Pratt）提出阿罗-普拉特度量，对风险厌恶程度进行了归类和解释。阿罗-普拉特绝对风险厌恶程度包括：①恒定型绝对风险厌恶，对于风险的厌恶程度不取决于资产的多少，即使资产增加，对风险的厌恶不变，最高投资数额不变；②递减型绝对风险厌恶，随着资产的增加，对于风险的厌恶程度降低，最高投资数额变大；③递增型绝对风险厌恶，随着资产的增加，对于风险的厌恶程度增加，最高投资数额变小。阿罗-普拉特相对风险厌恶程度是在绝对风险厌恶的基础上考虑了个人财富，包括：①恒定型相对风险厌恶，投资数额占总资产的比例不随总资产的变化而变化，无论总资产增加或减少，投资数额都占固定的比例；②递减型相对风险厌恶，投资数额占总资产的比例随总资产的增加而增加，表示对风险的厌恶程度降低；③递增型相对风险厌恶，投资数额占总资产的比例随总资产的增加而减少，表示对风险的厌恶程度增加。

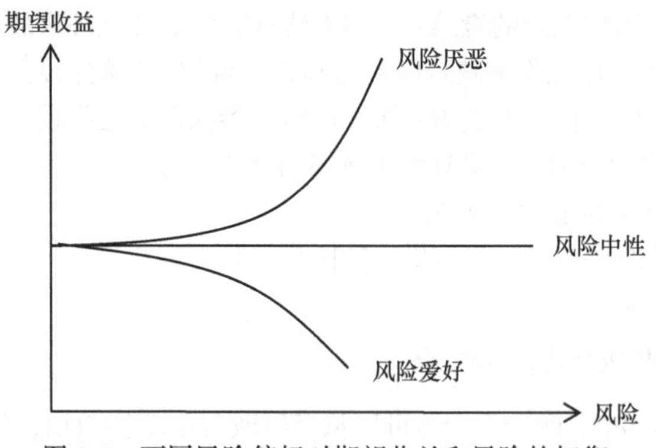

图 2-4 不同风险偏好对期望收益和风险的权衡

（三）医疗保险需求的影响因素

医疗保险需求受诸多因素影响，当这些因素发生变化时，医疗保险需求也会发生变化。这些影响因素主要有如下几个方面。

1. 疾病发生的概率 人们购买医疗保险的主要原因是存在健康风险，健康风险是医疗保险需求存在的前提。图 2-5 中，W_S 和 W_H 分别代表患病和健康时的财富。当处于健康状态时，患病概率为 0，消费者愿意在纯保费基础上支付的附加保费为 0，不存在对医疗保险的需求。随着患病概率从 0 逐渐增大时，消费者愿意支付的附加保费增大，医疗保险需求增加，患病的概率越接近 0.5，医疗保险需求越大（$BB'>AA'$）。随着患病概率进一步增大，医疗保险需求下降（$CC'<BB'$），当处于患病状态即患病概率为1时，所发生的医疗费用等于纯保费，这时也不存在医疗保险需求。

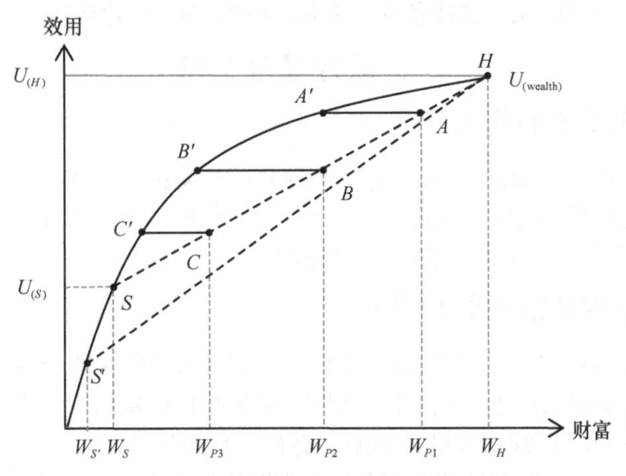

图 2-5　不同患病概率对医疗保险需求的影响

2. 预期损失　预期损失增大的可能原因包括医疗服务费用上涨、疾病严重程度增加等。图2-5中，当预期损失增大时，患病时的财富 W_S 减少到 W_S'，*HS* 和 *HS'* 分别代表相同患病概率下预期损失较小和预期损失较大的期望效用。在相同患病概率下，预期损失更大时人们愿意缴纳的附加保费更高，更倾向于购买医疗保险。

3. 消费者收入　经济学认为，收入的增加导致大多数商品的需求增加。大多数商品的收入弹性为正，被称为普通商品，保险一般也被认为是普通商品。对于收入极低的人群，首先要满足其基本的生存需求，因此对医疗保险需求的收入弹性较小；随着收入的增加，消费者有更多的财富用于满足更高层次的需求时，医疗保险需求的收入弹性将提高；随着收入的进一步增加，医疗保险带来的边际效益降低；对于收入极高的人群，疾病带来的损失占其财富的比例很低，因此其医疗保险需求也较低。

4. 医疗保险费率　医疗保险作为一种商品，遵循一般商品的规律，人们对保险的需求量随着医疗保险的价格即费率的增加而降低，反之亦然。医疗保险需求的价格弹性受到保险类型的影响，强制性医疗保险的需求通常缺乏弹性，商业医疗保险因其相互间可替代性较强，因此其需求是富于弹性的。

5. 医疗保险的方案设计　医疗保险的待遇与偿付水平等方案设计会影响人们的参保意愿。例如，医疗保险的起付线越高，则参保意愿越低，特别是健康状况相对较好者的医疗保险需求会被抑制；共付比例越低，则自付越多，参保意愿也越低；此外，医疗保险报销目录、定点医疗机构的选择范围也会影响人们的参保意愿。

6. 医疗服务供给　医疗保险需求受到医疗技术进步、医疗服务价格和质量、服务提供者的态度和行为等医疗服务相关因素的影响。当以往无法治疗的疾病有了新的治疗手段，例如器官移植的发展、治疗癌症的靶向药物上市等，这些新技术将提高消费者的医疗服务需求。新技术通常价格昂贵，会增加消费者的医疗费用负担，进而将提升消费者医疗保险需求。如果医疗服务质量不高，则不能满足消费者的医疗服务需求，进而将抑制消费者的医疗保险需求。

7. 风险厌恶程度　消费者对风险的厌恶程度不同也会影响其对医疗保险的购买。保险合同通常是精算不公平（actuarially unfair）的（保费高于预期收益的合同），属于低回报的投资，因此风险厌恶程度高的人更倾向于购买医疗保险。对于精算不公平合同，风险厌恶程度中等的人可能更倾向于购买覆盖对健康危害非常大的疾病的医疗保险，如癌症等危及生命的疾病，而风险厌恶程度较高的人则愿意购买既能覆盖对健康危害大的疾病又能覆盖对健康危害不严重的疾病的医疗保险。

8. 其他影响因素 医疗保险需求还可能受到性别、年龄、受教育程度、职业、健康状况等消费者的个体特征，保险公司的风险选择条件，税率、法律法规、文化传统、经济体制等因素的影响。

二、医疗保险供给

（一）医疗保险供给的概念

医疗保险供给（supply of health insurance）是指医疗保险提供方在一定时期内、一定价格（费率）水平下，愿意且能够提供的医疗保险数量。医疗保险供给的形成条件包括保险机构需要具备提供医疗保险产品的意愿以及提供医疗保险产品的能力。

（二）医疗保险供给的主体和作用

1. 医疗保险供给主体 医疗保险的供给主体作为购买医疗保险的个体和提供医疗服务的供方之间的中间人，通过为参保人员承担风险换取保费，由医疗保险供给主体决定其所提供的医疗保险覆盖范围、水平及其费率。医疗保险供方类型主要有以下几类。

（1）医疗保险机构：包括营利性和非营利性两类医疗保险机构，营利性医疗保险机构以营利为目的，非营利性医疗保险机构则优先考虑其财务偿付能力。

（2）政府：社会医疗保险的供给主体一般是政府。

（3）雇主：一些国家的大型公司采用自我保险形式，一般由雇主与医疗保险公司或第三方管理公司签订合同，由雇主而不是保险公司支付雇员的索赔。

2. 医疗保险供给作用 医疗保险供给的作用主要是风险管理和第三方支付。

（1）风险管理：医疗保险机构可以被看作所有参保人员准备金的代管人，需要遵循偿付能力和财务可行性原则，履行其保险责任。偿付给一个参保人员的钱将不能偿付给另一个参保人员，医疗保险机构要避免出现导致整个风险池破产或者偿付极高费用的风险，因此风险管理作为医疗保险机构的控制措施是非常重要的。

（2）第三方支付：医疗保险机构是医疗服务提供方和参保人员之间的第三方支付者，改变了传统由患者向医疗服务提供方直接支付费用的关系。作为第三方支付者，保险人通过汇集保费，利用规模经济通过协商谈判调控医疗服务价格，规范医疗服务行为，提高医疗服务质量。

（三）医疗保险供给的影响因素

保险市场供给是以保险需求为前提的，因此保险需求是制约保险供给的主要因素。在存在保险需求的前提下，医疗保险供给还受到以下因素的制约。

1. 医疗保险价格 医疗保险供给同需求一样受到价格的影响，医疗保险机构的供给量随着保费的增加而增加，反之亦然。一般来讲，保险行业作为国民经济第三产业，提供的保险服务不需要生产机器设备，而主要是房屋、车辆、办公用品等易于采购也易于变换用途的资产，因此医疗保险供给是富于弹性的。

2. 医疗保险机构承保能力 承保能力是指医疗保险机构提供医疗保险服务的能力，其大小是决定医疗保险供给的主要因素。承保能力主要受到医疗保险机构开展业务需具备的经营资本、医疗保险机构的经营管理水平、医疗保险机构的从业人员数量和质量、保险业务量、对参保人员需求的满足程度等因素的影响。

3. 医疗保险成本 成本是供应的关键因素。在可用的生产技术下，提供医疗保险的成本包括医疗保险机构在承保过程中发生的货币支出，包括对参保人员医疗费用的偿付、人员工资、运营及管理费用等。医疗保险成本的增加将使医疗保险机构的经济效益降低，进而降低其供给量。

4. 医疗服务供给 医疗保险偿付的是医疗服务费用，因此医疗保险供给受到医疗服务供给的数量、质量以及医疗技术进步的影响。医疗机构因病施救，提供合理、高质量的医疗服务可以增强医疗保险偿付能力的可持续性，降低医疗保险机构的监管压力并提升其运营效率，从而促进医疗保险供给，反之将会削弱医疗保险机构的偿付能力，导致医疗保险供给减少。医疗保险机构的承保范围还受到医学技术的限制，由于人们对医疗服务需求持续增长，医疗服务的手段和技术不断进步，现有的资源无法满足向参保人员不断提供医疗服务，因此，医疗保险机构往往对承保内容加以限制。

5. 医疗保险机构的信誉度 医疗保险机构的信誉度主要是指偿付的速度和合理性。如果偿付快速、理赔合理，则医疗保险机构将有较高的信誉度，可以吸引更多的人来参保，增加医疗保险需求量，进而促使医疗保险供给量的增加。此外，具备良好信誉的医疗保险机构可获得成本较低的信用融资或贷款，可进一步扩大医疗保险供给规模。因此，医疗保险机构的信誉度越高，医疗保险供给越多，反之则医疗保险供给越少。

6. 政策环境因素 医疗保险供给应与社会经济发展水平相适应，经济增长促进医疗服务水平提升和人民健康需求增加，从而促进医疗保险供给。政府的社会经济和医疗保障政策、法规和法治建设、政府监管力度等，也会对医疗保险行业的发展产生影响，进而影响医疗保险供给。

第四节 医疗保险的市场失灵与政府干预

在完全竞争市场中，依靠市场机制能够使资源得到有效配置，达到医疗保险市场供需均衡，但市场机制的有效运作受到多方面因素的影响，从而妨碍资源的合理配置，在此情况下，需要政府所代表的公共权力进行干预。本节将介绍医疗保险的市场失灵以及基于市场失灵的政府干预。

一、医疗保险的市场失灵

（一）市场失灵的概念

市场失灵（market failure）是指完全依靠市场机制不能或难以实现资源的有效配置。如果完全竞争市场的基本条件无法满足，则不能实现最有效率的市场均衡。完全竞争的医疗保险市场的基本条件包括：医疗保险机构和消费者拥有一致的完全信息，供需双方均有动力将医疗服务成本降到最低，保险资源是完全流动的，市场规律可以充分发挥作用。医疗保险的市场失灵主要表现为道德风险、逆向选择和风险选择。

（二）市场失灵的原因

1. 信息不对称 经济学假设完全竞争市场中的信息是完全的。完全信息是指供方和需方充分了解商品或服务的价格、质量等信息。完全信息可以是供需双方对商品或服务的各方面信息都充分了解，也可以是供需双方了解的信息都不完全，但信息是对称的。对于很多商品而言，获取信息的代价并不大。例如，如果一个消费者准备购买手机，在此之前他可以通过销售商、朋友、产品宣传页等方式获取手机有关的信息，对比不同型号的手机，最终购买适合自己的手机。但理性经济人不会收集所有的信息，最佳方式是在边际成本等于预期收益时即停止收集信息，这时往往只获取到部分信息，并且市场内不同主体了解的信息数量和质量不一致，因此会存在信息不对称。医疗保险市场中，保险人和参保人员对参保人员的健康状况和健康风险存在信息不对称，而保险人和医疗服务提供方对参保人员所需要的医疗服务也存在信息不对称。

2. 外部性 对他人产生有利或者不利的影响，但不需要他人为此支付报酬或进行补偿性活动。当私人成本或收益不等于社会成本或收益时，就会产生外部性（externality）问题。医疗保险具有正外部性，通过提供医疗服务或偿付医疗费用的方式，降低参保人员因疾病产生的经济损失；通过改善参保人员的健康状况来避免疾病传播以及降低家庭的疾病经济负担；从整个社会来看，医疗保险提高了劳动力的数量和质量，有利于经济发展和社会稳定。在单纯市场机制下，不能对医疗保险的正外部性予以补偿，导致资源配置效率降低，存在供小于求的情况。

3. 供方垄断 由于竞争不完全，市场上只有少数商品或服务的提供者，这些提供者通过协议或合并等手段，形成供方的市场垄断（monopoly），对商品或服务的价格进行操控。为追求利益最大化，垄断者通过降低供给量，提高价格至高于边际成本，造成社会福利损失。

（三）市场失灵的表现

1. 道德风险 道德风险（moral hazard）是指医疗卫生服务价格下降，导致医疗保险参保人员对服务的需求增加，体现了参保人员面对经济激励的理性反应。道德风险与道德无关，但与人的行为有关。

（1）道德风险的分类：依据风险事件发生的前后顺序，道德风险可以分为事前道德风险（ex-ante moral hazard）和事后道德风险（ex-post moral hazard）。事前道德风险是指参保人员在购买了医疗保险后，在风险事件发生前改变了行为，如减少预防疾病的行为、增加非健康行为等；事后道德风险是指参保人员在购买了医疗保险后，在风险事件发生后改变了行为，如增加就诊次数、到高层级医院就诊等。

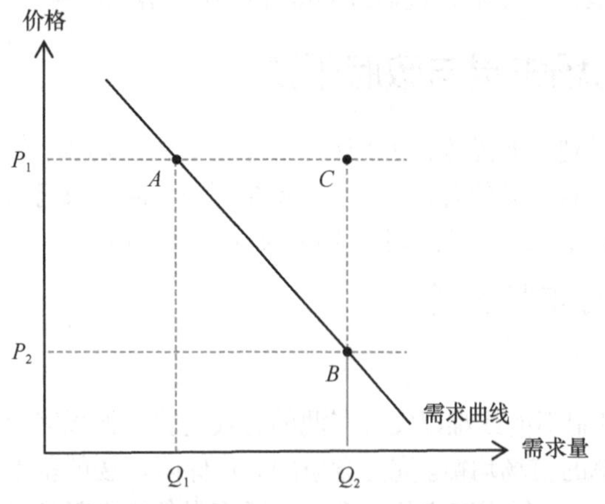

图 2-6 道德风险对医疗服务量的影响

（2）道德风险的经济学解释：在经济学上，个体作为理性经济人，其医疗服务需求受到价格的影响，购买医疗保险后降低了患者利用医疗服务的价格水平，基于追求自身利益最大化的原则，患者将改变医疗服务利用的行为。如图 2-6 所示，当卫生服务需求的价格弹性＞0 时，购买医疗保险后的医疗服务价格从未购买医疗保险时的 P_1 降到 P_2，需求的医疗服务量也将从 Q_1 增长到 Q_2。A 点是社会效率均衡点，A 点上的边际成本等于边际收益。B 点是个人效率均衡点，在该点上购买医疗保险的人的边际成本等于边际收益，但实际的边际成本大于边际收益，从社会角度产生了社会损失，ABC 区域代表社会损失程度。P_1 与 P_2 之间的差值代表价格扭曲程度，价格扭曲程度越大，社会损失越大。AB 与 BC 之间的夹角越大，需求的价格弹性越大，社会损失也越大。

（3）道德风险的后果包括浪费和不合理配置卫生资源、抑制医疗保险需求和供给、降低社会效益等。①浪费和不合理配置卫生资源：道德风险导致额外占用大量的卫生资源，也挤占了其他没有医疗保险人员合理的医疗服务利用。②抑制医疗保险需求和供给：附加保费与总偿付额有关，道德风险扩大了偿付额，因此间接提高了个人保费，进而抑制了医疗保险需求，偿付额增加也使保险机构支出增加，抑制了医疗保险供给。③降低社会效益：从整个社会的角度看，道德风险增加了全社会的卫生服务费用，使本该投往其他领域的资源投向了医疗卫生领域，降低了社会效益。

（4）道德风险的控制包括建立合理的费用分担机制、支付方式改革、分级诊疗和基层守门人制度等。①建立合理的费用分担机制：对于参保人员的道德风险，可以通过设置合理的起付线、共付比例、最高支付限额，排除道德风险发生率较高的服务项目等措施加以控制。②支付方式改革：采用总额预付、按人头支付、按病种支付等方式，从医疗服务提供方角度合理控制医疗服务提供。③分级诊疗和基层守门人制度：建立基层全科医师或家庭医生的守门人制度和转诊制度，加强医疗服务整合，提高医疗服务效率。

2. 逆向选择 逆向选择（adverse selection）是指由于信息不对称，参保人员比保险人更了解自己的健康风险，高风险人群比低风险人群更愿意购买医疗保险的情况。

（1）逆向选择的经济学解释：在不了解个体健康风险的情况下，保险人基于平均风险制定保费（费率）。假设在完全竞争市场，保险人提供单一保险合同，保费为纯保费，个体只有购买和不购买该保险两种选择。如图 2-7 所示，由于逆向选择，边际购买者的预期成本是降低的，边际成本曲线向下倾斜（预期偿付越高的投保人，保险的支付意愿越高），而平均成本曲线高于边际成本曲线。预期成本（即边际成本曲线）与保险的支付意愿（即需求曲线）之间的垂直距离为风险溢价。有效配置由边际成本和需求的关系决定，而均衡配置由平均成本和需求的关系决定。在需求曲线与平均成本曲线相交的点（C）实现均衡配置，该点对应的保险量（Q_3）低于有效配置下的保险量（Q_4），均衡价格 P 高于有效价格。位于 Q_3 与 Q_4 之间的个体预期损失最低，其需求曲线低于平均价格，因此将不会购买保险，$CDFE$ 区域代表因逆向选择造成的福利损失。

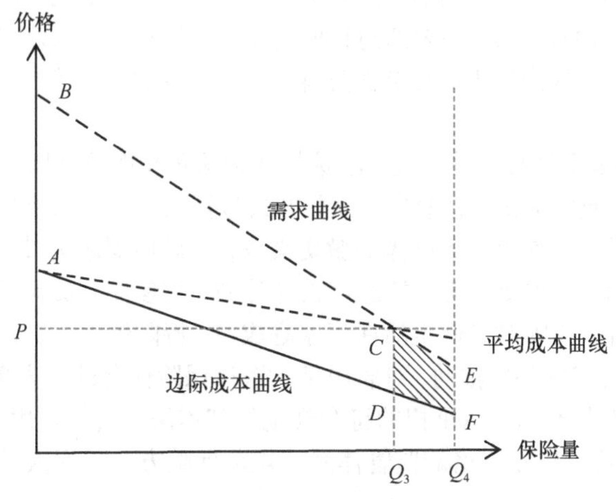

图 2-7　完全竞争市场下的逆向选择

（2）逆向选择的后果：逆向选择导致购买医疗保险的高风险人群比例过高，使保险失去风险共担作用；破坏保险市场的均衡，使保险机构因偿付过高而出现险种亏损。假设保险机构对某个医疗保险方案收取 1000 元的保费，部分低风险人群由于保费高于其预期损失而不去参保，出现逆向选择，购买医疗保险的高风险人群比例高于保险机构的预期，造成偿付高于保费收入，致使保险机构亏损。为了弥补亏损，在下一年保险机构提高保费至 1500 元，保费提高造成更多的低风险人群不再参保，留下的高风险人群比例进一步升高，更高的偿付最终导致险种破产或终止，这种现象被称为死亡螺旋。

（3）逆向选择的控制方式包括：①加强信息披露，由参保人员主动披露健康风险，制定风险调节的保费；②经验费率，提高当年发生偿付的参保人员下一年度的保费；③通过国家立法实行强制性医疗保险，或以单位团体或家庭参保；④特殊保险方案，通过制定终生保险合同、保证续约等保险方案，在参保人员健康时（通常是年轻时）签订终生的保险合同。

3. 风险选择　由于个体健康风险不同，预期损失也不同。商业保险机构为获取更大的利润，会尽可能选择年轻人、无遗传史或疾病史、高收入等健康人群参保，而将老年人、残疾人、低收入等高风险人群排除在参保范围外，这种行为被称为风险选择（risk selection），也被称为“撇奶油”行为。比如，对高风险人群设置过高的保费，在健身房等健康人群较多的地区进行保险宣传，避免在老年人较多的地区开展宣传。风险选择同样会使医疗保险失去风险共担作用，最需要分担风险的弱势人群不能获得保障，降低了社会公平性。

二、医疗保险市场失灵的政府干预

（一）政府干预的概念

主流的经济学认为，一个完全竞争市场是效率最高的，但由于信息不完全、外部性等原因的存在，医疗保险市场达不到竞争市场的条件，需要政府干预，纠正市场失灵导致的无法有效配置资源和公平性差等问题。但政府干预也有一定的适用范围，超出范围的政府干预也可能导致政府失灵。政府主要对医疗保险的提供、筹资、覆盖范围、待遇水平及监管等方面施加干预。

（二）政府干预的方式

1. 选择或设计医疗保障制度 基于筹资机制的不同，医疗保险分为国家医疗保险、社会医疗保险、储蓄型医疗保险和商业医疗保险等。基于经济社会发展水平、文化背景、价值理念等，各国可合理选择或设计本国医疗保障制度。当商业医疗保险难以满足社会目标时，通过建立由政府主办或立法实施的国家医疗保险或社会医疗保险，可提升医疗保险的公平性，克服逆向选择和风险选择。以英国为代表的国家卫生服务制度，主要通过税收筹资，由政府建立医疗机构向全体公民提供免费或低收费的医疗服务；以德国为代表的社会医疗保险，通过立法强制实施，筹资主要来自雇主和雇员缴费及财政补贴。

2. 向特定人群提供医疗救助 对于被风险选择或无法负担医疗保险费的贫困人群、老年人或残疾人等弱势群体，可由政府提供财政补贴。补贴方式包括由公立医疗机构向救助对象提供免费医疗服务，政府提供财政补贴；减免弱势群体的缴费义务，由政府财政为其缴纳医疗保险保费；对因病致贫者提供医疗费用补贴。例如，美国的医疗救助计划，其参保人员无须支付医疗费用或只需要支付较低额度的医疗费用。我国对最低生活保障家庭成员、特困供养人员以及县级以上人民政府规定的其他特殊困难的人员实行医疗救助，对居民基本医疗保险保费的个人缴费部分予以补贴，对各类医疗保险支付后，个人和家庭难以承担的符合规定的基本医疗自付费用予以补助。

3. 医疗保险市场监管 建立严格的监管体系，规范保险方、参保人员以及医疗服务提供方的行为。

（1）针对保险方：在市场准入方面制定规则，比如美国各州都要求保险公司具有财务偿付能力，能够及时支付索赔，并采用公平的偿付办法；对医疗保险险种作出规定，如指导保费定价、对保险产品进行管制等。

（2）针对医疗服务提供方：通过协议管理与支付改革规范医院与医生医疗服务行为，提高医疗服务质量与效率，防范欺诈骗保与医患合谋。

（3）针对参保人员：通过法律法规强制符合条件的人员参保或采用减税等激励措施促进低风险人群购买医疗保险。

案例 **哈佛大学雇员保险计划**

1992年起，美国哈佛大学将医疗保险作为一项福利提供给约10 000名雇员，由大学支付大部分保险费，雇员支付少部分。雇员可以选择两种类型的医疗保险，一种是保障范围较为广泛的提供者偏好组织，另一种是相比提供者偏好组织保障范围较窄的五种健康维护组织（以下按照五种健康维护组织的平均保费计算）。提供者偏好组织个人计划的总保费比健康维护组织个人计划高793美元，但加入提供者偏好组织个人计划的雇员仅需比加入健康维护组织多支付278美元，提供者偏好组织家庭计划的总保费比健康维护组织家庭计划高843美元，加入提供者偏好组织家庭计划的雇员多支付472美元。1992～1994年，加入提供者偏好组织的雇员维持在20%左右。

20世纪90年代中期，哈佛大学认为购买医疗保险是导致其雇员福利预算赤字的主要原因，因此1995年开始采用新的保费支付办法。无论何种医疗保险，大学按照雇员收入水平支付同等比例的保费，并就保费与保险机构进行了谈判。1995年，健康维护组织总保费比上一年分别降低了260美元（个人计划）和832美元（家庭计划），提供者偏好组织则仅小幅降低。新的保费支付办法实施后，选择提供者偏好组织个人计划的雇员支付的保费增加了597美元，而选择健康维护组织个人计划的雇员支付的保费仅增加了144美元，选择家庭计划的雇员支付的保费则分别增加了960美元（提供者偏好组织）和415美元（健康维护组织）。从1995年开始，加入提供者偏好组织的雇员比例开始下降。分析发现，在新的保费支付办法实施后，从提供者偏好组织转向健康维护组织的雇员年龄显著低于继续选择提供者偏好组织的雇员，但显著高于一直选择健康维护组织的雇员。提供者偏好组织在1995年出现亏损，并在1996年提高了保费，也因此更多的人不再选择提供者偏好组织，1996年加入提供者偏好组织的雇员比例降低到8%，仍然是更年轻的雇员离开提供者偏好组织，至1997年提供者偏好组织在哈佛大学被终止。

案例参考文献

Cutler D M, Reber S. 1998. Paying for health insurance: The tradeoff between competition and adverse selection[J]. The Quarterly Journal of Economics, 113(2): 433-466.

Cutler D M, Zeckhauser R. 1998. Adverse selection in health insurance[J]. Forum for Health Economics & Policy, 1(1): 1-31.

（阴　佳）

参考文献

卢祖洵. 2017. 医疗保险学[M]. 4版. 北京：人民卫生出版社.

孟庆跃. 2017. 卫生经济学[M]. 北京：中国协和医科大学出版社.

姚岚，熊先军. 2013. 医疗保障学[M]. 2版. 北京：人民卫生出版社.

Lieberthal R D. 2016. What is Health Insurance (Good) for?[M] Cham: Springer Nature.

Rice T. 2021. Health Insurance Systems: An International Comparison[M]. Eastbourne: Academic Press.

第三章 医疗保障体系

医疗保障体系，是指各国为保障公民健康权、满足居民医疗保障需求，所建立的由多个相互联系的医疗保障项目形成的一整套制度体系。本章将首先分析医疗保障体系涉及的主体和主体之间的动态关系形成的体系结构。然后从不同医疗保障制度之间的关系入手，介绍典型国家医疗保障制度体系的构成以及国际上不同类型医疗保障制度体系的主要特征。最后，阐述支撑医疗保障体系运行的筹资系统、支付系统、监督管理系统和管理信息系统。

第一节 医疗保障体系概述

医疗保障体系的发展经历了一个从简单到复杂且多元化的过程。在这个过程中，医疗保障体系所涉及的相关主体逐渐丰富，主体之间的动态关系所形成的体系结构也逐步完善。体系中的主体通过开展医疗保障费用的筹集、医疗服务的购买和医疗卫生费用的支付等活动，实现医疗资源和医疗保障基金的转换与流动，最终满足不同人群、不同层次的医疗保障需求。

本节聚焦于由医疗保障机构和被保障对象两方主体所构成的狭义的医疗保障体系。因医疗服务提供方是医疗保障体系保障功能实现的重要载体，政府也在医疗保障体系建设中发挥着不可或缺的作用，本部分内容也将对医疗服务提供方和政府这两个相关主体进行介绍。进而从医疗保障体系中最基本的两方结构出发，介绍在体系相关主体不断多元化的情景下，医疗保障体系涉及的主体在不同结构形态下的相互关系。

一、医疗保障体系涉及的主体

（一）政府

政府在医疗保障体系建设中发挥着重要作用。政府通过制定法律法规和资源再分配等措施对医疗保障体系进行监督、管理、调控和干预，在支持医疗保障制度建设、扩大医疗保障覆盖面、提高医疗保障待遇、提升医疗保障服务质量方面发挥着重要的作用。面对市场失灵出现的各种问题，各国政府以直接或间接的经济手段或行政手段等方式对医疗保障体系进行不同程度的政府干预，以维护医疗保障体系的正常运转。

（二）医疗服务提供方

医疗服务提供方是医疗保障体系保障功能实现的重要载体，是向被保障对象提供医疗服务的机构和个人，是各类与疾病诊治有关的医疗、护理、药学等服务的提供者，不仅包括医院和药店等各类机构，还包括医师和药师等各类个体服务者。广义的医疗服务提供方还包括提供各种公共卫生服务的卫生机构和人员。

根据经营性质可以将医疗机构分为营利性医疗机构和非营利性医疗机构。营利性医疗机构追求经济回报，非营利性医疗机构注重公益性，不以营利为目的。根据医疗服务提供方的举办主体，可以将医疗机构分为公立医疗机构和私立医疗机构，公立医疗机构一般由政府举办，私立医疗机构指非政府公办的，具有私人性质的医疗机构。在各个国家，公立医疗机构和私立医疗机构几乎都同时存在，尽管其占比及发挥的作用各不相同。

（三）医疗保障机构

医疗保障机构指筹集和运行医疗保障基金，并对医疗保障基金的分配和使用进行监督管理的机构或组织。具体来讲，医疗保障机构的主要职责包括但不限于：①筹集和管理医疗保障基金；②结算和支付被保障对象的医疗卫生费用；③对医疗服务提供方的服务质量和供需双方的行为进行监管，引导服务提供向高质量、有效率方向发展。在医疗保障体系中，医疗保障机构作为第三方付费者，向医疗服务提供方支付医疗卫生费用。在一些国家和地区，医疗保障机构自设医疗卫生机构，向被保障对象提供医疗服务的同时对医疗费用进行报销，因此其既是医疗服务的提供方，又是医疗服务的购买者。

根据经营性质，医疗保障机构可以分为政府主导型、独立经营型和中间型三类。政府主导型医疗保障机构依据政府的保障目标和相关规定运行，不具独立经营权，可以视作政府的派出机构，主要经办政府举办的医疗保障项目，以及军人保障项目和医疗救助项目等针对需保护的或弱势群体的医疗保障项目；独立经营型医疗保障机构在经营上基本独立，自负盈亏，商业医疗保险机构多属于这种类型；中间型医疗保障机构既接受政府的调控，也具有一定的经营自主权，能在一定程度上弥补政府和市场在医疗保障方面的不足，多表现为非营利性医疗保障机构，如疾病基金、慈善组织等。

在各国的医疗保障体系中，通常同时存在不同类型的医疗保障机构。例如，虽然商业健康保险是美国的基本医疗保障制度，但美国政府利用税收作为筹资来源建立了医疗救助计划和医疗照顾计划等医疗保障制度。因此，美国的医疗保障机构既有独立经营型，也有政府主导型，不同类型的医疗保障机构在相应的医疗保障项目中发挥着相应职能。

（四）被保障对象

被保障对象是指享有医疗保障权利，能够利用医疗服务并得到经济补偿或服务补偿的群体，即被医疗保障覆盖的群体。除罹患疾病需要利用医疗服务的患者群体外，被保障对象还包括利用健康促进服务和健康教育服务的健康人群。在医疗保障体系中，被保障对象是医疗保障基金的主要筹资来源和基金的使用者。不同医疗保障项目的被保障对象往往存在区别，可能是面向全体居民，也可能只是面向就业群体、特定职业的群体或者特定年龄段的群体。

在大多数国家的医疗保障体系中，医疗保险发挥着重要作用，被保障对象常常体现为参保人员。在同一国家内，医疗保障项目往往包括医疗保险项目和其他不属于医疗保险项目的医疗保障项目。因此，被保障对象的概念更宽泛，既包括医疗保险项目对应的参保人员，也包括其他医疗保障项目所覆盖的群体。

二、医疗保障体系的结构

（一）两方结构

购买医疗服务和补偿医疗卫生费用是医疗保障体系实现其保障功能的重要体现。在没有医疗保障项目的情况下，也不存在医疗保障机构，此时患者作为医疗服务需方，在利用医疗服务时直接向医疗机构或医生支付医疗费用；医疗机构或医生作为医疗服务提供方，向患者提供医疗服务并直接收取医疗费用。在这种情况下，医疗服务提供方（医疗机构或医生）和患者之间形成的是简单的双向关系，患者面临的疾病经济风险由患者个人及其家庭全部承担。

随着医学的不断发展，疾病诊疗费用不断增长。一些国家和地区的医疗服务提供方开始自己开发医疗保险。此时，医疗机构或医生和患者之间的关系发生转变，医疗服务提供方既是医疗服务供方，也是保险服务供方；患者既是医疗服务需方，也是保险服务需方。在这种由医疗服务提供方（保险方）和患者（被保障对象）形成的两方结构下（图 3-1），患者通常需要预先向医疗服务提供方支付一定的费用（保费），医疗服务提供方（保险方）承诺向患者（被保障对象）提供一定的医疗服务，并且不再收取医疗费用，医疗服务提供方（保险方）以服务补偿方式对患者（被保障对象）

进行补偿，以减轻疾病经济风险。美国蓝盾计划和蓝十字计划就是这种结构的典型案例。

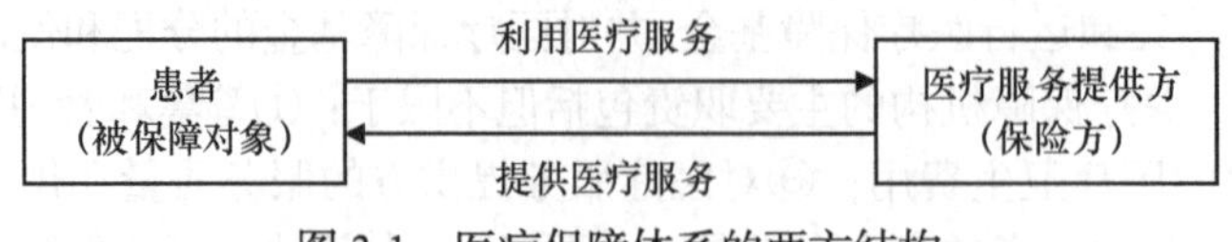

图 3-1 医疗保障体系的两方结构

（二）与供方形成的三方结构

随着医疗保险不断发展，专业医疗保障机构的出现改变了医疗保障体系主体之间的关系。医疗保障机构向被保障对象征收医疗保险费，对被保障对象利用医疗服务所产生的费用进行偿付；被保障对象履行医疗保障费缴纳义务，在利用医疗服务时获得医疗保障机构的偿付，既是医疗服务需求方，也是医疗保障需求方。在这种情况下，医疗服务提供方通过向被保障对象提供医疗服务，向医疗保障机构或被保障对象收取医疗费用。因而，医疗服务提供方作为医疗保障体系保障功能实现的重要载体，与医疗保障体系中的医疗保障机构（保障方）和被保障对象形成了三方结构关系。

在三方结构形成的初期，医疗保障机构直接向被保障对象支付就医时所产生的医疗费用，不与医疗服务提供方产生直接的经济关系。在这种模式下，医疗服务提供方主导医疗决策，直接决定医疗服务利用的数量和费用，而医疗保障机构不对医疗费用进行干预，仅对被保障对象就医时产生的医疗费用进行偿付。由于医疗服务的特殊性和医疗市场的信息不对称，医疗保障机构仅仅与被保障对象产生经济关系，无法对医疗服务提供方的行为进行约束，也无法遏制医疗费用的上涨。因此，医疗保障机构的支付对象逐渐由被保障对象转向了医疗服务提供方，以第三方付费者的身份偿付被保障对象的医疗费用，通过直接与医疗服务提供方产生经济关系，对医疗服务提供方的行为进行约束、引导和激励（图 3-2）。

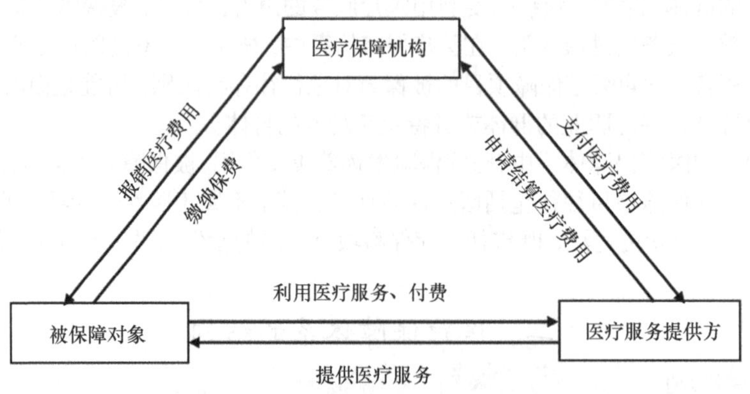

图 3-2 医疗保障机构、被保障对象与医疗服务提供方形成的三方结构

（三）政府调控下的四方结构

医疗服务市场和医疗保险市场失灵时有发生，单纯靠市场机制难以满足所有居民的医疗保障需求，需要政府对医疗保障体系进行干预，由政府、医疗服务提供方、医疗保障机构和被保障对象形成的四方结构因此应运而生（图 3-3）。各国政府通常以直接或间接的经济手段或行政手段等方式对医疗保障体系进行不同程度的政府干预，以维护医疗保障体系的正常运转，从而满足不同人群、不同层次的医疗保障需求。尽管在不同国家或不同类型的医疗保障制度体系中，政府干预的重点和强度存在差异，但一般而言，政府通常利用税收作为主要资金来源，从以下几个方面对医疗保障体系进行不同程度的干预：①直接对被保障对象进行补贴，包括医疗保险费和医疗卫生费用补贴。例如，我国政府对参与城乡居民基本医疗保险的居民进行保费补贴；新加坡国民在公立医疗机构就诊时可以直接享受 50%～80%的政府津贴。②对医疗服务提供方进行经济补贴或直接举办公立医疗机

构，向被保障对象提供服务。例如，在英国、西班牙和葡萄牙等国家，大部分医院归国家所有，政府对公立医疗机构进行财政投入。③在不同医疗保障机构间分配医疗保障基金。

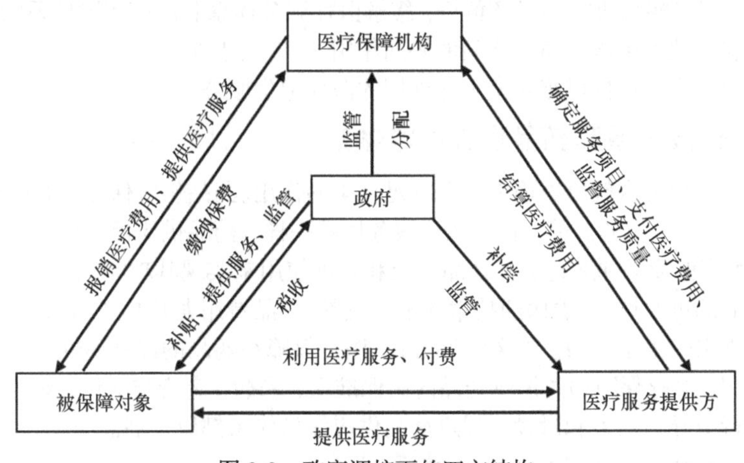

图 3-3 政府调控下的四方结构

除利用税收作为经济手段对医疗保障体系进行干预外，法律和行政手段也是政府进行调控和监管的重要方式。政府实施的具体干预包括但不限于：①拟定医疗保障制度的法律法规、政策、规划和标准；②制定医疗保障筹资和待遇标准；③评估新型卫生技术和药物，确定是否将其纳入医疗保障待遇范围；④对医疗保障机构、医疗服务提供方和被保障对象进行监管，并调控三方之间的关系等。

政府干预随医疗保障制度体系的不同而不同。与其他类型的医疗保障制度体系相比，在以税收筹资为基础的医疗保障制度体系中，政府通常发挥着更重要的作用，如英国利用税收直接建立覆盖全民的国家卫生服务制度，其医疗保障的筹资、服务提供和监管高度整合，均由国家管理。虽然在以社会保险筹资和商业保险筹资为基础的医疗保障制度下，政府所发挥的作用相对较小，但财政补贴在满足弱势群体或特定人群的医疗保障需求，促进医疗保障公平性和扩大保障覆盖面方面仍然发挥着重要作用。

三、医疗保障体系和其他社会体系的联系

站在社会经济系统角度，医疗保障体系并不是一个与外界割裂的孤立体系，医疗卫生服务体系、药品供应保障体系和社会保障体系都与医疗保障体系有着密切联系。

（一）医疗保障体系和医疗卫生服务体系

医疗保障体系和医疗卫生服务体系都属于卫生体系的子系统。医疗卫生服务体系又包括医疗服务体系和公共卫生服务体系。医疗服务体系是利用各种卫生资源为居民提供医疗服务的子系统，旨在提供高质量、有效率的医疗服务，满足患者的医疗需求。医疗保障体系的功能定位是化解疾病经济风险，目标是提升医疗保障资金的使用效益，减轻被保障对象的就医经济负担。虽然两个子系统的功能目标不同，但其又密切关联。医疗保障体系通过补偿医疗费用，保障并促进了医疗服务的利用。医疗保障体系还可以通过设计保障待遇和支付方式，引导医疗服务体系的发展，如规范医疗服务提供方的行为、引导患者合理利用医疗服务等。医疗服务体系是医疗保障的功能载体，通过向被保障对象提供医疗服务，实现医疗保障体系的保障功能。医疗保障体系和医疗服务体系相互协同，为居民提供可获得、能负担的医疗服务。

公共卫生服务体系以大健康理念为指导，以全民健康为目标，主要功能是向人群提供预防保健、健康促进等服务。随着“以治病为中心”向“以健康为中心”的转变，公共卫生服务体系在维护居

民健康方面的重要性愈加突出，是保障全民健康的重要环节。医疗保障体系通过利用医疗保障基金、创新医保支付方式等途径影响公共卫生服务的提供。公共卫生服务体系强调以预防为原则，将疾病阻断在上游，从而减轻疾病负担和经济负担，缓解医疗服务体系和医疗保障体系的压力。因此，增强医疗保障体系和公共卫生服务体系之间的协同作用，将有利于促进公共卫生服务和医疗服务的衔接，实现医防融合，为居民提供覆盖全生命周期的医疗卫生服务。

（二）医疗保障体系和药品供应保障体系

药品在改善和维护公众健康方面发挥着举足轻重的作用。药品供应保障体系的目的是向患者提供安全、有效、经济、可及的药品。正如医疗服务体系一样，药品供应保障体系是医疗保障功能实现的重要载体，医疗保障必须通过保障药品可及和合理使用来实现其功能，医疗保障的补偿功能也间接地提高了药品的可及性。随着医药技术的不断发展，药品费用尤其是新药的治疗费用不断攀升，给医疗保障基金支出带来了压力。在这种情况下，医疗保障在药品的经济属性与社会效益之间发挥着重要的平衡作用。医疗保障通过影响药品的医保准入、采购、定价与支付，对药品供应保障体系的利益相关方进行引导、约束和激励，促进药品供应保障体系健康发展。

（三）医疗保障体系和社会保障体系

社会保障体系是国家通过立法而制定的社会保险、社会救助、社会福利等一系列制度的总称。社会保障体系在保障和改善民生、维护社会公平和增进民生福祉方面发挥着重要作用，通常包括养老保障、就业保障和医疗保障等子系统，用以保障社会成员的基本生存和生活需求，尤其是社会成员在年老、患病、生育、失业时的特殊需要，具有公平性、普遍性、法制性和互济性等基本特征。因此，医疗保障体系作为社会保障体系的一个子系统，具有与社会保障相同的作用和功能。

第二节　医疗保障制度体系的类型

医疗保障制度是医疗保障体系的有机组成部分，医疗保障制度体系是各种医疗保障制度的集合。纵观医疗保障制度的发展和演变，它经历了从无到有，再逐渐多元化的过程。各国医疗保障制度体系也在探索中不断成熟，逐渐从单一制度发展成了满足不同人群不同需求的各类制度组合，形成了包含基本医疗保障制度和补充医疗保障制度在内的多层次或混合型医疗保障制度体系。

本节将首先分析不同医疗保障制度之间的关系，在此基础之上，以典型国家为例，介绍不同国家内部不同医疗保障制度所构成的医疗保障制度体系。最后，将筹资作为医疗保障制度体系的分类依据，介绍国际上不同医疗保障制度体系的主要特征。

一、不同医疗保障制度的关系

单一的医疗保障制度无法满足不同人群不同层次的保障需求。即使在基本医疗保障制度已经覆盖全民的国家，也存在补充医疗保障制度。不同的医疗保障制度之间在保障人群（保障宽度）、保障范围（保障广度）和保障水平（保障深度）方面相互补充或相互替代。

（一）相互补充的医疗保障制度

医疗保障制度之间的互补关系在保障人群、保障范围和保障水平方面均能体现。保障人群的相互补充主要指覆盖群体不同的医疗保障项目之间通过相互补充，从而达到扩大保障覆盖面的目标。例如，我国通过建立职工基本医疗保险和城乡居民基本医疗保险，将就业人群和非就业人群都纳入基本医疗保障范畴；美国通过建立医疗照顾计划将老年人群纳入公共医疗保险保障范围，通过建立医疗救助计划将低收入人群纳入保障范畴。

保障范围的相互补充主要指覆盖的医疗服务存在差异的医疗保障项目之间通过相互补充，向被保障对象提供更综合、更全面的医疗服务。在一些国家，尤其是中低收入国家，基本医疗保障制度覆盖的仅仅是基本医疗服务，眼科服务、牙科服务等昂贵的医疗服务尚不在保障范围内。在这种情况下，被保障对象可以通过额外购买商业健康保险，享受基本医疗保障制度覆盖范围之外的医疗服务。加拿大、德国和法国等大多数国家都存在与基本医疗保障制度覆盖的服务互补的补充医疗保障制度。例如，加拿大的商业健康保险主要为服务补充型，被保障对象可以在利用眼科服务、牙科服务和处方药等不在公共医疗保险覆盖范围内的项目时得到经济补偿。

保障水平的相互补充主要适用于被保障对象同时享有两个及以上的保障项目的情形。在利用医疗服务时，这些项目同时向被保障对象提供经济补偿，减少其自付费用。例如，法国等国家的商业健康保险会对被保障对象在公共医疗保险下的自付费用进行进一步补偿。

医疗保障制度体系不同，不同医疗保障制度之间的关系也有差别。在以社会医疗保险和商业健康保险为主的医疗保障制度体系中，基本医疗保障制度和补充医疗保障制度之间的补充关系既可以体现在保障人群层面，也可以体现在保障范围和保障水平上。在以税收为主要筹资来源的医疗保障制度体系中，因其覆盖人群通常为全体居民，不同类型的医疗保障制度之间的互补关系通常体现在保障范围和保障水平上。

（二）相互替代的医疗保障制度

医疗保障制度之间相互替代主要适用于被保障对象在不同保障项目之间拥有选择权的情形。例如，德国的社会医疗保障制度虽然是全民覆盖，但允许高收入人群选择商业健康保险替代社会医疗保险。在美国，不同类型的商业保险存在竞争关系，人们可以根据需要选择购买特定的商业健康保险。

二、典型国家的医疗保障制度体系

不同国家的医疗保障制度体系都存在不同程度的差异。在医疗保障制度体系发展的过程中，各国相互借鉴不同医疗保障制度体系的特点，从而发展完善自身的医疗保障制度体系。这个过程促成了不同类型的医疗保障制度体系的交叉融合，使得医疗保障制度体系的内涵愈益丰富，医疗保障的宽度、广度和深度也得以延展。

（一）英国

英国的医疗保障制度体系由国家卫生服务制度和商业健康保险构成。2021 年，英国的卫生总费用占国内生产总值的 11.9%。其中，主要与国家卫生服务制度有关的公共支出占卫生总费用的 82.9%，商业健康保险支出占卫生总费用的比例为 4.8%，个人自付费用占卫生总费用的 12.3%。

国家卫生服务制度是英国的基本医疗保障制度，覆盖了全体居民。根据 1946 年《国家卫生服务法案》（National Health Service Act），国家有义务向全体居民提供全面的医疗服务。医疗保障基金主要来源于政府的一般税收，约有 20%的资金来源于雇主和雇员缴纳的工资税。国家卫生服务制度相关的政府机构承担医疗保障基金的监管和分配责任，在 191 个临床委托小组（Clinical Commissioning Groups，CCGs）间分配医疗保障基金后，由临床委托小组在地方层面支付医疗卫生费用。国家卫生服务制度的保障范围通常由临床委托小组确定，一般包括预防、门诊和住院服务、产科服务、医师服务以及药品等。在国家卫生服务制度下，除门诊处方药和牙科服务等需要患者共付一定比例的费用外，大部分医疗服务为免费提供，无须患者共付。尽管如此，考虑到弱势群体难以承担自付费用，英国通过建立安全网，进一步免除或降低老年人群、低收入人群、孕产妇和儿童在使用处方药、眼科服务和牙科服务时产生的费用。国家卫生服务制度低收入计划（NHS Low Income Scheme）对符合条件的居民也支付因就医产生的交通费用。

商业健康保险是英国的补充医疗保障制度。2015 年，约 10.5%的英国居民拥有商业健康保险。商业健康保险在国家卫生服务制度的基础上进行叠加，拓宽了参保人员所能利用的医疗服务范围，向参保人员提供更及时的医疗服务、更自由的专家选择和更好的医疗设施。然而，心理健康、产科、急诊和全科等服务通常不包含在商业健康保险范围内。

（二）加拿大

加拿大的医疗保障制度体系由加拿大公共医疗保险（Canadian Medicare）和商业健康保险构成。2021 年，加拿大卫生总费用占国内生产总值的 11.7%，其中，政府公共支出、商业健康保险和个人自付费用在卫生总费用中的占比分别为 74.5%、12.9%和 12.6%。

公共医疗保险是加拿大的基本医疗保障制度，覆盖了全体居民。加拿大将权力下放到 13 个省和地区，由省和地区承担医疗保障筹资、服务提供以及监督管理等方面的主要责任。公共医疗保险的筹资主要来源于各省和地区的政府税收，另约有 24%的资金来自联邦政府按人头向各省和地区提供的转移资金。每个省或地区分别管理各自的公共医疗保险，全体居民都可以免费获得必要的住院服务和医师服务。对于联邦政府认定的非必要医疗服务，如门诊处方药、临终关怀、眼科服务和牙科服务等，各省和地区在是否将其纳入保障范围方面有自主权。因此，各省或地区之间的待遇范围和支付模式各不相同。

商业健康保险是加拿大的补充医疗保障制度，覆盖了约 2/3 的居民。商业健康保险的功能定位于保障不在公共医疗保险覆盖范围内或仅部分偿付的医疗服务，如眼科服务、牙科服务、康复和处方药等医疗服务，多属于服务补充型商业健康保险。2015 年，约 90%的商业健康保险保费来源于雇主、工会或其他组织。

为了减轻用药经济负担，各省和地区为没有雇主资助商业健康保险的居民提供了门诊药物计划。各省和地区之间的门诊药物计划也存在很大差异，大多数门诊药物计划承担药物保障的托底功能，为需要社会救助以及达到退休年龄的人群减免药品费用。部分省和地区还会向自付费用较高的群体提供一定补贴，2021 年，当居民每年的自付医疗费用（out of pocket，OOP）高于家庭净收入的 3%或 2421 加元时，超过部分的费用可获得 15%的税收抵扣。

（三）德国

德国的医疗保障制度体系主要由法定医疗保险（Statutory Health Insurance，SHI）和商业健康保险构成。2021 年，德国卫生总费用占国内生产总值的比例为 12.8%。其中，公共支出约为 86%，法定医疗保险占据了绝大部分的公共支出；商业健康保险支出和个人自付费用占卫生总费用的比例分别为 2%和 12%。

法定医疗保险是德国的基本医疗保障制度，覆盖了约 88%的居民。2019 年，所有年收入低于 60 750 欧元的就业群体和领取养老金的群体都必须参加法定医疗保险。法定医疗保险由非政府疾病基金（Sickness Funds）进行管理，政府主要发挥监管作用。疾病基金的筹资来源于由雇主和雇员分摊的一般工资税和专项补充工资税，其缴费比例在 2019 年分别约为工资总额的 14.6%和 1.0%。2019 年，德国共有 109 家相互竞争的、非营利的疾病基金组织。医疗保障资金汇集之后，将根据风险调整情况在这些疾病基金之间重新进行分配。疾病基金覆盖的医疗服务由卫生部监管的联邦联合委员会（Federal Joint Committee）确定，一般包括门诊服务、住院服务、心理健康服务和处方药等。除 18 岁以下的青少年或儿童外，被保障对象在利用住院服务和药物时往往需要自付一定比例的费用。为了减轻被保障对象的共付费用负担，德国设置了共付费用上限：被保障对象的共付费用不得超过家庭年总收入的 2%；在患病前接受过咨询或筛查的严重慢性病患者的共付费用不得超过 1%。此外，德国政府向失业人群提供保费补贴。

商业健康保险是德国的补充医疗保障制度，覆盖了约 11%的居民。当居民年收入高于 60 750 欧元（2019 年）时，可以选择参保商业健康保险替代法定医疗保险。对于已经参加法定医疗保险的居民，同时购买商业健康保险能够享受不在法定医疗保险范围内的待遇，如牙科服务和私人病房等服务。针对法定医疗保险部分报销的医疗服务，商业健康保险能够对被保障对象的自付费用进行额外补偿。因此，德国的商业健康保险既有替代法定医疗保险的功能，也能在保障范围和保障水平方面对法定医疗保险进行补充。

对于军人、警察和其他公共部门职工等特殊群体（约占总人口的 1%），德国政府建立了独立于法定医疗保险的小型保障项目。这些群体在利用医疗服务时，由政府直接支付医疗卫生费用。

（四）美国

美国的医疗保障制度体系较为分散，可大体将其视作由私立商业健康保险和公共医疗保障制度两个板块形成的医疗保障制度体系。2018 年，美国卫生总费用占国内生产总值的比例为 16.6%[①]。其中，公共医疗保障、商业健康保险、其他保障以及个人自付费用占比分别为 41%、34%、15%和 10%。2018 年，美国仍有 8.5%的居民不被任何医疗保障制度所覆盖（Rice，2021）。

商业健康保险是美国的基本医疗保障制度，覆盖了拥有医疗保险人口的 2/3。大部分商业健康保险由雇主提供，小部分由个人从营利性或非营利性的保险机构购买。雇主通常与保险公司签订合同，向雇员及其家属提供可选择的商业保险计划，保费一般由雇主和雇员分摊。商业保险公司在法律法规的约束下自行制定保险计划，雇主提供的商业健康保险计划通常不覆盖牙科服务和眼科服务。

美国政府公办的各类医疗保障制度覆盖了 34%的参保人群，具体包括医疗照顾计划、医疗救助计划、儿童健康保险计划（Children’s Health Insurance Program，CHIP）和军人健康保险计划（Military Health Insurance Programs）。医疗照顾计划是联邦政府利用一般性联邦税收、强制工资税和个人保费，为 65 岁及以上的老年人群、65 岁以下长期残疾或患有终末期肾病的人群建立的医疗保障项目。该项目的保障范围有四个类别：①住院保险（part A），主要覆盖住院服务和临终关怀等服务；②补充性医疗保险（part B），主要覆盖医师服务、医疗设备等；③医疗照顾计划优势计划（Medicare Advantage，part C），不仅包括了 part A 和 part B 的所有服务，还包括了处方药等不在 part A 和 part B 覆盖范围内的服务；④处方药计划（part D）。其中，part A 和 part B 是联邦政府提供的纯公共性质的医疗保险，part C 由联邦政府和保险公司签订合同提供医疗保险服务，被保障对象可以选择加入 part A 和 part B，或者加入 part C。part D 由政府补贴、商业保险公司运作。因 part A 和 part B 一般不覆盖处方药，被保障对象可以按自愿参加、自行缴费原则加入 part D。

医疗救助计划由联邦政府和州政府共同资助，为低收入家庭、盲人和残疾人，以及低收入家庭的孕妇、婴儿和 18 岁以下的儿童提供医疗保障。医疗救助计划的保障范围比较宽泛，联邦政府规定各州应覆盖住院服务、门诊服务、实验室检查、诊断服务以及就医所需的交通费用等相关服务和费用，各州在此基础上，可选择提供额外的福利待遇，如物理治疗、牙科服务、眼科服务和门诊处方药等。

儿童健康保险计划的保障对象是家庭收入高于医疗救助的标准但又难以负担商业健康保险的较低收入家庭的儿童。该计划的筹资来源于联邦政府的拨款和各州征收的保费。在一些州，儿童健康保险计划是医疗救助的延伸计划，而在另一些州，儿童健康保险计划独立于医疗救助计划。该计划覆盖的医疗服务一般包括婴幼儿护理服务、牙科服务和疫苗服务等。

为了减轻被保障对象的自付费用负担，美国的各类医疗保障制度多设定有最高共付限额。例如，医疗救助计划和儿童健康保险计划覆盖的被保障对象的最高自付费用不超过家庭年收入的 5%；对于个人购买的商业健康保险，其保障对象个人或家庭每年的最高自付费用应分别低于 7900 美元和 15 800 美元。

除以上公共医疗保障制度外，政府利用税收为没有保险的群体、低收入人群和其他弱势群体额外建立了一些医疗保障项目。例如，《平价医疗法案》增加了对一些符合资质的医疗机构的资助，这些机构向医疗服务利用不足的患者提供初级卫生服务和预防保健服务，不论患者是否具有支付能

① 数据来源：https://data.oecd.org/healthres/health-spending.htm。

力。表 3-1 汇总了各个典型国家的医疗保障制度体系构成。

表 3-1 典型国家的医疗保障制度体系构成

国家	保障制度	筹资来源	保障对象	医疗服务覆盖
英国	国家卫生服务制度	一般税收；雇主和雇员的工资税	全体居民	预防、门诊和住院服务等
	商业健康保险	雇主、个人缴费	参保人员	提供更及时的服务、专家的选择和更好的设施
加拿大	公共医疗保险	一般税收；联邦政府的转移支付	全体居民	所有必要的医院和医师服务
	商业健康保险	雇主、工会或其他组织	参保人员	不在公共医疗保险覆盖范围的眼科服务、牙科服务和处方药等
德国	法定医疗保险	雇主、雇员；税收	参保人员及其亲属，以及其他无法通过缴费途径获得保障的人群	预防、门诊和住院服务等
	商业健康保险	个人保费	高收入人群等	覆盖法定医疗保险不覆盖或仅部分报销的医疗服务
	特殊人群医疗福利计划	政府	军人、警察和其他公共部门的职工	直接支付特殊人群的医疗费用
美国	商业健康保险	雇主和雇员；其他个人	参保人员	不同的商业健康保险覆盖的医疗服务存在差异
	医疗照顾计划	联邦税；工资税；个人保险费	65 岁及以上老年群体，残疾人等	住院服务、医师服务和医疗设备等
	医疗救助计划	联邦税；州和地方税收	低收入人群和残疾人等	住院和门诊服务、长期护理服务、实验室检查和诊断服务等
	儿童健康保险计划	联邦政府给州政府的拨款	低收入家庭的儿童	婴幼儿护理服务、牙科服务和疫苗服务等
	军人健康保险计划	政府	军人	住院服务和医师服务等

资料来源：Rice T. 2021. Health Insurance Systems: An International Comparison[M]. London: Academic Press; Tikkanen R, Osborn R, Mossialos E, et al. 2020. International Profiles of Health Care Systems[M]. The Commonwealth Fund; 乌日图. 2003. 医疗保障制度国际比较[M]. 北京：化学工业出版社。

从典型国家的医疗保障制度体系可以看出，为满足不同人群不同层次的医疗保障需求，几乎每个国家都同时存在两种或两种以上的医疗保障制度。虽然医疗保障制度体系是由多种制度集合而成的，但各国必然存在一种或几种制度作为基本医疗保障制度，将大部分或所有人群覆盖在保障范围内。除基本医疗保障制度外，各国一般都存在其他制度与之相互补充，弥补基本医疗保障制度的不足之处。尽管在特定的国家，不同医疗保障制度发挥的作用可能存在较大差异，但基本医疗保障制度和补充医疗保障制度结合形成的多层次或混合型医疗保障制度体系在保障人群、保障范围和保障水平方面促进了保障宽度、保障广度和保障深度的延展。

三、不同类型的医疗保障制度体系

不同国家差异化的医疗保障制度构成衍生出了多种不同类型的医疗保障制度体系，现有的医疗保障制度体系类别主要是根据不同国家医疗保障制度体系的共性特征归纳而来的。常见的分类依据包括医疗保障体系的筹资、监督管理和医疗保障项目的类型等。分类标准不同，得出的结论也有差异。本节根据基本医疗保障制度的筹资类型将医疗保障制度体系分为三类：以税收筹资为基础的医疗保障制度体系、以社会保险为基础的医疗保障制度体系和以商业保险为基础的医疗保障制度体系。

历史、经济和政治等因素影响了各个国家对医疗保障制度的选择，而选择哪类医疗保障制度体系反映了各国政府在医疗保障方面所承担的责任。与以社会保险和商业保险为基础的医疗保障制度体系相比，政府在以税收筹资为基础的医疗保障制度体系中承担了更多的责任。考虑到目前仅有美国采纳的是以商业保险为基础的医疗保障制度体系，在此仅对以税收筹资和社会保险为基础的医疗保障制度体系这两类最具影响力的体系进行介绍。鉴于不同类型的医疗保障制度体系会影响筹资方式、保障人群、医疗服务购买和提供，以及医疗服务提供方的组织形式等方面，本部分将对这两类医疗保障制度体系的筹资方式、保障对象、医疗服务的购买和提供，以及监督管理等方面进行介绍。

（一）以税收筹资为基础的医疗保障制度体系

1. 筹资与保障对象 医疗保障资金主要来源于政府税收。税收可以是个人所得税、家庭所得税和企业所得税（直接税），也可以来源于交易税和商品税（间接税）。间接税可以是一般税收，如增值税，也可以是对特定商品征收的消费税。政府在征收各类税收后，通常会根据国家和地方的优先事项，在医疗保障和教育、国防等其他优先事项之间进行权衡，分配用于医疗保障的税收比例。

在以税收筹资为基础的国家，公民身份（如英国）或居住权（如加拿大）决定了居民是否享有医疗保障权利。因为每个居民都是纳税人，所以全体居民都自动被纳入医疗保障覆盖范围。

2. 医疗保障待遇 基本医疗保障制度为全体居民提供相同的医疗服务。一般来说，覆盖医疗服务的范围较广，大部分医疗服务都是免费提供的，部分医疗服务需要患者共付费用或不在医疗保障待遇范围内。一些国家采用设置安全网、提供更高的偿付水平或扩大医疗服务覆盖范围等方式减轻低收入人群和老年人群等群体的疾病经济风险，发挥医疗保障的托底功能。例如，英国在国家卫生服务制度下建立安全网，进一步免除或降低弱势群体在使用处方药、眼科服务和牙科服务时产生的医疗费用；加拿大各省和地区为没有商业健康保险的居民提供门诊药物计划，减轻用药经济负担。

商业健康保险项目在以税收筹资为基础的国家中，在保障范围和保障水平方面与基本医疗保障制度相互补充。在保障范围方面，商业健康保险通过提供不被基本医疗保障制度覆盖的医疗服务，扩大了被保障对象的待遇范围；在保障水平方面，对于基本医疗保障制度部分报销的医疗服务，商业健康保险对被保障对象的自付费用进行进一步补偿，从而提高保障水平。

3. 医疗服务的购买和提供 主要存在两种医疗服务提供形式，一种是医疗服务主要由政府所有的医疗服务提供方提供，另一种是医疗服务主要由私立医疗服务提供方提供，政府与医疗服务提供方签订服务购买合同，向被保障对象提供医疗服务。

在英国、西班牙、葡萄牙、瑞典、挪威、冰岛、芬兰和丹麦等国家，医疗保障的筹资、服务提供和监管高度整合，均由国家管理。大部分医院归国家所有，住院医疗服务主要由公立医院提供。公立医院提供医疗服务的市场占比在不同国家存在差异。以床位数为例，西班牙和葡萄牙公立医院的床位数占总床位数的比例为66%～75%，而英国公立医院床位数占比超过了90%（Böhm，2013）。这些国家均在一定程度上允许私立医疗机构提供门诊服务、专科护理、牙科服务和药品服务等。

在澳大利亚、加拿大、意大利和新西兰等国家，私立医疗机构主导医疗服务的提供，国家只对医疗服务提供方进行监管。私立医疗机构的床位数占比较高，约占总床位数的60%～80%（Böhm，2013）。私立医疗机构还提供门诊服务、牙科服务和药学服务等。

英国、丹麦、芬兰、挪威、意大利、葡萄牙和西班牙等国均强制实施了守门人制度。被保障对象必须先接受全科医师的首诊后，才能转诊到医院。其中，一些国家的居民能够完全自主选择全科医师、专科医生和医疗机构，如意大利、挪威和瑞典；另一些国家不同程度地限制居民对医疗服务提供方的选择，如英国和芬兰。

4. 监督管理 政府发挥着重要的监管职能，尤其对卫生资源配置和医疗服务提供或购买等活动。不同国家政府治理方式存在差异，例如，英国主要在国家层面进行治理，而瑞典将监管权力下放给了地方政府，加拿大的治理也主要集中在省级或地区层面。

（二）以社会保险为基础的医疗保障制度体系

1. 筹资与保障对象 保费征缴通常是强制性的，由雇主和雇员分摊，根据工资水平定期缴纳医疗保险费，筹集的资金专用于医疗保障。

全民覆盖并非社会医疗保障制度的初衷，早期的社会医疗保险通常仅覆盖城市大公司的职工。因筹资来源于雇主和雇员，非正规部门就业的群体（如个体经营者等）往往被排除在社会医疗保障的覆盖范围之外。随着社会医疗保障制度不断发展，选择该制度的国家不断努力实现全民覆盖，将小公司的职工、个体经营者和农民等群体逐步纳入覆盖范围。在现阶段，大多数国家强制性要求绝大部分或者所有人群参加社会医疗保障，德国、瑞士、比利时、法国等国家已经实现了全民医疗保障覆盖。

以社会保险为基础的医疗保障制度体系在扩大保障人群覆盖面时，一般将其他人群逐步纳入职工医疗保障项目或单独建立其他医疗保障项目。例如，菲律宾和越南允许非正规部门就业群体通过缴费参加覆盖正规部门雇员的社会医疗保障项目，并利用税收资助低收入人群参加社会医疗保障项目；哥伦比亚要求有经济条件的非正规部门就业群体参加社会医疗保障项目，并通过政府补助将低收入人群纳入保障范围；墨西哥为非正规部门就业群体单独建立了自愿缴费参加的医疗保障项目。

由此可见，随着保障制度的不断发展和保障对象的不断拓展，医疗保障的资金来源逐渐多样化，形成了以雇主和雇员缴费为主，政府税收、非就业人群缴费等其他资金来源为辅的筹资模式。在一些国家，个体经营者参加社会医疗保险时缴纳的保费根据其申报的收入或者利润确定。老年人、失业人群和残疾人的保费可以分别来源于养老金、失业保险金，还可以来源于政府税收补助。这种多样化的筹资来源意味着以社会保险为基础的国家通常拥有多个医疗保障基金池。不同医疗保障基金可以通过风险调剂，达到富人帮助穷人、年轻人帮助老年人、就业人群帮助无业人群的目的，实现互助共济、社会公平。例如，德国在征收雇主和雇员缴纳的医疗保险费后，根据风险调节将保费分配给不同疾病基金。

2. 医疗保障待遇 筹资来源具多样性的医疗保障基金池决定了以社会保险为基础的国家通常存在多个医疗保障项目。不同的医疗保障项目不仅在筹资水平、保障对象覆盖方面存在差异，在保障待遇方面也可能有所不同。覆盖低收入、高风险人群的医疗保障项目难以向被保障对象提供优厚的保障待遇，而覆盖高收入、低风险人群的医疗保障项目更可能为被保障对象提供更好的保障待遇。虽然风险调剂能在一定程度上缩小不同医疗保障项目的待遇差异，但在现实情况中往往难以实现完全平衡。

一些国家虽然存在多个医疗保障项目，但被保障对象没有选择权，保障项目之间不存在竞争关系，如泰国和日本。在这些国家中，人们享有的医疗保障项目主要由职业或居住地决定。例如，在泰国，公务员、职工和其他群体分别享有不同的医疗保障项目；在日本，不同城市之间的医疗保障项目也有所不同。在另一些国家，被保障对象可以在不同的保障项目间进行选择，保障项目之间因此存在竞争关系。在这些国家中，不同医疗保障项目通过设置不同的保费或缴费水平，或者提供不同的保障待遇，进行相互竞争。德国、阿根廷、比利时、智利、捷克、荷兰、斯洛伐克和瑞士都是医疗保障项目相互竞争的国家。

在以社会保险为基础的国家中，商业健康保险发挥的补充作用不仅体现在保障范围和保障水平方面，还体现在保障人群方面，为未被基本医疗保障制度覆盖的群体提供选择。为提高失业人群、低收入人群和老年人群等弱势群体的医疗保障水平，不同国家针对性地采取了保费补助和医疗救助等措施。例如，德国对失业人群进行保费补助，对低收入人群、贫困人群和因病致贫的人群进行医疗救助。

3. 医疗服务的购买和提供 在以社会保险为基础的医疗保障制度下，医疗服务的购买和提供通常是由不同的机构或组织分别负责的。医疗保障机构作为医疗服务购买方，直接与医疗服务提供方（医院、医生）签订服务购买合同，以此达到向被保障对象提供医疗服务并进行经济补偿的目的。法国等国采纳的就是这种模式。

医疗服务提供机构可以是公立医疗机构，也可以是私立医疗机构。比利时、日本、德国、法国等大部分国家的医疗服务提供方既包括公立医疗机构，又包括私立医疗机构，属于混合型医疗服务提供方。不同国家的公立医疗机构和私立医疗机构在服务提供体系中所发挥的作用不同。在许多拉丁美洲国家，参加社会医疗保险的群体和没有参加社会医疗保险的群体利用的医疗服务提供系统存在差异，没有参加社会医疗保险的群体享有的医疗服务质量相对较差；参加社会医疗保险的群体为了得到高质量的医疗服务，除缴纳医疗保险费外，还需要支付更高的自付费用。不同的是，德国等许多欧洲、中亚和东亚国家采用的是统一的医疗服务提供方，但没有参加社会医疗保险的群体在利用医疗服务时，通常需要支付较高的医疗费用。

在大多数国家，被保障对象能够自主选择医疗服务提供方，没有强制实施守门人制度。例如，法国和德国虽然鼓励被保障对象在基层首诊，但被保障对象可自主选择全科医师、专科医生和医院。

4. 监督管理　通常由独立的公共机构（如德国的疾病基金）承担医疗保障管理与经办职能。在被保障对象能自主选择医疗保障项目的国家，政府干预相对较弱，尤其是在德国和瑞士，主要由医疗保障机构联盟和医疗服务提供方联盟这些社团机构进行协商谈判。在拥有多个社会医疗保障项目但被保障对象不能自主选择的国家，政府干预的作用相对较强，如日本和法国。

知识窗　**特定人群医疗保障项目**

在社会医疗保险和商业健康保险盛行的国家，通常有一些针对特定人群的医疗保障项目，被称为“补缺项目”（residual programs）。这些医疗保障项目一般由政府税收资助，受益者往往是低收入人群、老年人、未成年人、有严重疾病的患者和难民等疾病风险高、经济状况较差的弱势群体。一些国家还对军人、公务员等特别需要保护的人群设立了医疗保障项目。

特定人群医疗保障项目与其他医疗保障项目之间的一个关键区别是：在其他医疗保障项目中，被保障对象通过直接或间接缴纳医疗保险费，从而获取在医疗保障项目中得到经济补偿的权利。然而，在针对特定人群的医疗保障项目中，情况并不一定如此。例如，针对未成年人、失业者设立的医疗保障项目可能由全体纳税人资助。

在以税收为主要筹资来源的国家，被保障对象通常为全体居民，而在以社会医疗保险或商业健康保险为主的国家，其筹资模式和参保条件使被保障对象相对较为碎片化。因此，特定人群医疗保障项目在以社会医疗保险或商业健康保险为主的国家中，在扩大保障人群的覆盖面、促进社会公平方面发挥着重要的补充作用。

第三节　医疗保障运行的系统构成

医疗保障的运行过程可以视作资源交换的过程，医疗保障体系需要将筹集的医疗保障资金转变为向被保障对象提供高质量、有效率的医疗服务。在这个转换过程中，筹资系统、支付系统、监督管理系统和管理信息系统等子系统是支撑医疗保障体系功能实现的重要构成。

一、医疗保障筹资系统

医疗保障筹资系统主要涉及三个方面，一是筹资的来源，即谁作为费用的负担主体；二是筹资机制，即以哪种方式筹资；三是筹资机构，即由谁去负责筹集资金（图 3-4）。

医疗保障资金可以来源于公司、雇主、雇员、个人或家庭、国内外非政府组织、慈善团体等。总的来说，不论是哪种医疗保障制度体系，公司（雇主）和个人（雇员）一般是筹资的主要来源。医疗保障资金的总量反映了医疗保障的广度、宽度和深度，不同医疗保障制度所筹集的资金差异反映了不同制度为其覆盖人群提供相应保障水平的差异。

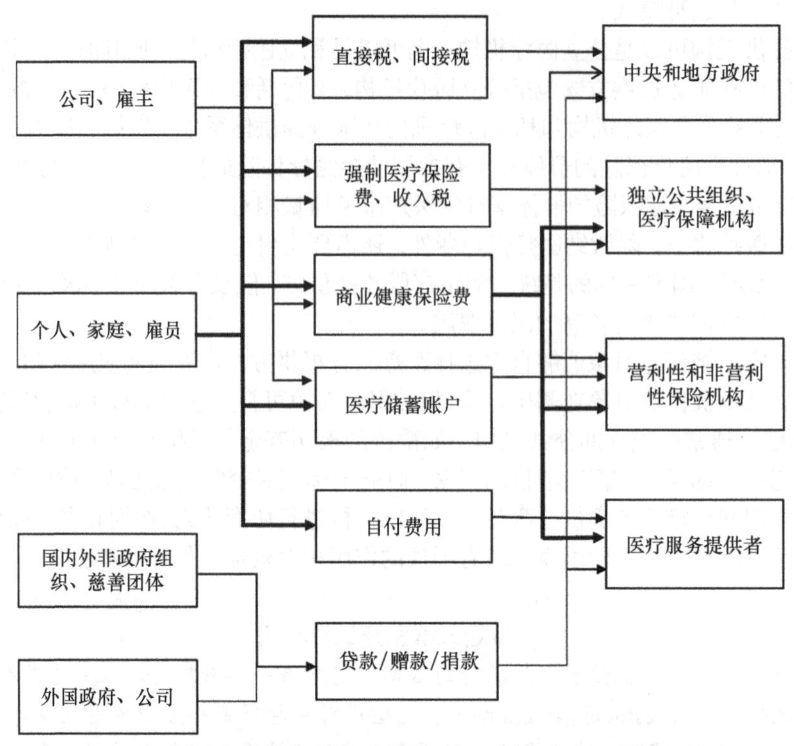

图 3-4 医疗保障筹资系统的筹资来源、筹资机制和筹资机构

医疗保障资金来源的构成决定了筹资机制，筹资机制包括税收、社会医疗保险缴费、商业健康保险缴费、医疗储蓄账户缴费以及贷款、赠款和捐款等。其中，税收筹资机制是指政府通过征收税款，然后将部分税收用于医疗保障。在这种筹资机制下，税收并非完全直接用于医疗保障，政府对税收进行预算管理，医疗保障与政府的其他优先事项之间存在竞争关系。在不同国家，政府税收占所有医疗保障资金的比例不同。一般来讲，政府税收所占比例越大，政府在医疗保障领域发挥的作用和承担的责任越大，对医疗保障体系的干预程度也越大。社会医疗保险缴费筹资机制是指雇主和雇员以缴费形式筹集医疗保障资金，缴费通常是强制性的。在这种筹资机制下，筹集的资金完全用于医疗保障，与税收筹资机制存在明显区别。医疗储蓄账户缴费筹资机制是指通过强制性储蓄方式筹集医疗保障资金，来源于雇主、雇员的资金被存入个人账户，由被保障对象支配用于特定目的。商业健康保险缴费筹资机制是指个人和/或其雇主自愿缴纳医疗保险费，这种筹资方式通常较为灵活，筹资水平也往往与被保障对象的收入水平和医疗保障需求紧密相关。需要注意的是，被保障对象即使在公共医疗保障或商业健康保险的覆盖下，在利用医疗服务时仍可能需要支付一定的医疗费用。因此，被保障对象就医产生的自付费用也是医疗保障资金的来源之一。

筹资机构可以简单归类为公共机构和私立机构，具体包括中央和地方政府、独立公共组织或医疗保障机构，以及营利性和非营利性保险机构等。筹资机构的类型与筹资来源和筹资机制有关。在税收筹资机制下，筹资机构通常是中央和地方政府设立的税务部门；在社会医疗保险缴费筹资机制下，筹资机构通常是政府主导的医疗保障机构或疾病基金会等独立的公共组织；在医疗储蓄账户缴费筹资机制下，筹资机构通常为营利性或非营利性保险机构；在商业健康保险缴费筹资机制下，筹资机构多为营利性和非营利性保险机构。

不同的医疗保障制度的筹资来源、筹资机制以及筹资机构各有其特点。在德国等以社会保险为基础的国家，筹资来源主要是雇主和雇员；筹资机制主要为社会医疗保险缴费（工资税）；筹资机构多为独立的公共机构或政府主导的医疗保障机构。在英国和加拿大等以税收筹资为基础的国家，筹资来源主要为各类税收；筹资机制包括直接税和间接税；筹资机构多为国家和地方政府。在以商业健康保险为基础的国家，筹资来源主要为雇主和个人，筹资机制为商业健康保险缴费，筹资机构多为营利性和非营利性保险机构。

二、医疗保障支付系统

（一）支付系统的功能

医疗保障支付系统是确保医疗保障体系实现保障功能的重要子系统，其核心功能是在被保障对象利用医疗服务后，根据事先规定的待遇政策和相应的支付方式，代表被保障对象向医疗服务提供方购买医疗服务和支付医疗卫生费用的行为。因此，医疗保障支付主要涉及五个方面：一是为谁购买和支付服务，即被保障对象；二是由谁进行购买和支付，即医疗保障机构；三是向谁购买和支付，即医疗服务提供方；四是对什么进行购买和支付，即医疗保障的待遇范围；五是如何购买和支付，即支付方式。

关于支付对象，各国的医疗保障机构通常选取符合资质的定点医药机构，签订服务购买和支付协议，向其为被保障对象提供的医疗服务进行支付。被保障对象在定点医药机构外发生的医疗费用，医疗保障机构通常不予支付或以较低的水平进行支付。这种契约式管理对医疗服务提供方和需求方的行为有较大约束作用。在大多数国家，医疗保障的待遇范围以医保目录形式呈现，对于医保目录内的药品、医用耗材、医疗服务项目和医疗服务设施等，医疗保障机构予以支付。我国的医保目录被称为“医疗保障待遇清单”。医疗保障支付方式包括按项目付费、按病种付费、按床日付费、总额预算、按人头付费等多种方式。支付方式能够调节医疗服务提供方的行为，为引导医疗服务提供方合理地提供医疗服务，各国正不断推进医疗保障支付方式改革。

（二）支付经办机构

一般由医疗保障机构承担支付职能，因此支付经办机构实质上就是医疗保障机构。按照经办机构的经营性质，可以将其分为政府附属型、市场经营型和非营利组织型。政府附属型经办机构一般是政府的派出机构，承担运营医疗保障项目的职责，包括支付职能。这类机构通常按照政府的政策规定运行，落实政策目标。市场经营型经办机构虽然在执行经办服务的过程中需要接受政府监管，但在经营上基本独立，在决策、人事和财务等方面具有自主权，以营利为主要目的。非营利组织型经办机构是基于社会需求而建立的非营利性机构。这类机构接受政府监管，也具有经营自主权。

在以社会保险为基础的国家，包括支付管理在内的各类医疗保障业务多由非营利组织型经办机构或政府附属型经办机构承担。在法国、德国、奥地利和以色列等国家，医疗保障基金由非营利性基金会运作；在日本和捷克等国家，各类经办业务由政府附属型经办机构承担。市场经营型经办机构主要是承担商业健康保险的各类业务；在荷兰和瑞士，社会医疗保障资金也由商业保险公司运营。

在以税收筹资为基础的国家，如英国、西班牙、葡萄牙、澳大利亚、意大利等国家的医疗保障业务主要由政府附属型经办机构承担。在以商业保险为基础的国家，医疗保障的各类业务主要由商业保险公司承担。美国政府为老年人、贫困人群等群体建立的公共医疗保障项目一般由政府附属型经办机构承担经办服务，但美国政府也鼓励商业保险公司参与公共医疗保障项目的经办服务。

三、医疗保障监督管理系统

（一）监督管理系统的功能和主体

医疗保障监督管理是指享有监督管理权的主体对医疗保障体系各利益相关方的行为进行监督和管理的整个过程。因此，监督管理系统的主要功能是在法律法规框架下，指导、鼓励和约束医疗服务提供方、被保障对象以及医疗保障机构的行为，以确保医疗保障体系的正常运转，实现预期目标。监督管理的主体有狭义和广义之分，狭义的主体一般指政府相关部门和医疗保障机构，广义的主体还包括社会公众和其他组织。当政府相关部门作为监管主体时，监管对象包括医疗保障机构、医疗服务提供方和被保障对象；当医疗保障机构作为监管主体时，监管对象包括医疗服务提供方和被保障对象。

（二）监督管理内容

医疗保障监督管理的内容主要涉及医疗保障机构、医疗服务提供方和被保障对象这三方主体，以及医疗服务市场和医疗保险市场的资源配置、利益关系等的调整和规范。具体来讲，监督管理的内容包括但不限于以下四个方面：①准入监管，即对定点医药服务提供方的资质进行监管等；②价格监管，即运用成本调查、函询约谈、信用评价、信息披露、价格指数、挂网规则等管理工具，达到规范医疗服务及其医药产品定价的目的；③质量监管，即对医疗服务提供方的医疗服务质量进行监督和管理；④基金监管，即对医疗保障基金的流向和使用进行监督和管理。

（三）监督管理方式

医疗保障监督管理的方式随着社会、经济和产业的发展需要而进行动态调整。在法律、行政法规、部门规章、行业规范、专业评估等监管体系下，监督管理的方式可以分为政府监管、社会监管、行业自律和个人守信。

（1）政府监管，指相关政府部门在职权范围内对医疗保障体系内的医疗保障机构、被保障对象、医疗服务提供方的行为以及三方的相互关系进行监管。

（2）社会监管，指社会组织和公众利用社会力量共同参与各方行为的监督管理。例如，美国的国家质量保证委员会（National Committee For Quality Assurance，NCQA）作为一个私立组织，负责管理式医疗组织的认证和医疗服务的质量监管。

（3）行业自律，指医疗保障体系涉及的医疗保险市场和医疗服务市场中的相关方，遵守和贯彻国家法律法规，并依据行业规范约束自身行为，以促进行业健康发展。

（4）个人守信，强调医疗服务提供方和被保障对象在医疗保障过程中的信用和责任。医疗服务提供方需要遵循职业道德和规范，而被保障对象也需要履行其在就医过程中的责任，做到诚实守信。

知识窗　　我国医疗保障基金的监督管理

根据《医疗保障基金使用监督管理条例》，我国医疗保障基金使用监督管理实行政府监管、社会监督、行业自律和个人守信相结合的管理方式。目前，我国医疗保障部门采取的监督管理手段包括智能审核和监控、飞行检查、信用监管。

智能审核和监控，医疗保障部门依据有关法律、法规、规定以及相关行业标准、规范等，依托全国统一的医疗保障信息平台，运用信息化手段，利用大数据实时动态智能监控医疗保障基金事前、事中、事后全过程使用情况，并根据监控结果进行协议管理和行政监管。医疗保障部门以医疗保障基金智能审核和监控知识库与规则库为依托，对各类监管对象在各种场景下使用医疗保障基金的情形进行全流程监控。

飞行检查，国家和省级医疗保障行政部门组织实施的，对定点医药机构、医保经办机构、承办医保业务的其他机构等被检查对象不预先告知的现场监督检查。有以下情形之一的，医疗保障部门可以启动飞行检查：①年度工作计划安排的；②举报投诉线索反映医疗保障基金可能存在重大安全风险的；③医疗保障智能监控提示医疗保障基金可能存在重大安全风险的；④新闻媒体曝光，造成重大社会影响的；⑤其他需要开展飞行检查的情形。

信用监管，医疗保障部门建立医疗保障信用管理体系，形成信用承诺、信用评价、信息共享、结果公开、结果应用、信用修复等全链条闭环式信用监管，实施分级分类监管。在充分掌握信用信息、综合研判信用状况基础上，根据信用等级高低，对监管对象采取差异化监管措施。以相关处理结果为依据，按程序将性质恶劣、情节严重、社会危害大的医疗保障违法失信行为的责任主体纳入严重失信主体名单，依法依规开展失信联合惩戒。

四、医疗保障管理信息系统

（一）管理信息系统的结构

医疗保障体系涉及多学科、多部门、多个利益相关方，体系内部的各种活动产生了大量庞杂信息。为了确保体系稳定、高效、准确、安全地运转，必须利用现代信息技术对这些信息进行有效的组织和管理。医疗保障管理信息系统是一个由人、计算机、其他外围设备和数据信息等组成的进行医疗保障信息的收集、传递、存储、加工、维护和使用的系统，其主要目的是提高医疗保障的管理效率，促进医疗保障管理决策的科学性（图 3-5）。

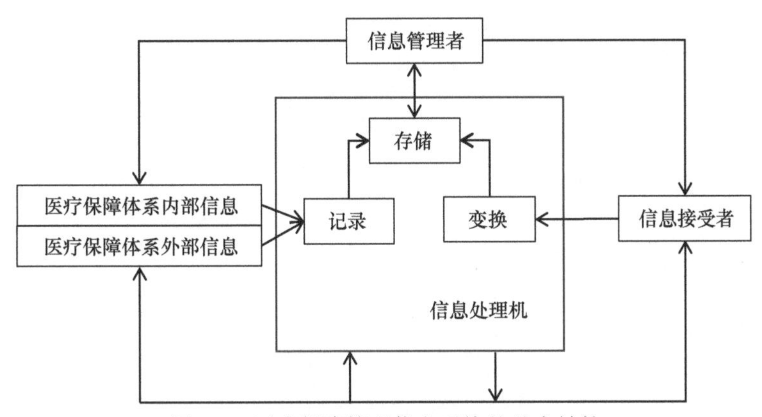

图 3-5　医疗保障管理信息系统的基本结构

医疗保障体系的信息通常包括居民的健康状况、医疗服务利用信息、医疗保障的法律法规等内部信息，以及与医疗保障相关的其他外部信息。信息处理机由数据收集、存储、传递、加工和输出装置构成，其主要作用是将获取的原始数据转变为信息，为信息接受者服务。信息接受者将这些信息作为决策依据，对医疗保障体系进行监督管理和评价，维护和完善医疗保障体系。信息管理者负责管理信息系统的开发和管理工作，并协调系统不同组成部分的关系，确保信息管理系统的正常运行。

（二）管理信息系统的功能和构成

医疗保障管理信息系统利用人力、物力、设备和技术等资源，对医疗保障运行的整个过程进行实时监测，并利用过去和现在的数据对未来的运行情况进行预测，以提升医疗保障机构对医疗保障决策、执行、管理和控制的能力和水平，最终实现医疗保障目标。因此，管理信息系统的管理功能可概括为控制功能、预测功能和决策功能。

根据管理信息系统的信息内容分类，可以将管理信息系统细分为医疗保障基金管理子系统、医疗服务提供方管理子系统、被保障对象管理子系统和医疗保障机构内部信息系统。医疗保障基金管理子系统的主要功能是管理医疗保障基金筹集、分配、支付和测算等过程产生的信息，这些信息有利于监测医疗保障基金的运行情况。医疗服务提供方管理子系统的主要功能是管理医疗服务提供方包括服务数量、服务项目和医疗保障经费使用等各方面的信息。被保障对象管理子系统的主要功能是管理被保障对象的基本人口学特征、健康档案和就医行为等信息。医疗保障机构内部信息系统的主要功能是管理医疗保障机构内部人事、财务和物资等各方面的信息。各个子系统之间相互联系，集成的管理信息对医疗保障的管理决策、组织和控制发挥着重要作用。

（潘　杰）

参考文献

乌日图. 2003. 医疗保障制度国际比较[M]. 北京：化学工业出版社.

姚岚，熊先军. 2013. 医疗保障学[M]. 2 版. 北京：人民卫生出版社.

周绿林，李绍华. 2013. 医疗保险学[M]. 2 版. 北京：科学出版社.

Böhm K, Schmid A, Götze R, et al. 2013. Five types of OECD healthcare systems: empirical results of a deductive classification[J]. Health policy, 113(3): 258-269.

Rice T. 2021. Health Insurance Systems: An International Comparison[M]. London: Academic Press.

Tikkanen R, Osborn R, Mossialos E, et al. 2020. International Profiles of Health Care Systems[M]. The Commonwealth Fund.

第四章　国际医疗保险制度

医疗保险制度是一个国家或者社会在面对客观存在的健康风险时，通过构建制度化和社会化的风险化解机制，为个人和社会提供风险保障的综合性政策和措施。由国家主导建立的医疗保险制度大多成形于19世纪末至第二次世界大战结束，其主要目的是缓解迅速工业化带来的尖锐社会矛盾。在1883年，德国政府颁布了世界上第一部强制性、由政府监管的医疗保险法律——《疾病保险法》，标志着现代医疗保险制度的诞生。第二次世界大战结束后，各国医疗保险制度得到了快速发展。伴随着全民健康覆盖（universal health coverage）理念的传播，越来越多的国家根据本国基本情况，开始对医疗保险制度进行针对性改革。故而，各国医疗保险制度往往处于不断发展和不断修正完善的过程中。

一个国家实施怎样的医疗保险制度，往往受到诸多因素的影响，包括政治制度、社会经济发展、历史文化传统、卫生服务体系架构等。这些因素又往往是相互交织、相互影响的，且处在不断变化之中。因此，世界上不存在完全一致的医疗保险制度。本章采用世界银行和世界卫生组织推荐的分类方法，基于筹资和补偿方式将医疗保险制度划分为自费医疗模式、强制公共保险模式和商业医疗保险模式；其中将强制公共保险模式划分为社会医疗保险和以税收为基础的国家医疗保险模式（tax-financed health system，又称国家税收筹资模式）。此外，本章还介绍了以新加坡为代表的储蓄型医疗保险以及以非洲、东南亚等地区的发展中国家为代表的社区医疗保险。

第一节　国际医疗保险制度主要模式

一、社会医疗保险

（一）社会医疗保险概念

社会医疗保险作为强制公共保险模式的代表，在越来越多的国家得到了推广。社会医疗保险是一种基于风险共担的医疗保健融资和管理形式。其实质是秉承权责对等和社会互助原则，基于大数法则将原本非均匀分布的社会成员疾病经济风险相对平均地分摊给全体社会成员，从而减轻发生疾病风险的社会成员经济负担。社会医疗保险强调政府与市场相结合，国家通过立法形式强制实施相对统一的医疗保险制度，而医疗保险基金往往交由政府部门或独立机构统筹管理，从而消除医疗保险市场失灵。

（二）社会医疗保险特点

社会医疗保险制度主要有以下几个特点。

1. 社会化筹资　社会医疗保险基金往往通过向企业和个人征收其一定比例的收入作为保费来筹集，国家一般只给低收入人群和特殊人群补贴投保。该筹资方式的实质是对个人收入的再分配，即高收入人群向低收入人群补贴，疾病经济负担从患病人群向健康人群转移。因此，参保人员实际缴纳的保险费往往与其实际利用的医疗卫生服务无关。

2. 强制性参保　社会医疗保险通过法律手段，强制性要求符合条件的社会成员参保。由于社会医疗保险的社会化筹资模式，其保费往往取决于个人收入水平而非健康风险，因此只有社会中大多数成员参保才能保证医疗保险基金的稳定。尽管有部分实行社会医疗保险的国家并未对参保作出对于参加了社会医疗保险的社会成员，如果其有意愿享受更高质量的医疗卫生服务，政府往往允许其按照自己的意愿参加其他保险。

3. 现收现付 医疗保险基金从参保人群中筹集，当年收取，当年支付，管理机构只需保持基金的基本平衡，并不考虑社会医疗保险基金储备。同时，为了维持医疗保险基金的稳定和可持续性，社会医疗保险往往采用以收定支的方式进行支付，从而保证收支平衡。

4. 与社会经济状况密切相关 社会医疗保险的覆盖群体往往从正规部门职工开始，逐步扩大到全体社会成员。在覆盖人群不断扩大的同时，待遇范围和支付比例也往往同步扩大。

5. 费用分担 为了控制道德风险和减少资源浪费，社会医疗保险在支付医疗卫生费用时，往往会要求就诊者负担部分费用。

（三）社会医疗保险优缺点

社会医疗保险通过社会化筹资和社会化管理，动员了全社会资源，实现了参保人员的风险共担。

该模式的主要缺点在于现收现付制下医疗保险基金无法形成纵向积累，难以应对代际的收入再分配问题，在人口老龄化时往往会加重参保人员的负担或造成医疗保险基金的入不敷出。此外，社会医疗保险难以覆盖非就业人群、低收入人群以及非正规部门职工，必须通过政府补贴等方式才能实现全民医疗保险覆盖。

（四）主要代表国家

1. 德国 德国于1883年建立社会医疗保险，成为世界上首个建立社会保障制度的国家。

德国社会医疗保险制度的建立并不是一蹴而就的，而是在漫长的历史中，包括医疗保险在内的各类社会保障制度不断演变进化的结果。早在17世纪时，普鲁士采矿行业就出现了矿工保险组织，为工人提供一定的医疗保障。1849年，德国颁布了《普通工商业法则（修正案）》，首次出现了医疗保险缴费的分担比例，雇主和雇员分别承担保费的1/3和2/3。1854年，德国通过了《工伤保险援助机构法》和《矿山、冶炼及盐场工人互助联合法》，前者对保险机构进行强制性分类并规定工人只能参加与所从事行业相关的保险，后者建立了统一的矿业工人保险机构。

随着德国工业化的进程，工人运动此起彼伏。时任首相俾斯麦承诺建立一个基于团结原则的福利国家，作为对工人运动的政治回应。1883年6月15日，德国正式颁布《疾病保险法》，该法案于次年12月1日生效，标志着德国成为世界上第一个立法实施社会保障制度的国家。该法案向工人引入了强制性医疗保险要求，并规定了雇员和雇主承担保费的比例（雇主承担1/3，雇员承担2/3）。《疾病保险法》的历史贡献在于该法案定义了社会医疗保险的基本原则：一是根据团结互助原则，保费由投保人的支付能力决定；二是要求雇主必须承担保费的一部分；三是社会医疗保险应进行社会化管理。

《疾病保险法》并没有涉及医疗保险基金与医生之间的关系，也没有规范医疗卫生人员的从业资格，这两个事项往往由医疗保险基金组织自行决定。然而，随着投保人的增加和医疗保险基金规模的扩大，医生在收入和资格认证方面与基金组织之间的分歧越来越大。1913年12月，德国政府首次干预医疗保险基金与医生之间的关系：由此产生的《柏林公约》规定，医生和医疗保险基金组织应成立联合委员会，将两者之间的分歧转化为建设性谈判。此次干预标志着法定医疗保险框架内联合自治制度的开始。

德国的医疗保险分为法定医疗保险（社会医疗保险）和商业医疗保险两种。政府每年设定参加法定医疗保险（Gesetzliche Krankenversicherung，GKV）的上限。2022年，年收入低于64 350欧元（或者月收入低于5362.5欧元）的公民，必须参加法定医疗保险；收入超过法定上限的公民可以自由选择法定医疗保险或商业医疗保险。法定医疗保险覆盖的服务范围十分广泛，包括门诊服务、基本口腔服务以及住院服务。法定医疗保险由疾病基金运营管理。2022年，全国共有97家疾病基金，满足条件的参保公民可以从中选择任何一家参保。在国家层面上，所有参保筹集的医疗保险资金集中在一个中央基金中，并按一定的风险调整规则重新分配给单独的疾病基金。采用的风险调整规则基于人头分配，并综合考虑了年龄、性别和约 80 种慢性病和严重疾病的发病率等。商业医疗保险由约 40 家医疗保险基金组织提供。

社会医疗保险制度下，保险资金来自劳资双方所认缴的保费，目前的分担比例为雇主和雇员各承担 50%。此外，国家财政也承担了一部分经费。社会医疗保险制度的治理框架核心为社会化治理，即疾病基金作为一个独立机构，自行负责保险业务。政府的责任在于依据国会制定的各项法案，对疾病基金的运营进行监管，以期实现政府治理与社会治理的有机结合。

德国于 2004 年在联邦卫生部下设联合委员会（Gemeinsame Bundesausschuss，G-BA），作为管理全国社会医疗保险的自治组织，也是医疗保险体系中最高自治决策机构。其主要职能包括确定医疗保险覆盖的卫生服务目录以及这些卫生服务的质量监管和质量保证。联合委员会受联邦卫生部的监督，其通过的决议由联邦卫生部根据《社会法典》要求进行审核。如果没有异议，则在联邦公报上公布。联合委员会由 4 个大型自治组织组成，即联邦医师联合会（Kassenärztliche Bundesvereinigung，KBV）、联邦口腔医师联合会（Kassenzahnärztliche Bundesvereinigung，KZBV）、德国医院联合会（Deutsche Krankenhausgesellschaft，DKG）以及联邦疾病基金联合会（Spitzenverband Bund der Krankenkassen，GKV-Spitzenverband）。联合委员会的决议委员共有 13 名，包括 1 名中立成员担任主席、2 名普通中立成员、2 名联邦医师联合会代表、1 名联邦口腔医师联合会代表、2 名德国医院联合会代表以及 5 名联邦疾病基金联合会代表。此外，还有 5 名不具有表决权的患者代表成员，参与听证、咨询与提案。联合委员会的运行经费来自医疗保险基金。联邦疾病基金联合会主要有 3 项职责：任命联合委员会中的表决委员，参与国家层面的医疗保险政策制定与决策；与联邦医师联合会、联邦口腔医师联合会以及德国医院联合会谈判，确定服务与药品目录及其支付标准以及州际远程信息处理和电子数据交换。

2. 法国 法国社会医疗保险有着更集中统一的特征，在医疗保险运营和监管过程中，政府的角色和作用更为显著。

法国的社会保障体系成形于第二次世界大战后。在此之前，包括医疗保险在内的各类社会保障主要由各类互惠组织提供。互惠组织的覆盖范围包括疾病、孕产、残疾、老年和死亡 5 个领域。1930 年的《社会保险法》要求建立一个强制性社会保障制度，雇主为收入水平低于一定标准的雇员支付保费，这是法国历史上第一次以法律形式确立社会保障制度。到 1939 年，法国国内 2/3 的人口被各类互惠协会覆盖[①]，个人可自由选择加入合适的互惠协会。1945 年法国开始建立法定医疗保险体系，原有的互惠协会逐渐消失或转型成为商业医疗保险提供商。

法国的社会保障制度受到英国《贝弗里奇报告》的影响，其核心价值取向为人人平等，所有人都应该享有平等权利。但是，仍有少量社会群体成功地维持了其特殊的医疗保障，并将之转化为规模较小的法定医疗保险基金，从而能以更加优惠的条件从保险中受益。截至 2022 年，法国国内存在 3 个主要法定医疗保险基金，包括一般性法定医疗保险（caisse nationale d'assurance maladie des travailleurs salariés，CNAMTS）、农业法定医疗保险和自营者法定医疗保险。其中，一般性法定医疗保险覆盖了约 84%的人口，其余两类共覆盖约 12%的人口[②]。与德国类似，法国最初的法定医疗保险仅覆盖职工及其家属。直到 1999 年，法国通过《全民医疗保险法》，开始推动医疗保险体系从以就业为基础转向全民医疗保险覆盖，从而确立基于居住权的投保原则。失业人员和低收入人群有资格获得免费的补充性国家资助医疗保险（CMU-complementaire，CMU-C）。该保险的申请以家庭为单位，2022 年年收入低于 9203 欧元的单人家庭有资格申请，多人家庭的申请收入上限随家庭人数的增加而提高。除法定医疗保险外，商业医疗保险覆盖了超过 97%的人口。与其他欧洲国家不

① 数据来源：https://healthsystemsfacts.org/france/france-health-system-history/。
② 数据来源：https://healthsystemsfacts.org/france/france-health-system-history/。

同的是，法国商业医疗保险并不提供更好的服务，而往往与法定医疗保险呈互补关系，用于覆盖法定医疗保险支付后个人需要承担的费用以及部分法定医疗保险不覆盖的医疗服务，如眼科服务和口腔服务等。

进入21世纪以来，法国医疗卫生支出的增长速度持续超过整体经济，也往往超过预设的支出上限。社会医疗保险的筹资逐渐从基于收入转变为专项税收，即综合社保税（contribution sociale généralisée，CSG）。任何在法国工作的个人都会自动从个人工资中扣除综合社保税，用于投入保险基金，退休人员和非居民纳税人缴纳的保费较低。

法国的法定医疗保险在建立之初，就保持着高度集中统一的特点，国家承担着法定医疗保险监管和运营的职责。法国政府于2004年成立了全国医疗保险基金联盟（l'Union Nationale des Caisses d'Assurance Maladie，UNCAM），其主要职责包括协调一般性法定医疗保险、农业法定医疗保险和自营者法定医疗保险之间的关系和资金分配；确定纳入医保目录的医疗卫生服务和医疗产品；设定法定医疗保险保障水平；协调与其他卫生系统相关方的关系。全国医疗保险基金联盟是一个具有行政性质的全国性公共机构，受到政府控制和管理。全国医疗保险基金联盟内设理事会作为决策机构，由35名成员组成：雇员和雇主代表各13名、国家共同基金联合会任命的代表3名、来自医疗保险领域的机构代表3名等。全国医疗保险基金联盟在各地区设有分支机构，即地区医疗保险基金联盟（les Unions Régionales des Caisses d'Assurance Maladie，URCAM）。地区医疗保险基金联盟在区域一级负责3项法定医疗保险的具体管理与运营，也担负着控制医疗保险支出、监管卫生服务质量以及促进预防服务和健康教育的职责。2009年，法国政府将地区医疗保险基金联盟的职责并入地区卫生局（Agences Régionales de Santé，ARS）。

二、以税收为基础的国家医疗保险

（一）以税收为基础的国家医疗保险概念

以税收为基础的国家医疗保险模式又称国家税收筹资模式。在该模式下，政府以税收形式筹集医疗保险资金，通过国家财政预算拨款或专项支出方式向医疗卫生系统直接注入资金，从而使得国民可以免费或以极低费用从医疗卫生机构获取所需的医疗卫生服务。本质上，政府充当了唯一的支付者，消除了市场上几乎所有竞争者，以低成本和标准化医疗卫生服务向国民提供福利。采用该模式的国家或地区包括英国、加拿大、澳大利亚、古巴等。

（二）以税收为基础的国家医疗保险特点

国家医疗保险模式主要有以下特点。

1. 实行财政预算制 医疗保险资金的绝大部分直接来自国家财政预算，政府可以根据国家实际情况确定预算总额，从而控制医疗卫生支出总量。

2. 较好的公平性 国家医疗保险往往以机会均等作为核心价值取向，即任何公民都应享有均一平等的医疗卫生服务，不应因其职业、社会地位、财富、健康状况、所在地域的不同而产生差别。

3. 覆盖面广，保障水平高 国家医疗保险依法覆盖本国所有公民，保障范围较广，包括疾病预防、治疗、康复、健康管理等医疗卫生服务。此外，该模式的保障水平往往较高，尤其在采用该模式的发达国家，全民几乎可免费获取所需的医疗卫生服务。

4. 政府主导 政府深度介入医疗保险政策制定、医疗经费筹集，甚至是医疗卫生服务提供。卫生行政部门负责经费的管理、分配与使用。在部分国家和地区，政府本身就是医疗卫生服务最主要的提供者，控制着医疗卫生体系所提供的服务项目及其费用标准。医疗经费直接拨给相关行政部门用于建设、运营和管理公立医疗卫生机构（英国、新西兰等）。在其他国家和地区，医疗卫生服务由私营机构提供，政府通过合同购买相应的医疗卫生服务（加拿大、澳大利亚等）。

5. 以行政手段控制卫生资源分配 政府通过行政手段控制卫生资源分配，具有较强的计划性，市场机制表现不明显。因此，公民往往无法绕开基层全科医师而直接前往医院就诊，转诊需要较为复杂的流程和较高的标准。

（三）以税收为基础的国家医疗保险优缺点

在国家医疗保险模式下，国家通过对个人或者组织的收入、商品交易、资产、资本收益等各类经济活动进行征税，为医疗保险系统筹集资金。因此，医疗保险市场下的逆向选择和风险选择得以被规避。此外，医疗保险资金来源广泛，不局限于个人所得税，还包括增值税或销售税、进口税等。

该模式的主要缺陷在于供需双方缺乏费用意识，从而导致医疗卫生支出不断增长，甚至超过国家承受能力。由于个人享有的医疗卫生服务与个人缴税金额并不相关，患者会倾向于尽可能多地获取服务，再加上医疗卫生机构服务效率较低，患者在获得服务前需要较长的等待时间。以税收为基础也意味着在医保经费筹集过程中，许多与征税相关的问题会被引入卫生系统，例如消费税与收入税之争、地方税与国家税之争、专项税与普通税之争等。

（四）主要代表国家

1. 英国　国家卫生服务制度是英国国家卫生体系的总称，通常被认为是国家税收筹资模式的典范。

在国家卫生服务制度建立之前，英国已有少量医疗保险，主要覆盖产业工人。在19世纪，英国国内逐步产生了一系列基于雇主的医疗保险基金，地方政府也兴建了一些贫困人口庇护所和医院。1909年，贝特丽丝·韦伯（Beatrice Webb）向英国皇家济贫委员会（Royal Commission on the Poor Law）递交了一份《少数派报告》（Minority Report）。在报告中，韦伯认为国家应当为全体国民提供基本社会保障，包括年轻时足够的营养和训练、健康时合理的工资、生病时合适的治疗以及年老时有保障的生活。尽管报告提供了诸多坚实的论据，但其主要建议被当时的政府所忽视。1911年，在德国社会保险计划的启发下，英国通过了《国家保险法》，为低收入工人建立了国家保险基金，然而该基金并不覆盖住院服务。第二次世界大战期间，英国政府为了激励国民为战争提供支持，大大改善了工人的工作条件和国民福利。同时，为了对抗德国轰炸造成的大量病患，政府将全国医疗卫生机构和卫生人力资源集中起来统一调配，对患者进行一体化救治，费用由政府支付，这为日后国家卫生服务制度的建立打下了坚实基础。1941年，英国政府成立了一个跨部门委员会，其目的在于对英国当时的社会保险进行调查，并提出改进建议。最终，委员会形成了一份《社会保险及相关服务》报告，即著名的《贝弗里奇报告》。该报告由经济学家贝弗里奇起草，并于1942年11月公开出版。贝弗里奇曾担任韦伯《少数派报告》的研究员，并受到了韦伯思想的影响。贝弗里奇在报告中建议，社会保障政策必须通过国家和个人之间的合作来实现，国家应该为个人提供最低标准的社会保障，并建议国家创建预防与治疗疾病的综合卫生和康复服务体系。1942年，《贝弗里奇报告》确立了国家卫生服务制度的基本原则。自1945年起，英国政府通过了一系列涉及社会保障的法律，并于1948年开始建立国家卫生服务制度。

1990年以前，国家卫生服务制度表现出自上而下的高度计划性。卫生部与财政部协商确定每年财政预算，并逐级下达。地方政府负责医院管理和运营，所有医生均为公务员，薪资相对固定。因此，英国的国家卫生服务制度由于缺乏有力竞争者，往往表现为效率低下、患者等待时间长。1990年，英国通过《国家卫生服务与社区保健法案》（National Health Service and Community Care Act 1990），开始逐步引入内部市场竞争。地方政府不再经营医院，转而向医院购买医疗卫生服务。同时，该法案也鼓励全科医师成为全科医师基金持有者（general physical fund holder，GPFH），普通民众可以登记在某个全科医师基金持有者名下，并从该全科医师基金持有者那里获取所需的医疗卫生服务。国家则基于每个全科医师基金持有者下所登记的居民数量及其年龄结构和健康水平调整按人头支付标准。

国家卫生服务制度约99%的经费来自国家税收。以2016年为例，79.4%的资金来自一般性税收，20%来自国民保险缴款，其余部分来自患者自付费用①。国家卫生服务制度覆盖全部英国公民，覆盖的服务项目范围没有明确的法律规定，往往由地方临床管理小组（Clinical Commissioning Groups，CCGs）来确定。此外，约有 10.5%的人口享有商业医疗保险，用于获取更快速的医疗卫生服务、更自由的专家选择以及更好的医疗设备。

在英国，涉及卫生的立法工作由议会和卫生部负责。国家卫生服务制度的日常管理由卫生部下属的一个独立机构（NHS England）执行，其主要职责包括管理经费分配、监管各地 191 个临床管理小组的工作、直接管理特殊卫生服务提供（疫苗接种、罕见病治疗等）、督促地方实现卫生部制定的绩效目标以及改进电子信息系统。

2. 加拿大 在医疗保险制度设计上，加拿大表现出较为独特的联邦分权特点，即省级政府负责辖区内医疗保险具体业务，联邦政府仅起到监管作用。

第二次世界大战之前，加拿大绝大部分医疗卫生服务均由私营机构提供，政府向穷人提供医疗救济。第二次世界大战结束以后，加拿大联邦和省级政府开始着手构建国家社会保障体系，由于政府在税收资源分配问题上迟迟不能达成一致，后续行动不断被推迟。直到 1957 年，加拿大通过了《医院保险和诊断服务法案》（Hospital Insurance and Diagnostic Services Act）。该法案规定，联邦政府为各省或地区的住院及诊断服务提供约 50%的经费。省政府则需要保证省内医疗保障计划的全面性（广泛覆盖住院和门诊服务）、普遍性（覆盖省内全部居民）、可及性（居民可以合理获得所需的医疗卫生服务）以及可转移性（居民可以跨省获得所需的医疗卫生服务）。最初，只有 5 个省实施了该法案，到 1961 年推广到了全部 10 个省。1966 年，加拿大颁布《医疗保健法》（Medical Care Act），提出联邦政府将为各省医院外医疗服务提供经费。1984 年，《加拿大健康法案》（Canada Health Act）被通过，实现了上述两个法案的合并，确立了医疗保障 5 项基本原则：①公共行政性（public administration），医疗保障计划应为非营利性，由地方政府运营管理且对地方政府负责，联邦政府仅负责账目和财务交易的审计；②全面性（comprehensiveness），应全部覆盖住院、门诊以及口腔服务；③普遍性（universality），省政府需要为所有居民提供遵循统一标准和条件的医疗卫生服务；④可转移性（portability），医疗保障计划是按省提供的，跨省居民也必须能够获得相应的医疗卫生服务；⑤可及性（accessibility），医疗保障计划必须为参保人员提供获得合理医疗卫生服务的机会。

加拿大联邦政府的医疗保险资金来源于税收，通过健康转移支付（Canada Health Transfer，CHT）渠道，从联邦政府转给省政府。资金分配按人均计算，以便为所有加拿大人提供公平的医疗卫生服务待遇。此外，约 67%的加拿大公民还购买了商业医疗保险②，用于覆盖国家医疗保险以外的医疗卫生服务，如视力服务和口腔服务、门诊处方药、康复服务和私人病房等。

与英国国家卫生服务制度不同的是，在加拿大国家医疗保险模式下，相当比例的医疗卫生服务机构是私立的，绝大部分医生在私人诊所，属于自雇性质。政府通过向私人诊所购买服务的方式，为居民提供医疗卫生服务。由于加拿大以省为单位各自管理省内的医疗卫生服务系统，因此各省的支付方式并不相同，其中按服务项目支付和按人头支付是最主要形式。医院一般是公立的（安大略省大部分医院为私立非营利机构），通常由社区授权的地方卫生行政部门或医院委员会管理。对医院通常采用总额预付，具体金额往往由医院与省级或者地方卫生行政部门协商确定。

由于历史原因，加拿大在联邦层面没有统一的医保管理机构，具体运营管理由各省或地区政府负责，联邦政府仅对支付相关的部分进行审计，以确保各省或地区符合《加拿大健康法案》要求。各省或地区的卫生行政部门是最主要的第三方支付者，根据当地法规管理辖区内医保系统，并与独立的医疗卫生机构签订服务购买合同，为居民提供相应医疗卫生服务。

3. 澳大利亚 澳大利亚的国家医疗保险具有医疗保险和药品保险相对独立、设置安全网（个

---

① 数据来源：https://www.commonwealthfund.org/international-health-policy-center/countries/england。
② 数据来源：https://www.commonwealthfund.org/international-health-policy-center/countries/canada。

人自付封顶）、联邦与州政府分权等特点。

澳大利亚于 1984 年建立了现行的医疗保险制度，采用医疗保险福利计划（Medicare Benefits Scheme，MBS）和药品福利计划（Pharmaceutical Benefits Scheme，PBS）两套不同系统分别覆盖医疗卫生服务和药品。医疗保险福利计划覆盖了患者在公立医院的全部住院费用，同时覆盖了所有全科医师诊费和 85%的专科医生诊费。为进一步减轻患者负担，医疗保险福利计划设定患者自付费用上限，2022 年患者每次接受全科医师或者专科医生服务其自付费用上限为 57 澳元。药品福利计划支付患者门诊处方药费用，并设定了单张处方的自付费用上限。另外，政府设立安全网（safety nets）来避免发生灾难性卫生支出，即当年度自付费用金额达到一定上限后，医疗保险将承担全部超额费用。2022 年的安全网上限为 495.6 澳元。澳大利亚约有一半的公民购买了商业医疗保险，政府也通过退税等方式鼓励公民参加商业医疗保险。

澳大利亚通过对公民收入征税来筹集医保资金，当前的征税比例为纳税人应纳税收入的 2%（2014 年前为 1.5%）。政府也通过财政预算将部分政府支出注入医保资金池。与加拿大相似，澳大利亚大部分提供基层医疗卫生服务的全科医师是私人经营者，公立医院和私立医院的占比大致相等，公立医院规模往往大于私立医院，因此公立医院占据了大部分床位。医疗保险按疾病诊断相关分组（Diagnosis Related Groups，DRGs）向公立医院支付费用。

就医保管理而言，澳大利亚呈现较为明显的去中心化。联邦政府通过医疗保险福利计划和药品福利计划提供资金和间接支持，同时负责监管商业医疗保险和药物审批等，但是并不直接介入服务提供，而是由州政府负责公立医院、急救、社区卫生等的管理。州政府往往将公立医院管理权委托给地方医院网络，由其负责与初级卫生网络合作，以提高医疗卫生服务的连续性和协调性。

第二节　其他医疗保险制度模式

一、商业医疗保险

（一）商业医疗保险概念

商业医疗保险是通过契约方式约定个人和保险公司的权责，保险公司通过收取保费筹集医保资金，并对参保人员在约定的疾病风险发生后进行约定赔付的保险形式。在采用该模式的国家中，政府往往不干预或者极少干预医保管理，仅对市场进行相应监督，由市场自行调节保险公司、医疗卫生服务机构、参保人员之间的相互关系。商业医疗保险几乎在所有国家都存在，但是将其当作国家医疗保险制度主体的只有美国和瑞士。商业医疗保险相较于社会医疗保险和国家税收筹资模式最大的区别在于自愿性，普通公民可根据自己意愿自由参保。因此，在商业医疗保险模式下，保费往往建立在对个人健康风险评估和医疗保险精算的基础之上，而并非个人收入水平。

（二）商业医疗保险特点

商业医疗保险模式有以下几个主要特点。

（1）契约的订立和履行，商业医疗保险公司与个人签订合同来履行相应的医疗保险责任，个人也有义务履行合同中所规定的各项条款。保费往往取决于投保人的年龄、性别、健康状况等。

（2）自由参保，公民根据自己意愿和健康需求自行投保。

（3）市场调节、政府有限参与，在商业医疗保险模式下，医疗保险被当作一种商品而非国家或者社会提供的公共产品，其供需关系由市场调节。国家负责制定与商业医疗保险相关的法律法规，并负责监管商业医疗保险市场以确保投保人和承保公司的行为在法律许可的范围之内。国家不干预保险公司的经营和公民的投保行为。

（4）多样化、个性化定制，商业医疗保险在形式和内容上较为自由，可以满足多层次的社会需求。保险公司遵循市场竞争原则，力求为客户提供个性化的定制方案，以求吸引更多的人员参保。

（三）商业医疗保险优缺点

商业医疗保险的优点在于自由灵活，比社会医疗保险和以税收为基础的国家医疗保险有更多的选择性，能够较好地满足中高收入人群的医疗保险需求。

在该模式下，商业保险公司以营利为目的，其保费取决于个人的健康状况和健康需求，与参保人员收入无直接关联。因此，商业医疗保险模式的社会公平性较差，健康风险高和低收入人群的保费往往相对其收入而言较高。

（四）主要代表国家

美国是以商业医疗保险作为其主要医疗保险形式的国家。相较于欧洲国家（如德国、法国等），美国的社会保障制度建立时间较晚。在美国医疗保险发展起来之前，患者需要自付医疗费用。1929年是美国商业医疗保险发展的里程碑，蓝十字计划和健康维护组织均于该年成立。蓝十字计划是美国历史上第一个由雇主赞助出资的医疗保险，该计划向贝勒大学的参保教师收取保费，并覆盖投保人在贝勒医院最长 21 天的住院费用。同年成立的罗斯-洛斯医疗集团（Ross-Loos Medical Group）被认为是美国首个健康维护组织，其总部设于洛杉矶，最初为洛杉矶水电局和洛杉矶县的雇员提供医保服务。1939 年，加利福尼亚医生组织（California Physician's Service）筹建了蓝盾计划，向当地年收入低于 3000 美元的雇员提供医保服务。第二次世界大战期间美国的工资控制政策促进了雇主发起的医疗保险计划发展。由于保费不受该政策限制，雇主往往采用提供医疗保险方式来吸引更多工人，政府也支持雇主发起的医疗保险，并确立了一系列减税原则。这些减税原则后来被列入 1954 年的《美国联邦税法典》（*Revenue Act of 1954*），以法律形式确定了企业和员工个人缴纳的保费可税前列支。

自 20 世纪 40 年代开始，商业保险公司开始大规模进入医疗保险市场。由于对个人健康风险缺乏较为精确的测算方法，商业保险公司往往以客户团体的总体健康风险作为定价依据，采用经验费率法（experience rating）。蓝盾计划和蓝十字计划实行社区统一费率标准，不会根据客户所在社区的特定环境调整保费。这样的计费方法对低风险客户缺乏足够的产品吸引力，因此，蓝盾计划和蓝十字计划在 60 年代左右放弃了这一收费形式。1982 年，蓝盾和蓝十字进行了合并，成立了蓝盾和蓝十字协会（Blue Cross Blue Shield Association，BCBSA）。至今，蓝盾和蓝十字协会仍是美国最重要的商业医疗保险提供商之一，为美国及少部分美洲国家提供商业医疗保险。

为了控制日益增长的医疗卫生费用，美国于 1973 年颁布了《健康维护组织法案》，以推动健康维护组织的快速发展。相较于一般商业医疗保险，健康维护组织将医疗保险和医疗卫生服务提供结合起来。在该模式下，患者在就诊时首先需要前往指定的基层医疗卫生服务机构或服务网络单位就诊，只有在必要时，才能经由基层医疗卫生服务机构转诊到专科诊所或医院（急诊除外）。医疗卫生机构依据事先谈判好的价格从健康维护组织获得偿付，通常按项目或按人头支付。

2020 年，66.5%的美国人口拥有商业医疗保险，8.6%的人没有任何医疗保险①。美国政府提供的公共医疗保险包括医疗照顾计划、医疗救助计划、儿童健康保险计划和军人健康保险计划。

二、储蓄型医疗保险

（一）储蓄型医疗保险概念

储蓄型医疗保险是指国家通过法律形式强制要求以个人或家庭为单位建立医疗储蓄账户，用于支付本人或其家庭成员患病所产生的医疗费用的一种医疗保障制度。政府往往以银行储蓄方式管理医疗储蓄账户，并给予一定利息和补贴。相较于其他类型的医疗保险模式，储蓄型医疗保险的诞生时间较晚。采用此模式的主要国家是新加坡、马来西亚、印度尼西亚等。

① 数据来源：https://www.census.gov/content/dam/Census/library/publications/2021/demo/p60-274.pdf。

（二）储蓄型医疗保险特点

该模式具有以下特点。

（1）“纵向”筹集医保资金。前面提到的集中筹集医保资金的方法本质上都是将个人的疾病经济负担“横向”分散到所有投保人身上。储蓄型医疗保险则是以个人或者家庭为单位“纵向”筹集医保资金，即个人在健康时储蓄一部分资金，再加上利息和国家补贴，为未来可能发生的疾病筹集经费。因此，该模式可以较好地解决代际矛盾。

（2）强调个人责任。储蓄型医疗保险要求个人为自己积累未来所需的医疗服务经费，有利于提高个人的健康责任感。可以鼓励个人注重个人健康，降低发病概率，另外也可督促人们谨慎利用医疗卫生服务，减少医疗资源浪费。

（3）国家有限责任。在该模式下，国家负责建立医疗储蓄账户，负责医保资金的增值管理，并为贫困人口提供基本保障。尽管医疗储蓄账户归个人所有，但是国家往往会对其使用做出严格限制。

（4）家庭内部资金共享。医疗储蓄账户的资金往往可以在家庭成员之间调剂使用。

（三）储蓄型医疗保险优缺点

储蓄型医疗保险兼有储蓄和社会医疗保险的某些特色，其最大的优点在于强调个人责任，能够较好地解决由老龄化带来的医保经费不足问题。现收现付型医疗保险在面对人群快速老龄化时，往往会加重年轻人的负担，造成较为严重的代际矛盾。储蓄型医疗保险独特的“纵向”筹资在一定程度上避免了医保费用的代际转移。在该模式下个人享受的医疗卫生服务水平越高，个人自付往往也越多，有利于减少医疗卫生资源的浪费。

该模式下医疗保险的社会共济性较差，对于低收入人群，医疗保障水平较低，可能导致健康不公平。

（四）主要代表国家

新加坡是采用储蓄型医疗保险的典型国家，在制度设计上体现了个人对自身健康负责的原则。1971 年，新加坡卫生总费用约为 0.6 亿新加坡元，十年后增长到 2.6 亿新加坡元[①]。因此，政府开始考虑建立一套基于公积金的医疗保险体系。1983 年，新加坡卫生部发布《国家健康计划蓝皮书》（National Health Plan-A Blue Paper），提出建立强制性医保计划，即医疗储蓄计划 MediSave。同时，新加坡也开始改革医院管理体系，将原由政府管理的医院逐步改为企业化管理。1984 年，医疗储蓄计划正式实施，中央公积金随之扩大到了医疗保障领域。计划开始时，职工按其月薪的 6%存入个人医疗储蓄账户，雇员和雇主各承担一半费用。此后，费率不断增长，2022 年的费率为月收入的 8%～10.5%。为了避免高收入人群医疗储蓄过多，新加坡于 1986 年设立了供款上限（Basic Healthcare Sum，BHS），即每年个人缴纳的医疗储蓄不得超过一定水平。2022 年，65 岁及以下公民的供款上限为 66 000 新加坡元，65 岁以上公民的供款上限随着年龄增长不断下调。医疗储蓄所有者去世后，其账户余额等同于遗产由继承人接收，无须缴纳遗产税。然而，对于低收入人群来讲，医疗储蓄仍然是难以负担的，医疗储蓄账户也不能完全应对灾难性卫生支出。因此，1990 年新加坡政府推出医疗护盾（MediShield，亦称健保双全）计划，向医疗储蓄账户不足以支付医疗费用的人提供帮助。1993 年，新加坡政府又推出医疗基金（MediFund）计划，作为一种社会安全网，向耗尽了医疗储蓄和医疗护盾资金的公民提供基本住院服务保障。此外，政府也对在公立医院接受住院服务的患者提供补贴。医疗储蓄、医疗护盾、医疗基金和公立医院补贴构成了新加坡的医疗保障制度，合称“S+3M”制度。

医疗储蓄计划覆盖住院和大部分门诊费用。为了维持医疗储蓄资金池的稳定，增加个人对自身健康的责任感，新加坡政府制定了详细规则，确定在不同情况下患者可以使用医疗储蓄的额度，超

① 数据来源：https://www.centreforpublicimpact.org/case-study/national-healthcare-plan-singapore Center For Public Impact。

出部分需由患者自付。

三、社区医疗保险

（一）社区医疗保险概念

社区医疗保险（community-based health insurance，CBHI）是一种由社区推动建立和管理的小规模医疗保险。在部分较为落后的国家，医疗卫生服务体系很不完善，政府无力为普通民众（尤其是自由职业者和农民）建立有效的医疗保障制度。在这种情况下，社区医疗保险是一种有效的替代方案，往往可以减轻疾病对低收入人群的冲击力，增加其对医疗卫生服务的利用程度。采用该模式的国家主要位于非洲、南亚和东南亚，如卢旺达、乌干达、埃塞俄比亚、印度和孟加拉国等。

（二）社区医疗保险特点

该模式主要有以下特点。

（1）社区一级的组织和管理，社区医疗保险的筹资、支付和管理往往是由社区自主完成的。其筹资对象是社区居民或者具有相同社会经济特征的人群（如同一地点或从事相同职业的人），通过汇聚少量资金的方式在一定程度上实现风险共济。

（2）自愿参保，社区医疗保险往往采用自愿参加形式。

（3）非营利性质，社区医疗保险往往属于非营利性质。

（4）统一费率，通常社区医疗保险采用统一费率，与个人健康风险无关。参保人员享受的报销待遇通常与缴费挂钩。

（三）社区医疗保险优缺点

社区医疗保险被认为有利于改善贫穷人口的健康和卫生服务利用状况，可以为无力建立全民医疗保险的国家提供备选方案，在促进社区发展和联动医疗卫生服务提供方面发挥一定的积极作用。

世界卫生组织等机构对部分非洲国家的社区医疗保险进行考察和评价后认为，对于参保人员获得经济保护和所需医疗卫生服务而言，其作用不明显。尽管社区医疗保险的缴费较低，但是最贫穷的人口仍被排除在外，因此在实现全民健康覆盖方面，社区医疗保险发挥的作用较为有限。此外，社区医疗保险的覆盖面较窄，而且大多数人只有在生病时才会选择参保，从而造成社区医疗保险财务可持续性问题。实践表明，少于十万名参保人员的社区医疗保险往往会很快崩溃，而且其高度依赖于慈善组织的捐赠或国家补贴，一旦外部资金停止，九成左右的社区医疗保险计划会陷入困境。

（四）主要代表国家

埃塞俄比亚是推行社区医疗保险的代表性国家。该国有着历史悠久的社区组织（被称为 idir 或 kire），为社区居民及其家庭提供紧急的经济援助。从 2011 年开始，该国健康保险局和联邦卫生部尝试将此类社区组织推广到健康领域，在 13 个试点地区建立了相应的社区医疗保险计划，以改善农村贫困居民的健康状况。上述两部门在该计划中起着执行和监管作用。同时，地区和农村均建立了医疗保险指导委员会，以便将社区医疗保险计划在地方落实。

埃塞俄比亚的社区医疗保险计划以家庭为单位参保，由家庭成员自主决定是否参保。该保险计划 75%的资金来自参保人员缴纳的保费，另有 25%来自政府补贴。参保人员直接将保费交给由社区成员选出的村代表，由他们统一交给地区医保管理部门。社区医疗保险计划采用集体预付制，参保村民在前往地区一级且与社区医疗保险计划签订有合约的医疗机构就诊时，无须支付任何费用，且在必要时可以获得转诊服务。在未签约的医疗机构就诊时，费用不能报销。为了防止逆向选择，在加入社区医疗保险计划一个月后，参保人员才能享受到相应保障。根据地区的不同，每个家庭每月的保费为 10.5～15 比尔（0.18～0.26 美元）。社区医疗保险计划主要由社区自行设置、运营和管理，国家仅提供所需的财务和行政工具。除了政府补贴外，政府也会为社区内最贫困的 10%人口提供全额保费。试点地区的社区医疗保险计划获得了较大成功，约有 52%的目标人群选择参保，卫生服务利用率大幅上升，因病负债的趋势也得到了遏制。2013 年，埃塞俄比亚政府决定将试点扩大到全国 161 个地区。

第三节　医疗保险制度的比较与演变

一、不同医疗保险制度的比较

社会医疗保险模式和以税收为基础的国家医疗保险模式是当前世界上使用最广泛的两种模式，也是发展中国家在构建本国医疗保障体系、实现全民健康覆盖最有力的制度保障。自 20 世纪 60 年代以来，OECD 中的部分国家实现了社会医疗保险模式和以税收为基础的国家医疗保险模式之间的过渡。90 年代以后，两者之间的差距日渐模糊，例如法国虽然实行的是社会医疗保险模式，但是就其筹资途径来讲，越来越依赖于税收。然而，两者之间在筹资、支付、管理等方面仍有着显著差别。

社会医疗保险模式主要通过向工薪人群或以家庭为单位征收保险费方式进行筹资，而以税收为基础的国家医疗保险模式则高度依赖于政府税收收入。在社会医疗保险模式下，不同人群的服务覆盖和偿付水平往往存在着差异。在以税收为基础的国家医疗保险模式下，健康往往作为一项法定的基本权利，这就要求政府应当公平地向所有公民提供优质服务。理论上公民享受均等的服务及偿付比例，但在实践中往往很难做到均等。此外，以税收为基础的国家医疗保险模式更加重视基层医疗卫生机构的作用，患者转诊往往需要明确的标准和较为固定的途径。就管理上来讲，当前许多国家的社会医疗保险都采取社会化管理，政府仅发挥监管作用。社会医疗保险提供者通常不是卫生服务的提供者，两者采用协商形式确定合作框架、服务质量和服务价格等。以税收为基础的国家医疗保险模式下的医保通常是由相对独立的第三方机构管理，政府承担资金监管、服务监管等职责。

在绝大多数国家，商业医疗保险起到补充作用，其基于市场机制的多样化、个性化定制往往能满足高收入人群的医疗保障需求。储蓄型医疗保险的特点是“纵向”积累资金，可较好地解决代际矛盾。储蓄型医疗保险往往强调个人的健康责任，有利于督促公民注重个人健康，从而节约医疗费用。社区医疗保险为无力建立全民健康覆盖的国家提供了一条备选途径，因所需的国家投入较少，往往会面临资金稳定性和财务持续性问题。表 4-1 汇总了上述五种医疗保险制度的主要特点。

表 4-1　五种主要医疗保险模式的特点

	社会医疗保险	以税收为基础的国家医疗保险	商业医疗保险	储蓄型医疗保险	社区医疗保险
参保资格	缴纳保费	公民或者符合条件的居民	符合参保条件并缴纳保费	存储医疗储蓄资金	缴纳保费
筹资方式	工薪税或保费	税收	保费	医疗储蓄	保费及慈善捐款
支付方	单个或多个保险机构（疾病基金）	单一保险机构或支付方	商业保险公司	医疗储蓄账户持有人	社区医疗保险基金
管理机构	社团组织或政府机构	国家或地方政府	商业保险公司	国家	社区
主要国家	德国、法国、中国、匈牙利等	英国、澳大利亚、加拿大、西班牙等	美国、瑞士等	新加坡、马来西亚、印度尼西亚等	埃塞俄比亚、卢旺达、乌干达等
特征	社会化筹资与管理、强制参保、现收现付、以收定支	实行财政预算制、政府主导、行政手段控制卫生资源分配	自由参保、市场调节、政府监管	“纵向”筹集资金、强调个人责任、国家有限责任	社区组织和管理、自愿参保

续表

	社会医疗保险	以税收为基础的国家医疗保险	商业医疗保险	储蓄型医疗保险	社区医疗保险
主要优点	动员社会资源、风险共担、发挥服务购买者作用	覆盖面广、较好的公平性、规避风险选择和逆向选择	个性化定制	较好地解决代际矛盾、抑制卫生资源浪费	有助于低收入国家建立最基本的保障制度
主要缺点	缺乏纵向积累，难以解决代际矛盾	缺乏控费意识、服务效率低、受税收影响较大	公平性较差	社会共济性较差	资金池较小、保障水平低、高度依赖外部资金

二、医疗保险制度的转型与改革

（一）西班牙的医疗保险制度转型

20世纪70～90年代，伴随着西班牙政府的民主化进程，该国的医疗保险制度也经历了深刻转变，完成了从弗朗哥政权继承的有限社会保障制度向税收筹资的国家卫生服务制度的转型，改革主要着眼于扩大覆盖范围以及医疗服务可及性。20世纪90年代的经济环境推动这一时期的改革沿着成本控制和管理创新的道路前进，尽管与其他西方国家相比有所延迟，但基本上遵循着相同路径。新模式较好地适应了西班牙的社会文化传统和国情，在较短时间内实现了全体国民健康水平的显著提高。

1. 有限社会保障时期 19世纪中期，西班牙作为老牌殖民国家，在新兴工业化的冲击下，社会矛盾不断激化，经历了近一个世纪的政治动荡和多次内战。该国于1883年成立社会改革委员会，建立社会保障制度也被提上议程。1908年，西班牙国家社会保险所成立，负责协调第一批社会保障政策的设计和实施。在第二共和国期间的1931～1936年，国家社会保险所通过《劳动事故法》和《工业事故法》，首次为工人建立社会医疗保险计划。1936年西班牙内战开始，随后弗朗哥建立了军政府直到1975年。然而，西班牙社会保障制度的人口覆盖率始终不高。为进一步保障工人权益，1942年国家社会保险所建立了强制性医疗保险，为工人提供住院和药品保障。随后，军政府建立了一系列包括医疗保障在内的社会保障体系。截至弗朗哥政权结束后的1978年，西班牙已有81.7%的人口被社会保障体系所覆盖。在此期间，随着社会保障体系的发展，一个覆盖广泛、兼有门诊和住院服务的公有医疗服务网络逐渐成形。自20世纪60年代中期以来，公立部门拥有约70%的病床，雇用了70%～80%的住院医生。直至今日，西班牙绝大部分医疗卫生服务仍由公立医疗机构提供，公务员及公共部门雇员在医疗服务人员中所占比例仍很高，这是该国医疗卫生服务体系的一个显著特点。

弗朗哥政府末期，即20世纪70年代前后，西班牙医疗卫生服务体系的弊端越来越明显，主要表现为以下几个方面：①医院和基层医疗卫生机构在预算、人员和基础设施之间的差距越来越大；②医疗卫生服务系统组织高度分散，协调性较差，在中央一级就有53个不同部门涉及医疗卫生服务；③医疗卫生服务提供以医院为中心，对基层医疗卫生和疾病预防的投入严重不足；④卫生资源分配在地域间的不平衡较为严重，公平性较差；⑤原有的社会医疗保险体系覆盖面不足，并由此产生了3个层级，即高度依赖慈善捐赠才能有限利用医疗卫生服务的低收入人群、由社会医疗保险覆盖的工薪人群以及购买私立医疗服务的高收入人群。

2. 转型期 1977年，第一届民选政府将所有与医疗卫生相关的部门和中心合并为新成立的卫生和社会保障部。1978年西班牙通过了新的宪法，以法律形式确立了公民有权享有健康的环境和适宜的医疗卫生服务，并确定了公共卫生和医疗卫生服务的范围以及实现不同地域间健康公平的基本原则。此后，中央政府开始着手建立国家卫生服务制度并将部分权力向地方政府下放，其主要措施包括：①成立国家卫生所代替原有的国家社会保险所。国家卫生所作为一个独立组织隶属于卫生部（原卫生和社会保障部），其分支机构遍布全国各地，负责卫生服务管理的各项职责。②将家庭和社区医学作为独立专业引入住院实习生计划，对全科医师的培训流程进行了修改。③自 1981 年起，逐步向 17 个自主社区下放权力。自主社区基于社区内所有的医疗卫生资源，制定相应的卫生服务提供策略。

在上述措施的基础上，西班牙于 1986 年颁布了影响深远的《基本卫生法》，正式确定西班牙从社会医疗保险模式向国家卫生服务制度转变。该法还确定了西班牙医疗卫生服务体系的基本原则，包括：①全民健康覆盖，所有公民均可免费获得所需的医疗卫生服务；②基于税收筹集医疗卫生经费；③卫生服务网络的整合；④卫生服务的管理权力下放给各个自主社区，该法案也确定了公民和国家机关的权利与义务；⑤建立强调健康促进、预防、康复之间整合的新型基层医疗卫生服务体系。

3. 国家卫生服务制度时期 中央到地方的权力下放过程直到 2001 年才最终完成。这一权力转移增强了地方自主性，有利于地方根据自己的实际情况制定适宜策略。其主要缺点在于地方政府过于专注于自己管辖区域内的卫生发展，忽视了国家卫生系统所需的更广泛视角。在权力下放早期，由于缺乏明确的支出上限，地方实际支出通常会超过预算从而造成财政赤字，中央政府不得不为地方偿还债务。2001 年，就在权力下放进程完成之前，西班牙决定建立中央和地方财政的共同责任原则。经济和财政政策委员会批准了新的资金拨付方案，该方案坚持两条原则：①所有的自主社区都应当有足够预算开展相应服务；②在再分配政策指导下进行区域间协调。新的资金拨付方案以人均为基本标准，并根据地方辖区内人口分散程度、老年人口和岛屿情况进行调整。

西班牙20世纪70～90年代的卫生转型包括从社会医疗保险模式向基于税收的医疗保险模式转变，以及建立一个强大的基层医疗卫生服务体系。西班牙政府根据自己的历史文化传统，借助国家政治转型的契机，实现了医疗卫生体制的深刻变革。

（二）匈牙利的医疗保险制度转型

20 世纪 90 年代，伴随着东欧地区政治经济体制的剧烈变动，匈牙利不断对国内医疗卫生体制进行调整。相较于其他东欧国家，匈牙利医疗卫生政策保持了较大的连贯性和稳定性，并最终较为顺利地实现了从国家保障制度向社会医疗保险模式的转型。除了 20 世纪 90 年代初经济崩溃造成的直接财政危机外，转型的另一个重要原因是匈牙利希望建立能够融入西欧的社会经济基础设施。在转型初期，匈牙利人口的期望寿命不断下降，与同时期西欧的差距越来越大。直到 90 年代中期，该国人口的期望寿命开始趋于平稳并随后逐步增长，这也标志着匈牙利较为顺利地实现了医疗卫生体制转型。

1. 国家保障制度时期 第二次世界大战结束以后，匈牙利效仿苏联建立了国家保障制度，为全体居民提供免费医疗卫生服务。该制度作为计划经济在医疗卫生领域的体现，所有医疗卫生机构均归国有，全体医护人员均为国家雇员并领取固定工资，几乎所有医疗卫生经费都来自国家财政支出，并基于计划进行预算分配。在国家保障制度下，尽管患者获得了免费医疗卫生服务，却无法自主选择就诊机构且需较长的等待时间；医生缺乏赚取额外收入的机会且工资水平较低。受到历史和社会经济因素的影响，在东欧诸国中，匈牙利的医疗卫生体制改革起步较早。1987 年，匈牙利社会事务和卫生部成立了改革秘书处，专门负责制定改革方案。秘书处的成果之一是将基于 DRGs 的支付方式引入匈牙利。此外，政府开始允许医生私人执业，并逐步将医疗卫生经费从国家预算中剥离出来。1988～1994 年，匈牙利国内政治局势剧烈动荡，卫生部门仍保持了相对优先的地位。尽管经济出现负增长，但卫生总费用占国内生产总值的比例仍在增加。

2. 转型期 1990 年上台执政的匈牙利保守派政府逐步将社会保障体系的筹资方式从国家资助转变为社会化筹资，即社保资金来自雇主和雇员缴纳的保费，而非国家财政支出。与此同时，医疗卫生机构的所有权逐步下放给市级政府。1992 年，单一的社保基金被拆分为养老保险基金和医疗保险基金。1993 年，匈牙利成立国家医疗基金（Országos Egészségbiztosítási Pénztár，OEP），以单一基金覆盖全体公民，实现从国家保障制度向社会医疗保险模式的转型。国家医疗基金主要有 3

个资金来源：雇主和雇员分别支付其工资总额的11%和5%作为保费，这部分收入占到国家医疗基金收入的约60%；雇主为雇员每月再定额支付一定费用（通常为15欧元），这部分收入约占20%；另外20%来自政府财政拨款。

3. 社会医疗保险时期 作为强制性社会医疗保险，国家医疗基金向所有的雇员和自雇经营者收取保费，并通过国家财政补贴为无力缴纳保费的公民提供保障。国家医疗基金只负责医疗卫生服务的经常性成本，医疗卫生机构的固定成本和投资由其所有者（通常为地方政府）负责。为了鼓励个人注重健康以及减轻医保财务负担，国家医疗基金引入了药品、长期护理、疗养院照护、医疗辅助设备和假肢等的共付机制，降低了民众的医疗卫生需求，遏制了不合理费用的增长。此外，在转型期间，匈牙利不断加强基层医疗卫生服务体系建设，为公民提供全面和可持续的医疗卫生服务。强制性的基层转诊措施随后也被引入，患者必须向他们选择的全科医师寻求转诊，才能获得相应的专科服务。国家医疗基金对全科医师实行按人头支付方式，对门诊专科服务按项目支付，对住院服务采用基于DRGs的支付方式。

总体来讲，转型后的匈牙利医疗卫生体制围绕单一的社会医疗保险（即国家医疗基金）组织和建立。由于匈牙利经济发展水平较低，国家医疗基金覆盖的保险待遇也相对有限。匈牙利相对迅速并顺利地实现了转型，恢复并提高了人民整体健康水平。

（三）美国奥巴马医改

美国历史上有过数次建立全民医保计划的努力，但始终由于各种各样的原因而没有成功。美国是发达国家中唯一没有实现全民医保的国家，政府对老年人、残疾人、低收入人口、儿童、军人等部分社会群体建立了公共保险计划，其他大部分人群的医疗保障交由市场解决。因此，美国医疗卫生体制呈现出非常明显的分化特点：一方面，美国医疗科技十分发达，高收入人群得以享受优质的医疗卫生服务；另一方面，人均卫生费用远远高于其他国家，但国民健康水平却明显低于其他发达国家。

2009年，美国有4630万人没有任何医疗保险，占总人口的15.4%，其中3280万人没有医疗保险的时间超过一年。当年美国卫生总费用为2.4万亿美元，占国内生产总值的17.4%，人均卫生支出7400美元，是OECD国家平均水平的2倍。在如此庞大的支出之下，其人均期望寿命为78.39岁，在34个OECD国家中仅排第26位。

2009年，以“变革”为口号的奥巴马政府决心改革美国医疗卫生体制。奥巴马政府提出《平价医疗法案》，又称奥巴马医改。2010年，在美国国会通过法案后奥巴马签署了该法案，其主要条款于2014年开始生效。该法案的主要内容包括以下几个方面。

1. 强制投保 法案从雇主和个人两方面进行督促，力图实现全民医保覆盖。对于个人，所有符合条件的公民都必须参加至少一个医疗保险险种，否则将受到经济惩罚；不同规模的企业须在规定时间前为最低规定比例的雇员购买医疗保险，否则将被处以罚款。

2. 限制保险公司的风险选择、定价和利润 法案规定保险公司不得对客户进行风险选择从而区别定价，不得以客户的健康状况拒保或者征收高额保费，不得根据参保人员的既往健康状况拒绝其参保。同时，法案对保险公司的保险定价做出了限制，例如要求对任何提议的10%或更高的加价进行精算审查（此阈值已提高到15%），并公布详细信息，以便消费者查看。对保险公司的利润也进行限制，大型团体保险计划的赔付率不得低于85%，小型团体保险计划和个人保险计划的赔付率不得低于80%。

3. 自付费用上限和投保补贴 保险计划必须将参保人员的自付费用限制在联邦政府设定的水平之下。2022年，单人自付上限为8700美元，家庭为17 400美元；收入介于联邦贫困线的133%与400%之间的个人有资格在医疗保险交易所（health insurance marketplace）购买保险时获得联邦政府补贴。

4. 设立医疗保险交易所 为方便个人和中小企业购买医疗保险，法案要求各州在2013年10

月前开始运营医疗保险交易所，扩大受众范围。

其他措施还包括简化州儿童健康保险计划的注册流程、注重医疗质量、医疗保险从按项目支付转变为捆绑支付、征税减免、保险计划加入终身保障条款等。

《平价医疗法案》增加了美国公民获得医疗保险的机会，在其开始实施的前5年内，超过1600万原本没有医疗保险的美国人获得了医疗保险，年轻人占据了很大比例。法案也在一定程度上降低了处方药费用，提高了医保报销比例。然而，《平价医疗法案》也带来了一些后续影响，包括已经拥有商业医疗保险的人保费上涨、未投保罚款以及高收入群体税收增加等。

（四）墨西哥医保改革

2003 年，墨西哥政府开始对本国的医疗卫生体制进行结构性改革。改革的主要目的是确保全体公民，不论其社会经济地位如何，都能平等地获取医疗卫生服务。此轮医保改革于2003年4月完成立法准备，次年开始实施。

墨西哥医保改革面临的最大挑战根植于其卫生系统的结构性缺陷。该国于1943年成立公共卫生和援助部（卫生部前身）以及社会保障所，并开始向私营部门、工薪人群及其家庭提供基本社会保障。1959 年，墨西哥成立公务员社会保障和服务所，将社会保障覆盖范围扩大到政府雇员及其家庭。这样的组织设计直接导致投保人群与未投保人群在医疗卫生权益上的差异，前者可以免费或以较低费用享受诸多医疗卫生服务，所需的医保资金来自雇主和雇员的保费以及国家补贴；而后者在州和联邦政府运营的公立机构获取医疗卫生服务时，尽管可以获得一些补贴，但仍需自付较高比例的费用。到2003年，墨西哥社会保障所以及公务员社会保障和服务所提供的社会保障计划分别覆盖了约40%和7%的人口，另有2%～3%的人口购有商业医疗保险，约50%的人口没有任何形式的医疗保险。此外，墨西哥社会保障机构也表现出明显的不协调和权力过于集中，卫生系统的财政结构存在严重失衡，各地区之间资源分配呈现明显的不均衡。

面对这些结构性矛盾，墨西哥政府确定了医保改革的4个核心目标：①建立渐进、可预测、经济上可持续和财政负责的机制，增加公共卫生支出，纠正现有的不公平；②通过保证具有成本效益但面临资金不足的公共卫生干预项目的经费，提高分配效率；③通过提供公平的风险共担机制，保护家庭免受灾难性卫生支出的影响；④通过从供给侧投入转移到需求侧补贴来改变系统性激励，以提高质量、效率和对医疗卫生需求的响应能力。

2003年，墨西哥设立全国健康社会保障委员会向缺乏公共医疗保险的人群提供基本医疗保障，使他们得以获得所需的医疗服务，该保险计划被称为大众保险。政府部门就业人员家庭医疗保险、公务员医疗保险和大众保险与公共保险计划有3个资金来源，包括联邦政府（按人头筹资，被称为社会配额）、共付方（雇主或联邦及州政府）和受益人（保费）。其中，联邦政府基于公平原则向包括大众保险在内的3个公共保险计划平等注资，基线为墨西哥最低工资的15%，2004年这一数字为每个参保家庭230美元。由于大众保险的受众往往不存在明确的雇佣就业关系，因此联邦政府和州政府共同承担共付方筹资，联邦政府的资金投入平均为社会配额的1.5倍，对于较贫穷的州，这一比例还有所增加，而对较富裕的州则有所降低。州政府负责的共付方金额为联邦政府的一半。受益人保费是根据个人收入水平缴纳，收入最低的人群可以免除此项付款。大众保险将医疗卫生服务分为两部分：基本服务包和高成本服务包。其中，基本服务包覆盖的疾病为低经济风险和高发生概率的，因此在州一级汇总的资金已足够承担；高成本服务包覆盖的疾病为低发生概率和高医疗费用的，如果资金池太小则会影响其稳健性，需要一个综合基金来汇总整个国家的风险。基本服务包涵盖门诊服务、专科门诊咨询和住院治疗。随着医保资金的增加，覆盖的医疗卫生服务种类正在逐步扩大。高成本服务包涵盖的服务项目每年都会更新一次，管理机构基于明确、透明标准确定服务包范围。大众保险覆盖的医疗卫生服务主要由各州所属的公立医疗卫生机构提供，联邦卫生部和各州卫生部制定了一系列措施来提升医疗卫生服务的质量和效率。

墨西哥的结构性医保改革迅速提升了该国的医保覆盖率和保障水平。2018 年，大约有 5100 万人被大众保险所覆盖，占该国人口的 1/3。2020 年，大众保险被另一项由国家健康福利所提供的医疗保险取代。新保险计划向任何不被社会保障所以及公务员社会保障和服务所医保计划覆盖的公民开放，并向他们提供所需的医疗卫生服务。

（五）泰国医保改革

泰国是世界上少数实现了全民健康覆盖的发展中国家之一。该国从 2001 年开始，在国内贫困人口比例依旧很高的情况下，通过努力控制成本和有效的服务利用，建立了以税收为基础的卫生体系。

从 1970 年开始，泰国卫生部就开始投资改善卫生基础设施，旨在实现地区级医疗卫生服务基础设施的全地域覆盖。政府也采取各种措施努力改善农村的医疗卫生服务水平，包括医学生的定向录取和家乡安置、经济奖励等。到 2000 年，泰国已经实现了医疗卫生基础设施全地域覆盖的目标，建立了一套强大的基层医疗卫生服务体系。直到现在，医疗卫生服务体系仍然由政府主导，并且高度重视基层卫生，私立部门的作用较小。此外，政府努力建设广覆盖的医疗保障制度。1975 年，卫生部主导建立低收入计划（Low Income Scheme），为低收入家庭提供免费医疗卫生服务。随后，该计划扩展到 12 岁以下儿童、60 岁以上老年人、残疾人以及乡村卫生志愿者。政府雇员则被公务员福利计划（Civil Servant Benefit Scheme）所覆盖，该计划采用按项目支付方式报销门诊和住院费用。1984 年，卫生部推出自愿保费资助公共保险计划，该计划与低收入计划类似，卫生服务的提供基本依赖于公立医疗卫生机构，政府既是支付方也是服务提供者。1990 年，泰国开始构建社会医疗保险，其主要受众是私营企业雇员。但是到 2001 年仍有约 30%的人口没有任何医疗保险。

2000 年，泰国开始了新宪法颁布后的第一次大选，泰爱泰党（Thai Rak Thai）提出了“30 泰铢治百病”的宣传口号，并赢得大选。尽管当时泰国还未完全走出 1997 年亚洲金融危机的影响，新政府就开始以全国 6 个省为试点推行“30 泰铢计划”（30-Baht Scheme），参保人员每次就诊仅需支付 30 泰铢的共付额即可享受所需的医疗卫生服务。2002 年，泰国颁布了《国家卫生保障法》，设立了国家卫生保障办公室（National Health Security Office，NHSO）来管理和推进全民健康覆盖，并在全国推行“30 泰铢计划”。该计划合并了原有的低收入计划和自愿保费资助公共保险计划，并且覆盖了原本没有医保的人群。考虑到该计划主要面向的是低收入人群，为了最大限度地向其提供医疗保障，“30 泰铢计划”的筹资完全来源于国家税收。在支付方式上，泰国政府仔细比较了原有的低收入计划、公务员福利计划、社会医疗保险和自愿保费资助公共保险在支付方式上的优缺点，最终决定采用按人头支付，以更加有效地控制医疗费用。根据劳动力成本的不同，各地区在人头费标准上有一定差异。得益于泰国强大且广覆盖的基层医疗卫生体系，参保人员在需要卫生服务时，须首先前往初级医疗服务机构就诊，根据需要和医生建议向二级或三级医疗卫生机构转诊。2006 年，泰国执政党更迭，新政府废除了 30 泰铢的共付额。2021 年，为泰党（Pheu Thai，前身为泰爱泰党）政府名义上恢复了“30 泰铢计划”，但附有多项共付额豁免条件。据统计，在 2013 年约 80%的就诊人群获得了免费的服务。

泰国的全民健康覆盖计划取得了显著成效，以低廉价格向全体公民提供了一揽子综合医疗卫生服务，医疗保险覆盖率也大幅提升。截至 2015 年，仅有约 0.1%的人口没有医疗保险。全民健康覆盖计划提高了门诊和住院服务的利用率。2010 年，泰国仅有 1.4%和 0.4%的门诊和住院服务需要未被满足，与 OECD 国家处于同一水平。泰国的全民健康覆盖计划也存在一些争议和批评，主要包括医护人员的工作量增加、预算分配的不公平性、成本增长速度过快等。

三、国际医疗保险制度改革经验

世界各国在医疗保险制度的实施和完善过程中遇到的共性问题主要包括：医疗费用急剧上涨、

卫生资源配置不均衡、患者等待时间较长、公立医疗卫生机构效率低下、卫生服务质量难以监管以及较为严重的资源浪费等。为进一步优化医疗保险制度，努力实现全民健康覆盖，许多国家从 20 世纪 80 年代开始逐步调整本国的医疗保险制度，改革主要集中在以下 4 个方面。

（一）扩大人群覆盖面

自从 1883 年德国首次建立社会医疗保险以来，扩大人群覆盖面就成为几乎所有国家在完善医疗保险制度时首先要考量的问题。近年来，全民健康覆盖的概念深入人心，“所有人都可以在需要的时间和地点获得医疗卫生服务，同时不遭受经济困难”已经成为许多国家医疗保险制度建设的目标。不仅仅是高收入国家，甚至包括泰国这样的中等收入国家都可以通过选取合适的医疗保险制度实现全民健康覆盖。

从国际经验来看，扩大人群覆盖面有助于普通群众获得所需的医疗卫生服务、改善全体国民（尤其是低收入人群）的健康水平、减少地区间健康不平等、增加个人和家庭的抗经济风险能力，并最终促进国民经济发展。扩大人群覆盖面的措施主要包括：实施强制性参保政策、推出针对特殊人群（如低收入人群）的保障措施、扩大雇主参与、增加国家财政补贴、简化参保程序等措施。例如，美国奥巴马政府试图通过全民强制参保来减少无医保人群；泰国和墨西哥通过整合、完善原有的医保计划，在较短时间内实现了全民医保覆盖；非洲部分发展中国家在财政状况较为艰难的情况下，努力利用外部资金，构建社区医疗保险，为居民提供最基本医疗保障。

（二）优化筹资机制

筹资是构建医疗保障体系的基础，对于提高医疗保障的人群覆盖率、提供财务保护至关重要。一般来讲，筹资有 3 个职能：筹集资金、统筹资金以及购买服务。不同国家往往会根据其自身情况采取适宜的筹资模式。一般，医疗保险筹资遵循以下原则。

1. 扩大公共资金　在大多数情况下，公共资金都是医保资金最主要的来源。政府往往需要对低收入和无收入人群提供一定的福利保障，应尽可能扩大公共资金比例。此外，也要考虑资金来源的合理性。采用社会化筹资时，应审慎决定雇主和雇员的出资比例，尽可能避免影响劳动就业；采用税收筹资模式时，应考虑税收来源，确保社会各阶层都能公平受益。

2. 减少资金统筹的分散化　资金分散对于医疗保险制度的财政稳定性有较大影响。从德国的社会医疗保险经验可以看出，疾病基金不断合并使得医保资金池也不断地汇集，增强了医保系统的稳定性。墨西哥在建立全民医保的过程中，对高成本服务采取全国统筹。

3. 转向更具战略性的卫生服务采购　战略性购买有利于增加卫生服务提供的社会响应，实现提升效率、增加资源分配的公平性和控制费用增长。医保资金不会自动或在不经主动管理的情况下转变为人们需要的医疗卫生服务，因此在使用医保资金时，应有意识地将资金用于重点人群、干预措施和人们所期望的服务，并有意识地制定激励措施，以便公平有效地使用资金。就国际经验来看，几乎所有的医疗保险模式都强调对医疗卫生服务的战略性购买，以更有效地利用资源。

（三）完善支付制度

按服务项目支付过去一直是各国主要的支付方式，目前仍有许多国家正在采用。英国等国的实践证明，按服务项目支付会导致较为严重的医疗卫生资源浪费，造成如诱导需求、大处方等问题。改革支付方式，实现医疗费用的控制和高质量医疗卫生服务的提供已成为各国医疗保险制度改革的重要内容。从国际视角来看，采用如总额预算按人头支付等预付制的支付方式，可以将卫生服务提供者引入到医保经费的管理中来，使其承担一定的经济风险，从而实现对供方行为的约束。此外，DRGs、按病种分值付费、捆绑付费等支付方式在一定程度上也有利于约束医疗卫生费用，从而节约医保资金。

（四）加强政府监管

将政府从运营事务中分离出来，强化其监管角色是完善医疗保障制度的重要举措。例如，英国在20世纪将内部市场引入国家卫生服务制度，将政府角色从医疗机构的运营管理者转变为服务的购买者和监管者，向自行管理运营的服务提供者购买服务，从而促使其努力提升效率和卫生服务质量。

知识窗　　国际医疗保险制度间的借鉴与融合

各个国家医疗保险制度往往处于不断变化发展之中，制度之间的相互借鉴、相互学习以及相互融合是当前国际医疗保险制度发展的一个显著趋势。

社会医疗保险模式与国家税收筹资模式之间的界限越来越不明显。就筹资来讲，政府财政补贴在社会医疗保险资金中的占比呈现上升趋势。例如法国的社会医疗保险资金来源于公民的综合社会保费，这实质上已经等同于一种专项税。就管理制度来讲，实行社会医疗保险模式的国家也开始注重基层的“守门人”作用，以抑制不合理的医疗服务利用。国家税收筹资模式也从社会医疗保险模式中借鉴了社会化管理的理念，英国、加拿大、澳大利亚等国的政府逐步退出医保的直接运营与事务性管理，并将这些职能划归相对独立的第三方接管。

商业医疗保险的迅速发展也为许多国家医疗保险模式的完善提供了新的思路和解决方案。20世纪90年代，英国通过引入“内部市场”概念，将竞争机制引入国家卫生服务制度，从而较好地激励了医疗卫生服务提供方提升效率和质量。此外，集中采购、战略性购买等概念开始被逐步引入社会医疗保险和基于税收的医疗保险。以商业医疗保险为主要模式的国家，在全民健康覆盖的理念引导下，也不断完善自身的制度，为无收入和低收入人群提供基本医疗保障。例如，美国奥巴马医改中的全民强制参保就具有社会医疗保险色彩。

总之，世界上没有完美的医疗保险模式，只有处在不断变化发展之中的医疗保险模式。在分析和借鉴其他国家的模式时，应从其基本国情和时代背景出发，了解各项制度措施的利与弊、得与失，才能取长补短、因地制宜建立适宜的医疗保险模式。

（杨　莉）

参考文献

冯鹏程. 2021. 社商融合型多层次医疗保障制度：国际经验和中国路径[M]. 厦门：厦门大学出版社.

约斯特. 2011. 医疗保障支付范围决策——国际比较研究[M]. 汤晓莉，何铁强译. 北京：中国劳动社会保障出版社.

周绿林，李绍华. 2016. 医疗保障学[M]. 3版. 北京：科学出版社.

Blümel M, Spranger A, Achstetter K, et al. 2020. Germany: Health system review[J]. Health Systems in Transition, 22(6): 1-272.

Chevreul K, Berg Brigham K, Durand-Zaleski I, et al. 2015. France: Health system review[J]. Health Systems in Transition, 17(3): 1-218.

第五章　社会医疗保险的筹资与待遇

筹资和待遇是社会医疗保险制度的基本政策。筹资是社会医疗保险待遇支付的经济基础，而待遇则是社会医疗保险制度实现保障目标的根本体现。筹资和待遇政策是社会医疗保险制度设计的核心内容，关乎社会医疗保险制度保障功能的实现和稳定可持续运行。在我国医疗保障制度改革和发展过程中，社会医疗保险的制度安排、筹资与待遇政策的设定有一定的特殊性，具有中国特色。

第一节　社会医疗保险筹资与待遇设定的基本原则

一、筹资原则

社会医疗保险主要通过缴费来筹集医疗保险基金，并用所筹集的基金支付医疗费用、化解参保人员不确定的疾病经济风险。缴费制是社会医疗保险筹资的基本特征。尽管国际上社会医疗保险筹资存在不小的差异，但总体上看，社会医疗保险筹资大体遵循强制、公平、责任分担、现收现付等基本原则。

（一）强制缴费原则

医疗保险主要有两种形式，包括商业医疗保险和社会医疗保险。商业医疗保险是自愿性的，参保人员可以自主决定是否投保。自愿性商业医疗保险存在逆向选择问题，年轻、健康人群不愿参保，而年老、非健康人群更愿意参保。商业保险公司通常采用将年老、带病人群排除在外以及按年龄、健康状况设置不同保费等方式来应对逆向选择问题。因此，商业医疗保险往往覆盖不到低收入、年老、健康状况差的人群，通常覆盖面较小，无法实现普遍覆盖。在现代社会，为普遍化解社会大众的疾病经济风险，政府通过立法强制社会大众参加医疗保险，从而建立起社会医疗保险制度。通过强制缴费，社会医疗保险可以覆盖更广泛的人群甚至实现全民覆盖，为全面化解社会大众的疾病经济风险提供稳定可靠的制度保障。

社会医疗保险通过强制参保来要求社会大众履行缴费义务，并将履行缴费义务作为享受医疗保险待遇的前提条件。不过，针对低收入人群，政府通常也采取减免缴费责任的方法将其纳入社会医疗保险，以实现全民覆盖目标。

在我国，社会医疗保险主要包括职工基本医疗保险和城乡居民基本医疗保险两项制度。其中，职工基本医疗保险实行强制缴费，单位和职工个人必须依法履行参保缴费义务；城乡居民基本医疗保险目前仍实行自愿参保和缴费。不过，城乡居民基本医疗保险依靠政府财政补贴吸引和引导城乡居民个人积极参保缴费，并且通过基层政府的积极组织和动员，强有力地约束了参保的逆向选择，基本实现了城乡居民基本医疗保险的普遍覆盖。随着基本医疗保险制度逐步成熟定型，城乡居民基本医疗保险也将最终实现强制参保缴费。此外，针对低收入人群等困难人群，我国城乡居民基本医疗保险也有减免个人缴费责任的规定，通过财政补贴来替代个人的全部或部分缴费。

（二）公平缴费原则

社会医疗保险缴费遵循公平原则。所谓公平缴费，即“量能缴费”，缴费水平与缴费主体的经济能力相匹配。经济能力强的缴费水平高，经济能力弱的缴费水平低，体现“垂直公平”；相同经济能力的，缴费水平相同，体现“水平公平”。公平缴费不是等额缴费，通常通过统一费率来体现，即参保单位、个人实行统一的缴费费率，而缴费基数则依据参保单位、个人的收入水平来确定。

在我国，基本医疗保险主要实行地市级统筹，地级市范围内实行统一的职工基本医疗保险缴费费率，而不同地市级统筹区之间仍然存在缴费费率的差异，未来仍需逐步统一地区间缴费费率，实现地区间的公平缴费。此外，我国的城乡居民基本医疗保险实行定额缴费，不同人群缴纳基本相同的金额，未来也需建立与收入挂钩的缴费机制来实现公平缴费。

需要说明的是，虽然社会医疗保险缴费依据经济能力，但在基于公平原则履行缴费义务之后，不论实际缴费多少，所有参保人员所享受的医疗保险待遇则是相同的，即待遇享受根据健康需要而定。

（三）责任分担原则

社会医疗保险通常由雇主、雇员共同缴费。雇主雇员责任分担成为社会医疗保险缴费的基本原则。多数国家社会医疗保险的缴费由雇主雇员均摊，也就是雇主雇员按 1:1 比例分担；也有一些国家雇主雇员分担比例并不相同，或者雇主责任更大一些，或者雇员责任更大一些。我国职工基本医疗保险的单位缴费率是工资总额的 6%、职工个人缴费率是本人工资收入的 2%，单位缴费责任高于职工个人。

为应对人口老龄化，一些国家的社会医疗保险筹资也增加了政府的直接责任，即政府财政也承担社会医疗保险筹资责任，从而形成雇主、雇员和政府财政三方的筹资责任分担机制。此外，在一些国家建立的专门覆盖未就业群体的社会医疗保险制度中，个人必须履行缴费责任，同时政府也承担一定的补贴责任，形成个人和政府责任分担的缴费机制。比如我国的城乡居民基本医疗保险就是由个人和政府财政分担缴费责任。

（四）现收现付原则

社会医疗保险主要基于现收现付原则进行筹资。所谓现收现付，就是在一定时期内（通常是一年）根据当期的医疗保险待遇支付需要来筹集医疗保险基金，当期缴费收入能够满足当期医疗费用支付需要，实现当期的基金收支平衡。现收现付与基金积累相对应，基金积累则是当期的缴费不是（或不仅仅是）用于当期的医疗费用支付，而是积累起来用于未来某个时段之后（如退休、发生重大疾病）的医疗费用支付。从国际上看，社会医疗保险基本都实行现收现付制。不过，我国职工基本医疗保险比较特殊，目前采用的是社会统筹和个人账户相结合的筹资模式，其中，社会统筹是现收现付制，个人账户则具有一定的积累制特征。个人账户除了用于支付当期个人自付医疗费用之外，还具有积累功能，可在发生重大疾病或年老多病时再使用。当前，职工基本医疗保险个人账户改革已经迈出重要步伐。

虽然现收现付是社会医疗保险筹资和基金运行的重要原则，但现收现付并非完全以年度为单位实现收支平衡。在基本遵循现收现付的前提下，通常每个年度仍要保留一定水平的基金结余，以应对突发事件的额外医疗费用支出需要，以及应对人口老龄化、医疗技术进步、医疗费用合理增长的支出需要。当然，这种结余通常是有限度的，以能够化解短期医疗费用支出波动的需要为基准。我国职工基本医疗保险的社会统筹部分和城乡居民基本医疗保险实行现收现付制，但也保留一定水平（6～9 个月的支付能力）的基金结余。

二、待遇设定原则

实施社会医疗保险制度的目的是为参保人员提供待遇保障，即按一定的待遇政策为参保人员支付就医发生的医疗费用，从而化解其疾病经济风险。社会医疗保险待遇政策的设定通常遵循服务保障、公平保障、适度保障等基本原则。

（一）服务保障原则

社会医疗保险并不直接向参保人员发放现金待遇，而是通过就医过程中获得的医疗服务来实现待遇保障，只是参保人员从医药服务机构获得的医疗服务由第三方的社会医疗保险来支付相应费用。社会医疗保险提供的医疗服务待遇一般包括门诊服务和住院服务两大类，医疗服务的具体项目通常通过设定社会医疗保险目录来体现，也就是通过制定具体的医疗服务项目目录来确定社会医疗保险的待遇支付范围。社会医疗保险的医疗服务范围也可以采用除外责任（即负目录）方式，除外责任的服务项目之外的其他服务项目均可获得社会医疗保险的支付。

（二）公平保障原则

尽管社会医疗保险的参保人员基于量能原则履行缴费义务，不同收入人群的缴费水平不同，但医疗保险待遇通常是相同的，所有参保人员在发生疾病时享受均等的医疗保险覆盖的医疗服务范围、待遇项目和待遇水平。当前，我国基本医疗保险实行地市级统筹，在地市级统筹区范围内，职工基本医疗保险和城乡居民基本医疗保险参保人员享有相同的医疗服务范围，但待遇水平有所差别，职工的待遇水平明显高于城乡居民。不同地市级统筹区之间也存在待遇水平差异的情况。我国将逐步缩小职工、居民之间以及不同统筹区之间的医疗保险待遇差距。

从国际上看，尽管一些国家按职业、地域、就业与否等分设了不同社会医疗保险制度，不同制度的缴费方式和缴费水平也存在差异，但不同制度的待遇保障范围和待遇水平大体相同。一些国家早期的社会医疗保险也存在不同制度、不同人群、不同区域间医疗保险待遇的差异，但随后不断缩小待遇差距，直至实现待遇的公平统一。这些国家逐步实现待遇公平统一的主要做法有两方面：一是逐步统一人群、区域、制度之间的筹资政策，真正实现基于量能缴费的筹资公平，与此同时逐步缩小待遇差距直至实现待遇统一；二是基于人口年龄结构、疾病谱等因素建立医疗保险基金的风险调节机制，通过基金调剂来平衡和消解人群、区域、制度之间疾病经济风险的客观差异。

（三）适度保障原则

社会医疗保险的基本功能就是通过互助共济、风险共担的方式为参保人员发生疾病时承担支付医疗费用的责任。不过，社会医疗保险通常并不承担全部的医疗费用支付责任，不实行免费医疗。社会医疗保险的待遇水平设定以能够化解大多数人的个人医疗费用风险为目标，通常仍需要个人承担一定的医疗费用支付责任。因此，社会医疗保险待遇保障水平既不能过低，以至于无法化解大多数人的医疗费用风险，导致较大范围发生灾难性卫生支出风险，也不能过高，更不应实行全额报销、个人完全免费，避免因第三方（医疗保险方）支付滋生医患道德风险，造成医疗服务滥用和有限医疗保险基金的巨大浪费。因此，社会医疗保险通常提供适度的待遇保障水平，既能够化解大多数人的医疗费用风险，避免大范围发生灾难性卫生支出，又能产生有效的个人自我约束，抑制道德风险。适度的待遇保障通常通过科学、合理地设置起付线、支付比例和封顶线（最高支付限额）来具体体现。

西方发达国家虽未明确提出社会医疗保险适度保障原则，但在20世纪80年代之后，各国在应对过度保障带来的医疗保险支付危机过程中，改变了过去个人基本不承担费用支付责任的做法，引入个人自付医疗费用的政策，以约束过度医疗服务费用。目前多数发达国家的个人医疗费用自付水平在10%～20%。

三、筹资与待遇的关系

社会医疗保险筹资所形成的医疗保险基金是社会医疗保险待遇支付的经济基础。社会医疗保险实行现收现付，基金收支自我平衡是社会医疗保险可持续运行的基础条件。因此，社会医疗保险筹资与待遇之间关系密切且相互影响。

（一）待遇政策对筹资的影响

社会医疗保险通过待遇政策体现保障功能。待遇政策主要包括待遇范围与待遇水平，前者体现为社会医疗保险的医疗服务项目目录，后者通过起付线、支付比例和封顶线的设定来确定。待遇政策确定之后，参保人员患病、利用医疗服务和发生医疗费用将按照待遇政策来提供待遇保障。医疗服务项目目录的宽窄以及起付线、支付比例、封顶线的高低将在很大程度上决定医疗保险基金支出。因此，在现收现付原则下，待遇政策直接影响到筹资水平。在待遇政策确定的前提下，社会医疗保险筹资必须基于收支平衡设定相应的筹资水平，从而使得筹集到的医疗保险基金能够满足待遇支付的需要。同样，如需调整待遇政策，如扩大医疗服务项目目录范围，提高待遇水平，就需要根据待遇政策调整后医疗保险基金支付的增长水平相应地提高缴费水平，使得提高缴费形成的基金收入能够满足提高待遇后的基金支付需要。

（二）筹资水平对待遇的影响

社会医疗保险待遇水平的设定和调整也受到筹资水平的制约。待遇水平的设定不仅仅考虑参保人员疾病经济风险化解的需要，还要充分考虑经济发展水平和医疗保险的筹资能力。与筹资能力、基金支付能力相匹配的待遇政策才是可以兑现的待遇政策，而超出筹资能力和基金支付能力的待遇政策也会因为无法兑现而失去意义。在经济快速增长的情况下，各方筹资能力也不断增强，可以通过提高缴费水平来支撑待遇水平的适当提高；而在经济增长放缓、无力提高筹资水平的情况下，就不宜提高社会医疗保险待遇水平，以免造成基金收支失衡，影响制度的可持续运行。

（三）筹资与待遇的平衡

社会医疗保险筹资政策决定医疗保险基金收入，待遇政策决定医疗保险基金支出，而医疗保险基金必须实现收支平衡。因此，社会医疗保险的筹资政策必须与待遇政策相协调、相匹配，一方的政策设计和调整必须考虑另一方的政策设计和调整，不可偏废。首先，初始待遇政策设定必须充分考虑经济发展水平和各方（单位、个人和财政）承受能力，并基于各方承受能力来设定缴费水平和缴费分担机制，使得所筹集的医疗保险基金能够满足既定医疗保险待遇水平下的支付需要。待遇政策一旦确定应当具有一定的稳定性，不应过于频繁调整以至于影响现有筹资政策下的医疗保险基金收支平衡。其次，随着经济发展水平的提高、各方经济承受能力的变化，可以适时调整筹资水平和筹资分担机制，并基于收支平衡原则适当调整医疗保险服务项目的范围和待遇水平。

在我国职工基本医疗保险制度改革之初以及城乡居民基本医疗保险制度建立之初，并不是基于预先设定的待遇水平来筹集医疗保险基金的，而是依据可承受的筹资水平来确定待遇范围和待遇水平，也就是遵循“以收定支”原则来平衡筹资与待遇的关系。随着基本医疗保险制度的不断完善，特别是随着制度走向成熟定型，基本医疗保险将最终确定适度且稳定的待遇水平，给予参保人员明确的保障待遇预期，在此情况下，向社会所承诺的待遇水平就必须兑现，不论筹资能力是否可承受。因此，基本医疗保险的筹资与待遇的关系就从制度建设之初的“以收定支”转向“以支定收”，也就是基于既定待遇水平所产生的刚性支出来确定和调整筹资水平，使得所筹集的医疗保险基金能够满足支付需要。当然，因人口老龄化等客观因素导致的基金收支失衡，政府作为医疗保险强制实施的责任主体，也可以通过一般税收或专项税等方式另外筹集资金来补充医疗保险基金，帮助社会医疗保险维系基金收支平衡。此外，在保持医疗保险基金收支平衡的过程中，在既定的待遇范围和水平下如何提高医疗保险资金的使用效率，充分发挥社会医疗保险基金战略性购买作用将在后续相关章节中进行介绍。

第二节　社会医疗保险的筹资政策

社会医疗保险主要通过职工的单位（雇主）和职工个人（雇员）的缴费来筹资；未就业人群则通过个人（家庭）的缴费来筹资；另外，政府也在社会医疗保险中承担越来越重要的筹资责任。社会医疗保险各方的筹资和缴费形成医疗保险基金。社会医疗保险的筹资政策包括筹资主体与来源、筹资水平与责任分担以及社会医疗保险筹资的归集与使用等。

一、筹资主体与来源

（一）筹资主体

社会医疗保险筹资的主要承担者是职工的单位（雇主）和职工个人（雇员），另外，非正规就业的个人、未就业的个人以及政府也是重要的筹资主体。正规就业人群由单位和职工个人共同履行缴费责任；非正规就业人员（如灵活就业人员）则由个人承担全部缴费责任；而未就业的居民则由个人与政府共同缴费。此外，政府还通过税收减免、直接与雇主雇员分担筹资责任以及通过一般税收或专项税收提供补贴等方式承担筹资责任。

1. 就业单位（雇主）和职工个人（雇员）　正规就业人群现今仍然是参加社会医疗保险的主体人群，社会医疗保险缴费主体主要是就业单位（雇主）及其雇佣的职工个人（雇员）。职工个人作为医疗保险受益对象需要履行个人缴费责任，这是其享受社会医疗保险待遇权利的前提条件；而就业单位则需要为其员工履行作为雇主的缴费责任，雇主缴费是雇主为保障雇员劳动力再生产（从疾病状态恢复健康、回到工作岗位）应承担的责任。随着社会医疗保险扩大到非就业人群，大多数国家的社会医疗保险将就业人群家庭里的被扶养人（子女、未就业的配偶等）纳入社会医疗保险制度中（无须另行缴费），享受与就业人群相同的医疗保险待遇。因此，职工个人的缴费不仅是为自己尽责，同时也为被抚养的家庭成员尽责。

2. 非正规就业人员　非正规就业人员很难依靠或没有就业单位承担雇主责任，通常需要个人独自缴纳全部保险费。

3. 未就业人群　一些国家为未就业人群单独建立与就业人群相分离的社会医疗保险，也可以让未就业人群参加就业人群的社会医疗保险，这都需要个人承担缴费责任。由于未就业人员缴费能力不足，往往由政府提供一定补贴。

4. 政府　政府通常在社会医疗保险筹资中也承担一定责任。一是政府通常为未就业人员提供一定的财政补贴；二是为应对越来越严峻的人口老龄化带来的巨大冲击，一些国家由政府财政直接承担一定比重的社会医疗保险缴费责任（如韩国），另一些国家通过征收专项社会保障税或医疗保险税为社会医疗保险另外筹集资金（如法国），以减缓社会医疗保险的支付压力。

（二）筹资来源

社会医疗保险筹资主要来源于缴费。另外，社会医疗保险也有政府税收以及其他方面的补充性筹资来源。

1. 缴费　针对正规就业人群，社会医疗保险缴费通常由就业单位和职工个人共同承担。其中，就业单位按工资总额的一定比例（费率）缴费，职工个人按本人工资收入的一定比例缴费。

针对非正规就业人员，通常按照社会平均工资的一定比例缴费，缴费比例通常是正规就业人员单位和个人缴费比例之和，也就是由其个人履行全部缴费义务。

针对未就业人员，除了一部分以家属身份随同正规就业人员参加社会医疗保险（无须另外缴费）外，其他居民则需履行缴费义务，政府通常会给予一定的财政补贴。

一般低收入人群以及一些特殊人群可以减免缴费责任。一些国家免除儿童的缴费义务。

2. 税收　为应对人口老龄化以及医药技术进步带来的医疗费用快速上涨，越来越多的国家将税收作为社会医疗保险基金的重要来源之一。政府通常通过一般税收或特种税等提供补贴。比如，韩国按社会医疗保险缴费收入的20%提供财政补贴，其中14%来自一般税收、6%来自专项烟草税；法国征收专项社保税用于补贴社会医疗保险基金；德国、日本、荷兰等国家为弱势人群（低收入人群、儿童、自雇者等）参保提供财政补贴。

3. 其他来源　社会医疗保险还有其他一些筹资来源，如社会医疗保险基金投资或利息收益、延迟缴费的惩罚性滞纳金等。

二、筹资水平与责任分担

社会医疗保险筹资涉及缴费水平与缴费分担、费率测算与调整以及政府的责任分担等。

（一）缴费水平与缴费分担情况

社会医疗保险缴费水平一般用缴费基数乘以费率来表示。其中，缴费基数通常与工资收入挂钩，费率则显示为缴费基数的一定百分比。在雇主雇员分担缴费的情况下，雇主的缴费基数通常是全部雇员的工资总额，而雇员的缴费基数则是雇员个人的工资收入。多数国家为缴费基数设定工资收入上限，也就是工资收入超过社会平均工资一定倍数（上限）之上的工资收入不纳入缴费基数；少数国家设定工资收入的下限，即工资收入低于社会平均工资的一定比例时，就以这一比例的社会平均工资作为缴费基数（下限）。在我国，职工基本医疗保险的个人缴费基数上限是社会平均工资的300%，下限是社会平均工资的60%。

受经济发展水平、人口老龄化程度、医疗保险覆盖面、医疗保险待遇范围和水平、医疗服务提供水平等多种因素的影响，不同国家的社会医疗保险缴费水平差异较大。通常，发达国家人口老龄化程度重、医疗保险待遇范围宽、待遇水平高、医疗技术水平高，社会医疗保险缴费费率也相对较高，而一些新建立社会医疗保险的国家，由于经济发展水平不高、参保人口结构较年轻、医疗保险待遇范围较窄以及待遇水平有限，社会医疗保险缴费费率相对较低。

在社会医疗保险缴费费率存在差异的情况下，雇主雇员缴费分担情况也有所差异。多数国家雇主雇员的缴费责任各半，也有部分国家雇主缴费责任大于雇员，极个别国家雇员缴费责任超过了雇主。表5-1显示了部分国家社会医疗保险的缴费费率和雇主雇员分担情况。

表5-1　各国社会医疗保险缴费费率及其分担情况

国家	费率/%	雇主和雇员分担
奥地利	7.50	50∶50
德国	15.50	47∶53
捷克	13.50	67∶33
卢森堡	5.40	50∶50
希腊	6.45	67∶33
保加利亚	6.00	50∶50
匈牙利	15.00	73∶27
摩尔多瓦	5.00	50∶50
罗马尼亚	13.50	52∶48
斯洛伐克	14.00	71∶29

（二）费率测算与调整

确定缴费费率需要考虑多方面的因素。首先是待遇水平。应当基于收支平衡原则，为待遇支付需要而筹集足够的医疗保险基金。其次是工资水平。工资水平决定缴费基数。最后是参保人群的年龄结构。参保人群的年龄结构既影响缴费收入（退休人员通常缴费水平低），也影响基金支出（老年人群的医疗消费大大高于在职人群）。其他影响费率的因素还有医疗费用水平及增长率、预先设定的基金结余水平、参保人员的性别结构（男女退休年龄不同）等。

社会医疗保险缴费费率主要依据社会医疗保险收入与支出的平衡来测算，即社会医疗保险基金缴费收入=社会医疗保险基金待遇支出+设定的基金结余水平（或风险调剂金）。其中，社会医疗保险基金缴费收入=缴费人数×缴费基数×缴费费率，社会医疗保险基金待遇支出=待遇范围内医疗总费用×设定的待遇支付比例。当然，动态的缴费费率测算还需要考虑缴费基数（工资）的增长率、缴费人数的变化、参保人群的年龄结构变化、医疗费用增长率以及待遇范围和待遇水平的调整等因素。

社会医疗保险缴费费率和缴费分担并非一成不变，而是动态调整的。受人口老龄化、医疗技术进步、医疗费用增长等因素的影响，各国社会医疗保险缴费费率大体呈不断上升趋势。比如，德国的社会医疗保险缴费费率就从20世纪90年代的13%左右逐步提高到2010年之后的15%以上。德国还有明确的费率调整机制，当疾病基金的收入无法达到支出预算的95%时，就须调涨费率；当收入预算超过支出预算且降低0.2%的费率仍无法使收入低于支出预算的95%时，可调降费率。

社会医疗保险缴费分担也是有变化的，变化趋势是雇员的分担比例有所增大。比如，德国在1955～2005年，雇主与雇员缴费分担比例一直是1∶1，2005年之后雇员的缴费分担比例逐步加大，到2013年，缴费费率为15.5%，其中雇员负担8.2%，雇主负担7.3%。此外，东欧转型国家为了稳妥推进从国家医疗保障制度向社会医疗保险转轨的改革，最初雇主缴费比例较大，在随后的改革中逐步加大了雇员缴费比例。如保加利亚雇主和雇员的缴费分担比例从1999年的5∶1逐步调整到2009年的3∶3。

社会医疗保险缴费的调整还体现在缴费基数的变化上。一是提高或取消缴费基数的上限，如法国取消了缴费基数上限，东欧转型国家也普遍提高缴费基数上限；二是逐步从以工资性收入为缴费基数转为以全部税前收入为基数，将非工资性的其他收入也纳入缴费基数计算中（如德国）。

（三）政府的责任分担

在社会医疗保险筹资中政府财政补助有以下几种形式。一是引入新的税种。如1998年法国政府将雇员（个人）医疗保险缴费逐步转换为以收入为基数的社保税，到2000年社保税筹资占社会医疗保险筹资的34.6%。二是对特定人群提供保费补贴。如荷兰政府对社会医疗保险提供税收补贴，用于资助低收入群体（低收入者、学生、有被抚养人的家庭）参保，德国则对自雇者（如艺术家）等人群提供50%的保费补贴。三是将部分与健康相关的特殊税种用于社会医疗保险。如法国自20世纪70年代起就逐步将一些与健康相关的税收项目投入社会医疗保险基金，如药品生产企业1%的营业税，还有药品广告税、零售税等相关税收。韩国则对烟草征收特种税，用于补贴国民健康保险基金。

三、社会医疗保险筹资的归集与使用

社会医疗保险通过缴费以及其他筹资形成社会医疗保险基金。虽然，社会医疗保险通过国家立法强制实施，但社会医疗保险基金并非一定要在国家层面统一归集和集中使用。从国际上看，除少数国家是全国层面统一归集和使用外，大多数国家的基金归集和使用是分散化的，按照职业、行业或者地域，形成不同的医疗保险基金，各自在职业、行业、地区范围内进行缴费、基金汇集以及在相应参保人群范围内实行基金统筹使用。我国基本医疗保险实行地市级统筹，同一地市范围内，统一筹资、待遇政策，医疗保险基金统收统支。

从国际上看，社会医疗保险发展成熟的国家，虽然存在多个社会医疗保险基金，但通常筹资、待遇政策是全国统一的，并通过建立风险调节机制，来解决因参保人群年龄、性别与疾病风险差异等因素造成的基金收支不平衡问题。

第三节　社会医疗保险的待遇政策

社会医疗保险待遇包含两个方面：待遇范围和待遇水平。待遇范围指医疗保险基金可以为参保人员所支付的服务类别和具体服务项目的范围。待遇水平指医疗保险基金对医疗费用的支付水平。医疗费用支付水平一般体现为起付线、支付比例和封顶线。

一、社会医疗保险待遇范围

（一）社会医疗保险待遇的服务类别

社会医疗保险所提供的医疗服务类别可分为门诊服务（包括零售药店药品服务）和住院服务。门诊服务通常由基层医疗卫生机构和全科医师提供；而住院服务通常由医院提供，医院也同时承担一部分专科门诊服务。很多国家实行守门人制度，也就是基层全科医师通过签约为参保人员提供初级医疗服务，并为不能诊治的患者提供转诊服务，将其转诊至医院专科门诊或专科医生。也有不少国家没有建立守门人制度，参保人员门诊就医可自由选择医疗机构。此外，零售药店也可以提供处方药服务。各国社会医疗保险基本上同时覆盖门诊服务和住院服务。我国的两项基本医疗保险也都覆盖门诊服务和住院服务，只是住院服务的待遇水平高于门诊服务。

（二）社会医疗保险待遇的服务项目范围

无论门诊服务还是住院服务，都包含具体的医疗服务项目。这些服务项目既有物耗的药品、医用耗材，也有检查检验、疾病诊断、处方、手术治疗、医疗护理等劳务性医疗服务。社会医疗保险并非为上述所有医疗服务项目支付费用，而是通过确定服务项目清单来明确其责任范围，也就是社会医疗保险待遇的服务目录。我国基本医疗保险早期有 3 个基本医保目录，指的是药品、诊疗项目和医疗服务设施目录。2020 年转换成药品、医用耗材和诊疗项目目录。基本医疗保险药品目录最早建立，经过 20 多年间 7 次的目录调整，已形成全国统一的基本医疗保险药品目录。全国性医用耗材、诊疗项目目录尚未建立起来。一些国家也有通过除外方式来确定医疗保险待遇的服务项目范围，即不予支付的服务项目清单（负目录），不在清单上的服务项目都可获得医疗保险支付。

一些国家还将预防保健、健康管理等公共卫生服务，甚至配镜、就医路费、食宿费等非医疗性项目也纳入社会医疗保险的待遇范围。不少国家的社会医疗保险基金还用于支付疾病津贴。需要说明的是，本章的社会医疗保险待遇范围不包含疾病津贴，也将上述非医疗性项目排除在外，仅指与疾病治疗相关的医疗服务项目。

社会医疗保险服务项目目录确定了待遇支付范围，目录大小、目录内项目价格高低直接影响社会医疗保险基金支付。因此，社会医疗保险服务项目目录的确定和调整（特别是新增价格昂贵的项目）既要考虑满足参保人群必需的医药服务需求，也必须充分考虑医疗保险基金的承受能力。从国际趋势来看，社会医疗保险的药品、诊疗服务等项目的目录准入通常需要进行卫生技术评估，并通过协商谈判方式确定价格。在我国基本医疗保险药品目录的调整过程中，药物经济学评价及其他价值证据越来越被重视，创新药品医保准入谈判机制也已被建立起来。

二、社会医疗保险待遇水平设定

社会医疗保险待遇水平体现社会医疗保险的保障程度，待遇水平越高，保障程度也越高，个人负担水平就越低。社会医疗保险主要通过起付线（免赔额）、支付比例（报销比例）和封顶线来确定医疗保险待遇水平。

（一）起付线（免赔额）

起付线指的是医疗保险支付医疗费用的门槛，又称免赔额。起付线以下的医疗费用由个人支付，超过起付线的医疗费用才进入医疗保险支付范围。起付线的设置有两方面的作用：一是减轻医疗保险基金的负担，起付线之下的医疗费用由个人自付，可减少医疗保险支付责任；二是降低患者滥用服务的道德风险，设置一定水平的起付线，起付线之下的医疗费用个人自付，可以引导参保人员自我约束，减少不必要的就医行为，可以达到减少医疗保险基金浪费的目的。起付线的设置也会带来一定的负面影响，特别是对于低收入人群，可能会抑制其必需的就医需求，导致小病不治酿成大病的消极后果。因此，起付线的设置要适宜，不可过低以至于不能有效防范滥用服务的道德风险，也不可过高以至于抑制合理医疗需求。

世界各国普遍为门诊就医设置起付线，就医时先由个人支付一个定额的自付额，之后的医疗费用由医疗保险负担。在我国，基本医疗保险对门诊服务和住院服务都设置了起付线，不同等级医疗机构的起付线不同，医疗机构级别越高起付线也越高。

（二）支付比例（报销比例）

支付比例指的是参保患者发生的医疗费用中由医疗保险基金支付所占的百分比，又称报销比例。支付比例与共付比例相对，后者指的是患者个人承担的费用比例。设置支付比例同样是为了减少参保人员就医的道德风险。根据美国兰德健康保险实验的结果，在不同支付比例下患者的就医行为会发生变化，支付比例越高，患者就会利用更多医疗服务，支付比例越低则导致相反的结果。合理设置支付比例，既能防范滥用服务的道德风险，也可有效化解个人医疗费用风险。社会医疗保险支付比例应当适度。适度的支付比例设定应该综合考虑两方面因素：一是灾难性卫生支出的发生率，所设定的支付比例应该能够化解大多数人的医疗费用风险，避免大范围发生灾难性卫生支出；二是有效的个人自我约束作用，也就是个人自付水平达到一定程度，使得个人有意愿约束自己，不至于过度使用、滥用医疗服务，从而减少保障过度可能带来的医疗保险基金浪费。

20 世纪 80 年代以来，发达国家在医疗保障改革过程中也开始引入共付机制。比如在法国，对于医院服务，30 天内住院治疗个人需自付 20%的费用，并负担每日 16 欧元的固定费用；对于门诊医生服务，个人需自付 30%的费用，另外每次就诊加收 1 欧元诊疗费；在处方药方面，一般个人需自付 35%的费用。在我国，职工、城乡居民基本医疗保险住院发生的目录内医疗费用的支付比例分别为 80%、70%左右。

（三）医疗保险支付或个人自付的封顶线

医疗保险支付封顶线，又称医疗保险最高支付限额，是指医疗保险基金支付的最高费用上限，超过这一上限的医疗费用医疗保险不再承担支付责任。设置医疗保险支付封顶线的目的在于控制医疗保险基金的过高支出，防止基金出险。医疗保险支付封顶线是一项医疗保险基金止损的措施，但对于患者来说，如发生超出封顶线之上的高额医疗费用则面临巨大的个人自付费用负担，需要有其他制度安排来解决封顶线之上的个人费用负担问题。

国际上（特别是发达国家）更常见的是设置个人自付封顶线（止损线），超出个人自付封顶线之上的医疗费用个人不再支付费用，由医疗保险全额承担。如在德国，个人自付费用超出家庭总收入 2%或者慢性病家庭自付费用超出家庭总收入 1%时，超出部分费用个人无须支付。

医疗保险支付封顶线与个人自付封顶线的差异在于，前者是医疗保险基金的保护线，后者是个人负担的保护线，后者能够更有效地避免发生灾难性卫生支出和因病致贫，是对参保人员更有效的保障措施，当然这也要求医疗保险基金具有强有力的支付能力。受制于经济发展水平和医疗保险基金的支付能力，我国两项基本医疗保险目前设置的是医疗保险支付封顶线，年度封顶线分别为职工年平均工资、居民可支配收入的 6 倍。

第四节 我国社会医疗保险的筹资与待遇政策

20 世纪 80 年代后，我国开始将公费、劳保医疗制度转变为社会医疗保险制度（职工基本医疗保险），并将社会医疗保险制度进一步延伸到城乡居民（城乡居民基本医疗保险）。为进一步化解高额医疗费用风险，我国还在两项基本医疗保险制度之上分别建立了政策性补充医疗保险（职工大额医疗费用补助、城乡居民大病保险）。政策性补充医疗保险也是我国社会医疗保险制度的重要组成部分。本节将介绍我国社会医疗保险筹资与待遇情况及其未来发展趋势。

一、职工基本医疗保险的筹资与待遇

（一）政策规定

1. 国家政策 1998 年发布的《国务院关于建立城镇职工基本医疗保险制度的决定》（国发〔1998〕44 号），明确了城镇职工基本医疗保险制度改革的目标任务、基本原则和政策框架。其中有关筹资与待遇的基本政策沿用至今，并未发生重大变化。关于筹资和待遇，相关规定有如下几方面。一是筹资主体，包括用人单位和职工个人，退休人员个人则不缴费。二是筹资责任分担，职工基本医疗保险费由用人单位和在职职工共同缴纳。三是缴费费率，用人单位缴费费率为职工工资总额的 6%左右，职工个人缴费费率为本人工资收入的 2%。四是基金分配，职工基本医疗保险基金由统筹基金和个人账户构成。职工个人缴费全部计入个人账户；用人单位的缴费分为两部分，30%左右划入个人账户，其余划入社会统筹基金。五是基金归集和使用，职工基本医疗保险基金实行地市级统筹，在地级市范围内统一归集、管理和使用。六是待遇政策，包括起付线、封顶线和个人自付责任。统筹基金的起付线原则上控制在当地职工年平均工资的 10%左右，封顶线原则上控制在当地职工年平均工资的 4 倍左右。起付线以下、封顶线以上的医疗费用，全部由个人自付；起付线以上、封顶线以下的医疗费用，主要从统筹基金中支付，个人也要负担一定比例。

职工基本医疗保险制度建立以来，国家政策比较重要的调整体现在两个方面。一是提高支付封顶线。2009 年将职工基本医疗保险的封顶线从职工年平均工资的 4 倍提高到了 6 倍。二是缩小个人账户规模，建立门诊共济保障机制。2021 年出台的《国务院办公厅关于建立健全职工基本医疗保险门诊共济保障机制的指导意见》（国办发〔2021〕14 号）要求，建立普通门诊统筹，政策范围内支付比例从 50%起步，并逐步扩大由统筹基金支付的门诊慢特病病种范围，将部分治疗周期长、对健康损害大、费用负担重的疾病门诊费用纳入共济保障；同时缩小个人账户规模，在职职工个人账户仅计入个人缴纳的基本医疗保险费，即本人工资的 2%，单位缴纳的基本医疗保险费不再计入个人账户，退休人员的个人账户由统筹基金按定额划入，划入额度逐步调整到统筹地区当年基本养老金平均水平的 2%左右；单位缴纳的基本医疗保险费除划转退休人员个人账户外全部计入统筹基金，通过减少个人账户划入而增加的统筹基金主要用于提升门诊保障待遇。

2. 地方政策 各地依据国家政策并结合本地情况制定符合地方实际的具体筹资与待遇政策。一是缴费政策。各统筹地区个人缴费费率基本都是按照国家政策要求设定的（2%），而单位缴费费率各地则差异较大，多数地区突破了 6%，最高的达到 10%，也有少数地方单位缴费费率在 6%以下。二是待遇政策。关于起付线，在最初按照职工平均工资的 10%左右来设置起付线（折算成具体金额）后，大多数地方基本没有或者有很小幅度的调整，使得起付线额度占职工年平均工资的比例远低于 10%；关于支付比例，各地根据地方筹资水平并考虑过去的待遇水平，自主确定具体支付比例，并对不同等级的医疗机构设置了不同支付比例，因此各地职工基本医疗保险支付比例存在较大差异；关于封顶线，各地基本遵循国家政策要求，按照当地职工年平均工资的 6 倍来设定。

（二）实际运行情况

1. 实际筹资 从人均筹资水平和实际缴费费率来看，有以下特点。

（1）人均筹资额逐年增长，但增速放缓：我国职工基本医疗保险人均筹资额逐年增长，从 2011 年的每人每年 1960 元增长至 2021 年的 5363 元，十余年间增长了约 1.74 倍。近年来，职工基本医疗保险筹资增长总体呈现放缓趋势，个别年份（2020 年）受到政府为应对疫情减税降费的影响而出现负增长（图 5-1）。

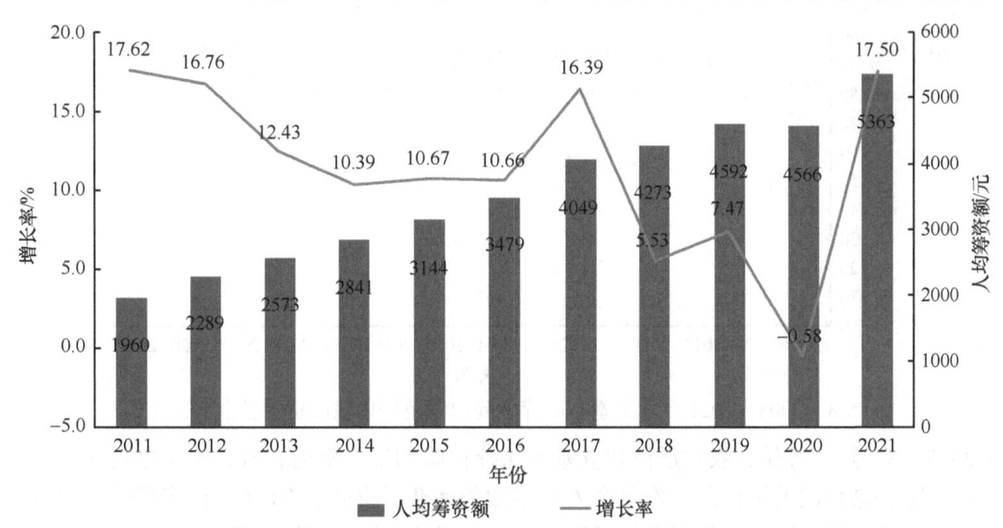

图 5-1　2011～2021 年全国职工基本医疗保险人均筹资额及其增长情况

资料来源：《中国医疗保障统计年鉴（2021）》《2021 年全国医疗保障事业发展统计公报》。

（2）实际缴费费率高于政策规定：职工基本医疗保险实际缴费费率大致维持在 9.0%左右，明显高于国家政策规定的 8%（“个人 2%+单位 6%”）。2020 年是个例外，受政府为应对疫情减税降费的影响，费率有较大幅度的下降（8.5%）（图 5-2）。

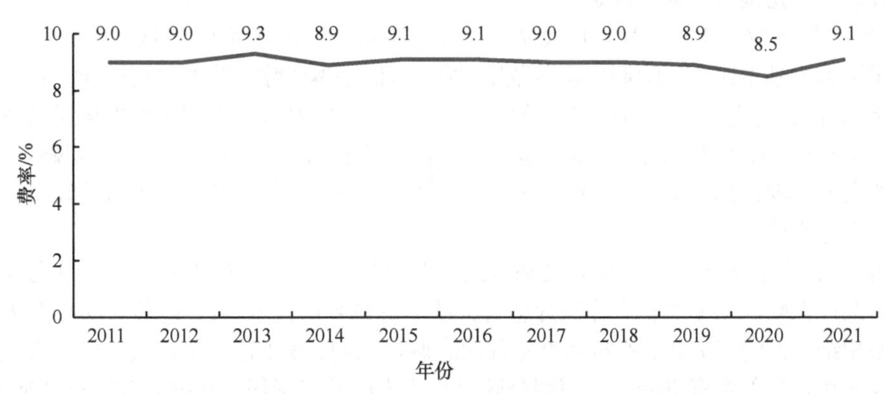

图 5-2　2011～2021 年全国职工基本医疗保险缴费费率变化

2. 实际待遇　从住院服务待遇和医保目录变化来看有以下特点。

（1）住院服务待遇逐年有所提升并达到相对稳定水平：自 2009 年实施新医改以来，职工基本医疗保险住院服务待遇水平大幅提高，政策范围内住院费用基金支付比例从 2008 年的 71.9%增长到 2009 年的 78.7%，随后逐年平稳增长，在 2011～2018 年保持在 81%～82%的水平。2019 年由于个人账户支出也被纳入医疗保险基金支出统计，基金支付比例又有一定提升，到 2021 年达到 84.4%（图 5-3）。

（2）医保目录范围不断扩大：以药品目录为例，我国在 2000 年制定了第一版医保药品目录，纳入的药品数量达到 1535 种。之后又经历了 7 次的目录调整，药品数量持续增加。到 2022 年出台了《国家基本医疗保险、工伤保险和生育保险药品目录（2022 年）》，目录药品数量达到 2967 种，比 2000 年版药品目录的药品数量增长了近一倍。

二、城乡居民基本医疗保险的筹资与待遇

（一）政策规定

2003 年，《国务院办公厅转发卫生部等部门关于建立新型农村合作医疗制度意见的通知》（国

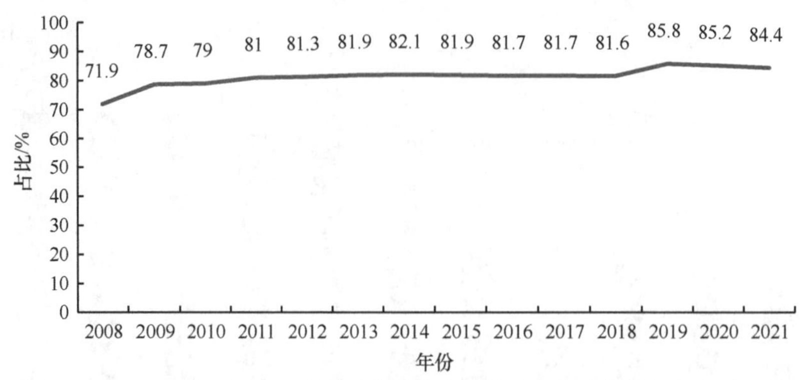

图 5-3 2008～2021 年职工基本医疗保险政策范围内住院费用基金支付比例

办发〔2003〕3 号），开始为农村居民建立基本医疗保险制度。新型农村合作医疗制度实行个人缴费和财政补贴相结合的筹资机制：农民个人每年缴费标准不应低于 10 元，经济条件好的地区可相应提高缴费标准；地方财政每年对参加新型农村合作医疗农民的资助不低于人均 10 元，中央财政每年通过专项转移支付对中西部地区除市区以外的参加新型农村合作医疗的农民按人均 10 元安排补助资金。该文件对新型农村合作医疗的待遇政策进行了框架性规定，如主要用于报销参加新型农村合作医疗农民的大额医疗费用或住院医疗费用，制定农村合作医疗报销药物目录等。国家每年确定个人缴费、财政补贴的最低标准，而具体的筹资水平、个人与财政的筹资分担机制以及待遇支付政策由地方政府根据地方实际来确定。

2007 年，《国务院关于开展城镇居民基本医疗保险试点的指导意见》（国发〔2007〕20 号）出台将城镇居民纳入基本医疗保险制度覆盖范围。城镇居民基本医疗保险的筹资同样实行个人缴费和财政补助相结合，在待遇政策方面规定城镇居民基本医疗保险基金重点用于参保居民的住院和门诊大病医疗费用支出，有条件的地区可以逐步试行门诊医疗费用统筹。同样，国家每年确定个人缴费、财政补贴的最低标准，而具体的筹资水平、个人与财政的筹资分担以及待遇支付政策也是由地方政府根据地方实际来确定。

2016 年，《国务院关于整合城乡居民基本医疗保险制度的意见》（国发〔2016〕3 号）出台将城镇居民基本医疗保险和新型农村合作医疗整合为统一的城乡居民基本医疗保险，实行个人缴费与政府财政补贴相结合的筹资方式，不断完善筹资动态调整机制，逐步建立个人缴费标准与城乡居民人均可支配收入相衔接的筹资机制，合理划分政府与个人的筹资责任，在提高政府补助标准的同时，适当提高个人缴费比重，并实行地市级统筹。在待遇政策方面，明确规定城乡居民基本医疗保险基金主要用于支付参保人员发生的住院和门诊医药费用；稳定住院保障水平，政策范围内住院费用支付比例保持在 75%左右；进一步完善门诊统筹，逐步提高门诊保障水平。

城乡居民基本医疗保险实行定额缴费，中央政府每年公布城乡居民基本医疗保险的最低筹资标准，各地则可以根据地方经济能力在国家筹资标准基础上有所提高。国家规定的最低筹资标准从最早新型农村合作医疗的人均 30 元，逐步提高到 2022 年的人均 960 元（个人缴费 350 元、财政补贴 610 元）。在待遇政策方面，国家每年给出方向性、指导性要求，如 2019 年国家医疗保障局、财政部出台的《关于做好 2019 年城乡居民基本医疗保障工作的通知》（医保发〔2019〕30 号）提出“巩固提高政策范围内住院费用报销比例，建立健全城乡居民医保门诊费用统筹及支付机制，重点保障群众负担较重的多发病、慢性病。把高血压、糖尿病等门诊用药纳入医保报销，……”；2020 年之后每年出台的有关城乡居民基本医疗保障工作的通知均要求，稳定或巩固住院待遇水平，政策范围内住院费用支付比例达到或稳定在 70%左右。各地根据实际情况在此基础上有所提高。

（二）实际运行情况

1. 人均筹资水平不断提升 2012 年全国城乡居民基本医疗保险人均筹资额仅为 312 元，到

2020年达到833元，增加了1.67倍。其中，人均财政补贴标准从2012年的244元提高到2020年的559元，年均增长率为10.9%；而个人缴费金额也从2012年的68元增加到2020年的274元，年均增长率为19.0%（图5-4）。

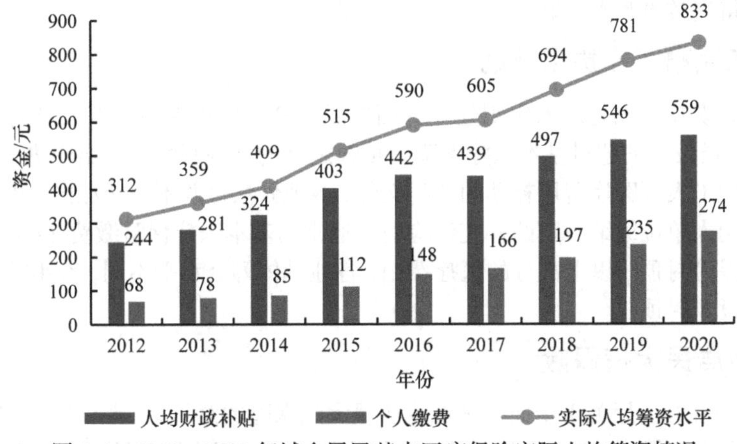

图5-4　2012～2020年城乡居民基本医疗保险实际人均筹资情况

2. 筹资结构逐步优化　在城乡居民基本医疗保险建立之初，为吸引居民参保，个人仅缴纳较低的保费（如新型农村合作医疗从每人每年10元起步），大部分筹资来自财政补贴。近年来，国家在逐年提高人均财政补贴标准的同时要求同步提高个人缴费标准，使得财政补贴与个人缴费的分担比例从2014年最高时的3.81∶1逐步降低到2020年的2.04∶1，筹资结构不断优化（表5-2）。

表5-2　2012～2020年城乡居民基本医疗保险筹资结构变化

	2012年	2013年	2014年	2015年	2016年	2017年	2018年	2019年	2020年
财政补贴与个人缴费分担比例	3.59∶1	3.60∶1	3.81∶1	3.60∶1	2.99∶1	2.64∶1	2.52∶1	2.32∶1	2.04∶1

3. 待遇保障水平不断提高　从住院待遇保障水平来看，城乡居民基本医疗保险政策范围内住院费用基金支付比例从2012年的64.4%提高到了2020年的70.0%。同时，城乡居民基本医保目录也实现了与职工基本医保目录的统一，进一步提高了城乡居民的待遇保障水平（图5-5）。

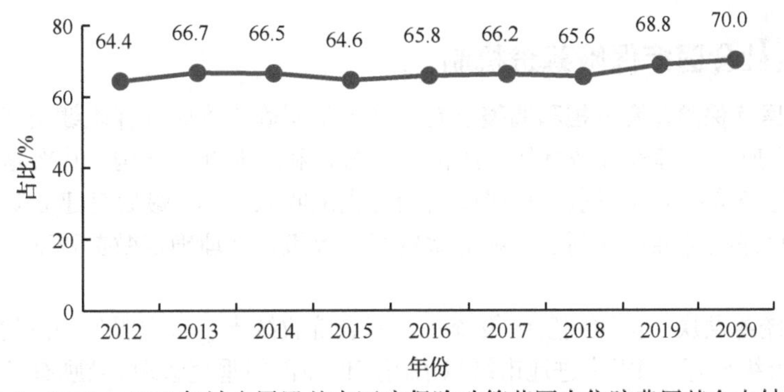

图5-5　2012～2020年城乡居民基本医疗保险政策范围内住院费用基金支付比例

三、政策性补充医疗保险的筹资与待遇

政策性补充医疗保险是我国社会医疗保险特有的组成部分，包括职工大额医疗费用补助和城乡

居民大病保险。职工大额医疗费用补助是职工基本医疗保险改革的产物，用于解决基本医疗保险封顶线之上的高额医疗费用报销问题，而城乡居民大病保险则是为发生重大疾病的居民在基本医疗保险报销之后提供二次报销。我国的两项政策性补充医疗保险分别依附于基本医疗保险制度，与基本医疗保险的筹资待遇政策紧密关联。

（一）职工大额医疗费用补助

职工大额医疗费用补助是政府组织建立的面向职工基本医疗保险参保人员的一种补充医疗保险，旨在对参保人员发生的超过基本医疗保险封顶线之上的高额医疗费用给予进一步补充保障。国家并未出台有关职工大额医疗费用补助的专门文件，各地做法也并不完全相同，较为常见的做法是由个人和（或）用人单位缴纳一定的补充保险费（通常与基本医疗保险缴费捆绑、一并缴纳），用于报销基本医疗保险封顶线以上部分的医疗费用，各地具体筹资水平不同，费用报销比例也不尽相同，通常也会再设置封顶线。

（二）城乡居民大病保险

2015 年《国务院办公厅关于全面实施城乡居民大病保险的意见》（国办发〔2015〕57 号）开始全面实施城乡居民大病保险。建立城乡居民大病保险的目的在于为城乡居民基本医疗保险报销后需个人自付的高额医疗费用（所谓“大病”并非具体的疾病，而是发生高额医疗费用的代称）提供进一步的补充报销。城乡居民大病保险进一步拓展和延伸了城乡居民基本医疗保险的功能，提升城乡居民医疗保险待遇水平，特别是高额医疗费用患者的待遇水平。

城乡居民大病保险没有单独的筹资来源，而是从城乡居民基本医疗保险基金中划出一定比例或额度作为大病保险资金。城乡居民大病保险的待遇政策是，城乡居民基本医疗保险报销后个人自付费用年度累计超过当地居民年人均可支配收入（起付线）之上的费用，按一定比例报销。2015 年规定城乡居民大病保险支付比例应达到 50%以上。2019 年国家要求进一步提高城乡居民大病保险待遇水平，降低城乡居民大病保险起付线，按居民年人均可支配收入的 50%确定，政策范围内报销比例由 50%提高至 60%；同时加大城乡居民大病保险对贫困人口的支付倾斜力度，贫困人口起付线再降低 50%，支付比例提高 5 个百分点，全面取消建档立卡贫困人口大病保险封顶线。

四、社会医疗保险筹资与待遇的发展趋势

2020 年，《中共中央 国务院关于深化医疗保障制度改革的意见》（中发〔2020〕5 号）对新时代我国医疗保障体系发展提出了系统性的顶层设计，其中有关社会医疗保险的筹资与待遇也有相应的改革要求。

（一）健全社会医疗保险筹资机制

1. 完善基本医疗保险筹资分担和调整机制 首先是明确基本医疗保险缴费责任分担，均衡个人、用人单位、政府三方筹资缴费责任，优化个人缴费和政府补助结构。其次是明确要求缴费与收入挂钩，缴费与经济社会发展水平和居民人均可支配收入挂钩。最后是建立筹资的动态调整机制，建立基本医疗保险基准费率制度，规范缴费基数政策，合理确定缴费费率，实行缴费费率动态调整。

2. 巩固提高统筹层次 按照制度政策统一、基金统收统支、管理服务一体的标准，全面做实基本医疗保险地市级统筹。探索推进地市级以下医疗保障部门垂直管理。鼓励有条件的省（自治区、直辖市）按照分级管理、责任共担、统筹调剂、预算考核的思路，推进省级统筹。

（二）完善社会医疗保险待遇保障机制

（1）完善基本医疗保险制度，继续坚持职工、居民分类保障，逐步缩小职工、居民基本医疗保险待遇差距。建立健全职工基本医疗保险门诊共济保障机制，通过缩减个人账户规模用于建立并不

断提高门诊统筹的保障水平，逐步均衡门诊和住院的待遇水平。

（2）完善和规范城乡居民大病保险、职工大额医疗费用补助等政策性补充医疗保险制度。

（3）实行医疗保障待遇清单制度，规范政府决策权限，科学界定基本制度、基本政策、基金支付项目和标准，促进医疗保障制度法定化、决策科学化、管理规范化。建立待遇清单制度的目的在于逐步统一全国基本医疗保障待遇，促进全国性基本医疗保障待遇公平性，其中对基本医疗保险、政策性补充医疗保险（城乡居民大病保险）的参保范围、筹资标准、待遇支付水平、基金支付范围（目录）的基本政策给出具体要求。

（王宗凡）

参考文献

封进. 2019. 社会保险经济学[M]. 北京：北京大学出版社.

胡晓义. 2012. 医疗保险和生育保险[M]. 北京：中国劳动社会保障出版社.

李珍. 2017. 社会保障理论[M]. 4 版. 北京：中国劳动社会保障出版社.

仇雨临. 2022. 医疗保障[M]. 北京：中国劳动社会保障出版社.

第六章　社会医疗保险支付

医疗保险支付是医疗保险制度的核心功能。本章将介绍医疗保险支付的基本理论和实践。第一节为医疗保险支付概述，介绍医疗保险支付的内涵、作用和分类。第二节是医疗保险的主要支付方式，分别介绍医疗保险对医疗服务的支付方式以及对药品的支付方式。第三节为医疗保险支付方式的发展，展现国际医疗保险支付方式的主要发展趋势，并重点介绍三种创新支付方式。

第一节　医疗保险支付概述

一、医疗保险支付的内涵

医疗保险支付制度（payment system）又称为供方支付制度，是医疗保险方对医疗服务提供方给予支付的一系列制度安排。支付制度可以被广泛地定义为支付方式与其支持系统的结合，这些支持系统包括协议管理、与支付方式相关联的监管评价机制以及管理信息系统等。其中，支付方式是支付制度的核心，它决定了对医疗服务提供方的激励机制；协议管理是对医疗保险方和医疗服务提供方进行约束的手段；监管评价机制是保证医疗服务提供方服务质量的关键；管理信息系统是支付制度得以实施的支撑条件。

支付方式（payment method）可以定义为将资金从医疗卫生服务购买者即医疗保险方转移到医疗服务提供方的机制。支付方式最重要的作用是通过如何将资金转移给医疗服务提供方的设计，传递激励信号，使医疗服务提供方在不同的行为方式下获得经济奖励或是承担经济风险。激励（incentive）是引导个人和组织自利行为的经济信号。激励的理念是基于微观经济学中的一个基本假设，即个人和组织会采取使自身利益最大化的行为。任何一种支付方式都产生经济信号，每一个医疗服务提供者都会对这个信号作出响应，使对他们收入和其他相关利益的积极影响最大化、负面影响最小化。

由医疗保险支付方式所产生的激励以及医疗服务提供方对这些激励措施的响应，支撑支付方式的管理信息系统，以及保险机构与医疗服务提供方之间的协议管理和监管评价机制，将对卫生资源分配和医疗卫生服务的提供产生深远影响。医疗保险支付制度可以通过激励医疗服务提供方为患者提供高质量、有效率的医疗卫生服务，控制费用增长，促进卫生资源的合理使用，从而有助于提升卫生系统的整体绩效。

二、医疗保险支付的作用

医疗保险支付可发挥以下作用。

（一）代表参保人员向医疗服务提供方购买医疗服务

医疗保险的根本目的是保障参保人员的基本医疗需求，减轻参保人员的医疗费用负担。医疗保险方作为参保人员利益的代表，向医疗服务提供方购买参保人员所需的医疗服务，并通过约定的方式向医疗服务提供方支付医疗费用，从而确保参保人员获得医疗服务的同时减轻或消除医疗费用负担。

（二）调控医疗保险基金支出

医疗保险基金如同一个“蓄水池”，资金筹集是水池的“入水口”，费用支付则是水池的“出水口”。医疗保险基金的存量规模既与资金筹集有关，又与费用支付有关。通过医疗保险支付制度的合理设计，使医疗保险基金支出控制在与筹资相适应的水平，并提升基金的支付效率，有助于维持医疗保险基金的收支平衡和医疗保险制度的可持续发展。

（三）形成激励机制，调节医疗服务提供方行为

医疗保险通过资金支付，对医疗服务提供方产生经济激励，引导医疗服务提供方在此激励机制下产生利益最大化的服务行为。不同的医疗保险支付方式对医疗服务提供方行为的调节作用有差异。因此，可以通过设计和实施合理的支付方式，激发医疗服务提供方规范服务行为、提升服务效率、控制服务成本、改善服务质量的内生动力，提供满足参保人员需求的医疗服务，达成所期望的服务结果。

（四）引导卫生资源配置

医疗保险基金作为医疗服务市场上的一种经济资源，通过支付过程流向医疗服务提供方，从而在卫生资源配置中发挥重要的杠杆作用。当医疗保险支付向初级卫生保健机构、偏远地区的医疗服务提供者倾斜时，则更多的资金和卫生技术人员将被吸引到这些机构和地区。合理的医疗保险支付，将引导卫生资源流向具有更高效率的服务机构和卫生领域，提高卫生资源的配置效率和使用效率，提升医疗卫生服务的可及性、质量和公平性，并最终有助于改善卫生系统的绩效。

三、医疗保险支付分类

（一）按支付标准的确定分类

以医疗保险支付的标准是否预先确定作为分类标准，可分为预付制（prospective payment）和后付制（post-payment）两种。

1. 预付制　预付制是指医疗保险机构按事先确定的标准向医疗服务提供方支付费用的方法，包括总额预算制、按人头支付和按病种支付等。预付制的优点是可以较好地控制医疗保险支出，缺点是医疗服务提供方为了节约成本，可能会导致医疗服务量供给不足、服务质量降低以及推诿重症患者等问题。

2. 后付制　后付制是指在医疗服务发生后，医疗保险机构根据医疗服务机构实际发生的金额和数量进行付费的方式。最典型的后付制为按项目支付。后付制的优点是有利于调动医疗服务提供方的积极性，缺点是经济风险完全由医疗保险方承担，医疗服务提供方几乎不承担任何经济风险，在缺少医疗行为监督和管理的情况下，容易产生诱导需求，造成医疗资源的浪费。

（二）按支付对象分类

以医疗保险的支付对象作为分类标准，可分为直接支付型和间接支付型。

1. 直接支付型　直接支付型即支付给医疗服务提供方，指参保人员接受医疗服务所发生的费用，由医疗保险机构根据与医疗服务提供方约定的支付方式和标准，直接向医疗服务提供方支付相关医疗费用，参保人员仅支付按照医疗保险规定个人应承担的医疗费用。这种方式有利于制约医疗服务提供方的服务行为，合理控制医疗费用。

2. 间接支付型　间接支付型即支付给医疗服务需求方，指参保人员在接受医疗服务后先向医疗服务提供方支付全部医疗费用，然后按医疗保险待遇规定从医疗保险机构报销部分或全部医疗费用。这种方式下医疗保险机构与医疗服务提供方不直接发生费用支付关系，难以有效引导医疗服务提供方的行为，不利于合理控制医疗费用。

（三）按支付内容分类

以医疗保险的支付内容作为分类标准，可分为对门诊医疗服务的支付、对住院医疗服务的支付

以及对其他医药服务的支付。

1. 对门诊医疗服务的支付 门诊医疗服务具有服务人次较多、购药发生频次较高、单次就诊费用相对较少、治疗方案相对简单等特点，需结合门诊医疗服务特点设计适宜的支付方式。

2. 对住院医疗服务的支付 住院医疗服务具有服务人次较少、单次住院费用相对较高、治疗方案较为复杂等特点。因此，需结合住院医疗服务特点，实行有针对性的支付方式。

3. 对其他医药服务的支付 一些国家的门诊医疗服务实行医药分业，门诊药品由独立开业的药店提供。在此情况下，医疗保险对药品服务采取单独的支付方式。

值得注意的是，上述分类是以支付内容的范围进行划分的，并非截然分开。在打包支付的情况下，医疗保险机构可以对门诊和住院服务、门诊和药品服务等进行合并支付。

第二节 医疗保险主要支付方式

支付方式是医疗保险发挥服务购买功能、形成激励机制、影响供方行为的核心工具。通过支付单元、支付标准及其调整机制、预付还是后付的设计，决定服务提供方所获得的经济激励和承担的经济风险，调节供方服务行为，并影响最终的服务结果。

一、医疗保险对医疗服务的支付

（一）按项目支付

1. 定义 按项目支付（fee-for-service，FFS）是指按照医疗服务提供方为患者提供的服务项目进行支付，以每一个医疗服务项目为支付单元。

医疗服务项目包括诊断、治疗、化验等临床诊疗活动。支付的总金额等于各服务项目价格与实际服务量的乘积之和。

2. 激励机制 在按项目支付下，医疗服务提供方的收入与其向患者提供的服务项目多少直接相关，医疗服务提供方一般不承担医疗费用超支的经济风险，经济风险完全由医疗保险机构承担。这种支付方式促使医疗服务提供方提供数量更多、价格更高的医疗服务，以获得更多支付。

3. 应用场景和条件 按项目支付是最为传统也是应用最广泛的一种支付方式，既可用于对医疗机构服务和医生服务的支付，也可用于对药品的支付。实施按项目支付需要设定合理的项目价格。

4. 支付标准的确定 按项目支付的标准即医疗服务价格，确定医疗服务价格的方式通常包括政府定价、自主定价、协商定价等。部分国家在确定医疗服务价格时，采用以资源为基础的相对价值标准（resource based relative value scale，RBRVS），用以支付医生的劳务费用。

5. 优势 按项目支付相对简单，便于发展和实施，对管理能力的要求不高。鼓励医疗服务提供方提供更长时间或更多数量的服务，不会出现推诿患者的情形。按项目支付可以改善服务不足地区和弱势人群的服务可及性与利用。如果能够精确测算成本，设定合理的项目收费标准，可以鼓励提供具有成本效果的服务。

6. 局限性 按项目支付属于后付制，医疗服务提供方的服务成本在事后得到补偿，不用承担经济风险，激励医疗服务提供方增加服务提供，易产生诱导需求，导致过度医疗服务和资源浪费，引起费用的不合理增长。单一的按项目支付在大多数国家的卫生系统中都不可持续。

7. 实施情况 因容易导致费用急剧上涨的弊端，很多国家纷纷摒弃了按项目支付或仅将其作为辅助性支付方式，有少数国家仍在使用。例如，日本制定了全国统一的诊疗费用点数，对门诊服务、医师技术费等按项目支付。发展中国家对私立医疗机构和个体执业医师常采用按项目支付。

（二）按床日支付

1. 定义 按床日支付（per diem，per bed-day）是指以每一个住院床日为支付单元预先确定支付标准，医疗保险机构根据参保人员的实际住院天数和支付标准对医疗机构进行支付。

2. 激励机制　按床日支付是一种按单元打包的支付方式，每一个服务单元的支付标准基于不同疾病的诊断、不同医疗机构等级下患者的平均资源消耗来确定。医疗服务提供方为患者提供每床日服务所获得的支付与患者的实际医疗费用不相关。通过设定床日支付标准，使医疗机构分担一定经济风险，注重床日费用控制。这种支付方式会激励医疗服务提供方延长住院天数、增加床位数量、减少每床日的成本，以获得更高的收益。

3. 应用场景和条件　按床日支付适用于支付需要长期住院治疗且日均费用较稳定的疾病，要求对床日费用有较为准确的测算。稳定期精神疾病、慢性病住院医疗服务、安宁疗护和医疗康复等均可采用按床日支付。

4. 支付标准的确定　按床日支付标准的确定包括三个步骤。第一，确定适合于按床日支付的疾病范围，如精神疾病、安宁疗护和医疗康复等。由于精神疾病和医疗康复涉及内容较多，在设计和实施支付过程中，需要考虑分类或分组。第二，测算基本支付标准。主要依据住院时间和住院费用的历史数据，同时综合考虑医疗机构的级别、服务能力高低等因素来确定。第三，按住院时间分段调整。适合按床日支付的疾病日均医疗费用普遍比较稳定，然而有些疾病的患者入院后不同时间段的医疗费用存在明显差别，如康复服务的患者。因此，可结合相关病种和服务的实际资源消耗对支付标准进行合理调整。

5. 优势　按床日支付鼓励医疗机构提高效率，降低每个住院日的成本，在一定程度上有利于费用控制。同时，有利于医疗机构之间的竞争，效率更高的医疗机构将获得更多的收益。在管理方面，平均床日费用容易测算，比较容易实施，管理难度较低。

6. 局限性　在按床日支付下，医院收入与住院床日数成正比，这可能导致医疗机构提高住院率、增加平均住院天数，造成医疗费用的不合理增长。

7. 实施情况　美国联邦医疗保险医疗照顾计划对精神疾病患者的住院服务实施按床日支付，基于基础床日支付标准，根据患者的疾病类型、年龄、合并症与并发症、体重等因素设定支付调整系数，制定不同的住院床日支付标准。医疗照顾计划对社区居家安宁疗护也实行按床日支付，不同级别的安宁疗护支付标准有所不同。我国按床日支付主要应用于精神疾病长期住院服务的支付。日本、斯洛伐克等国的研究发现，实施按床日支付后延长了住院天数。

（三）按病种支付

1. 定义　按病种支付（case-based payment）是指对一个病种在特定住院时间内的所有医疗服务设定固定的支付标准，医疗保险机构按此标准对医疗机构进行支付的方式。

典型的按病种支付是 DRGs 支付，这是以国际疾病诊断分类[如国际疾病分类第十次修订本（International Classification of Diseases the 10th Revision，ICD-10）]为基础，根据住院患者的年龄、性别、病情严重程度、治疗方式的复杂程度、诊疗的资源消耗程度、有无合并症与并发症及转归等因素，将患者分为若干的 DRGs，不同组别预先设定不同的支付标准，以此向医疗服务提供方进行支付的方式。

2. 激励机制　按病种支付根据医疗机构治疗某一病种分组的平均预期费用进行支付，实际治疗成本可能会超出或低于该病种分组的支付标准，这就形成了按病种支付的激励机制。在此激励下，医疗机构主动加强成本管理，提升服务效率，以降低每一个病种分组的治疗成本，使其低于支付标准。同时，医疗机构通过提供更优质高效的服务吸引更多患者，以获得更多收益。

3. 应用场景和条件　按病种支付用于支付住院服务费用。其中 DRGs 支付适用于对急性病住院医疗费用的支付，其分组系统几乎能覆盖所有病种。

实现按病种支付有以下条件：第一，医疗机构具有较为完善的信息系统，包括住院患者的电子病案记录、管理信息系统等，医疗机构完善的信息系统和规范的疾病编码是实现按病种支付的基础；第二，DRGs 和支付标准需要专业技术人员进行科学合理的确定和测算。

4. 支付标准的确定 确定按病种支付标准主要包括三个重要步骤。第一，确定DRGs。根据疾病主要诊断，结合治疗方式（手术、非手术等），将主要诊断和（或）主要治疗方式相同的病例合并成核心DRGs。在此基础上，综合考虑患者个体特征、合并症和并发症情况，根据资源消耗的相似性，进一步细分确定DRGs。

第二，DRGs权重计算。在DRGs支付体系下，基于每一疾病诊断分组患者治疗消耗的平均资源，赋予每个DRG相应的权重，反映该DRG的资源消耗相对于基础疾病组的程度。权重的计算可基于住院费用的历史数据，也可采用作业成本法收集各DRG耗费的成本来计算。

第三，基础支付标准计算。基于DRGs权重，计算基础支付标准，一般采用过去1～3年的历史数据测算。将住院基金预算作为总量，通过预测年度住院人次和年度总权重，推算出住院预算分配到每一权重的费率，再将费率乘以各DRG的权重，进而确定相应各DRG的支付标准。

5. 优势 按病种支付促使医疗服务提供方自觉提高服务效率，缩短平均住院日，减少不必要服务的提供，从而有利于医疗费用的控制。

6. 局限性 首先，医疗机构可能通过拒收重病患者、减少必要的检查治疗、让患者提前出院等措施来节约成本，从而危害患者的服务质量和健康结果。其次，在缺乏有效监督手段的情况下，医疗机构可能会诱导患者住院、增加住院病例数量和分解住院人次。此外，医疗机构为获得更高的支付标准，可能出现“编码高套”（upcoding）行为，将资源消耗低级别组的疾病诊断为高级别组。在DRGs支付下，DRGs以及支付标准的设定有一定困难，需要大量数据信息和统计分析支持，对信息系统要求较高，管理成本也较高。

7. 实施情况 美国于20世纪80年代最早实施DRGs支付，此后，各国陆续开发出与本国相适应的DRGs版本，如澳大利亚的AR-DRGs、德国的G-DRGs、法国的GHM等。目前，正在加快推进DRGs支付改革全覆盖。

（四）总额预算

1. 定义 总额预算（global budget），也称总额预付，是指卫生服务购买者与医疗服务提供方通过协商谈判，预先确定一定时期（通常是一年）内医疗服务的区域预算总额或医疗机构的预算总额。总预算由该时期内所有患者的所有服务加总形成，是一个整体的支出目标或限制。

2. 激励机制 总额预算属于预付制，旨在直接控制医疗费用的水平和增长幅度，被认为是最高程度的“打包支付”，不论医疗服务提供方实际成本为多少，都将以预算数作为支付的最高限额。“结余留用、超支不补”原则使得财务风险从服务购买方转移到了医疗服务提供方。同时，总额预算通常设有服务量的目标，医疗机构必须为前来就诊的所有参保人员提供合同规定的服务，且收入不会随着服务量的增加而增加。加之配套的绩效考核措施，该支付方式能有效激励医疗机构主动进行成本控制并提高服务效率，以达到服务数量和质量的要求。

值得注意的是，在区域预算总额下，由于超支带来的后果由区域内全部医疗机构共同承担，单个医疗机构可能缺乏控制成本的激励，可能导致提供过多服务量的行为。

3. 应用场景和条件 总额预算的适用范围广泛。国际实践中，对区域医疗服务设定预算总额较对单个医疗机构设定预算总额更为常见。从支付对象来看，总额预算可以对地区、团体、医疗机构、医生或其他医务人员进行支付，其中对医疗机构的支付最为常见。从支付的内容来看，可以对医院、基层医疗机构提供的各类医疗服务（门诊、住院、专科服务等）进行支付，还可以对药品进行支付。实施总额预算的前提是医疗保险机构要对医疗服务提供方的年度医疗费用总额有较为准确的估计并设定合适的服务量目标，这也是实施此支付方式的难点。

4. 总额预算的确定与分配 总额预算在实际运行中有多种方式，其支付标准的确定也有所差别。以下以加拿大和德国为例说明总额预算支付标准的确定方式，前者对医疗机构实施总额预算，后者对门诊医师服务实施总额预算下的点数法。

1）医疗机构的总额预算——以加拿大为例

加拿大从1985年起开始探索对医院实行总额预算，目前大多数医院实施总额预算。医院的总额预算资金或由国家卫生部直接拨付，或通过预算分配到省级和区域卫生行政部门后再拨付给医院。医院预算总额不仅覆盖社区全体居民的住院医疗服务，还覆盖心理卫生、公共卫生、居家照护、社区照护等服务内容。以通过省级间接拨付预算的方式为例，医院总额预算的确定方法如下。

首先，以人口学特征为基础计算出省级预算总额，人口学特征主要包括服务人群规模、人群年龄及性别分布、健康状况差异等。其次，预算总额从省政府拨款到区域及地区，各区域按医疗需要做风险校正。确定区域总额时考虑的因素主要为区域总人口数、人口年龄及性别分布、城乡及社会化程度所导致的健康状况差异性、医院规模及效率等。根据上述因素校正后，获得区域总预算额度。最后，计算区域内各医院间的预算分配，主要依据各医院服务人口所需的总工作负荷，并根据人群健康状况校正，得到区域内不同医院的总额预算。另外，每年预算总额在上一年预算额的基础上考虑一定的增长率调整，主要考虑因素为人口增长、物价指数或通货膨胀、新增医疗服务及新技术发展情况等。

2）总额预算下的点数法——以德国为例

德国法定医疗保险采用总额预算下的点数法对全科医师和专科医师提供的门诊医疗服务进行支付。这种支付方式是在总额预算的基础上，赋予每项医疗服务相应的点数，一段时间后（如每季度末或年底）再通过医生提供服务的总点数及医疗保险基金预算总额，来计算点值并予以支付的方式。德国门诊总额预算下的点数法如下。

医疗保险基金预算管理体系是德国医疗保险点数法的核心，也是最重要的一部分，包括全国层面的预算管理和三层预算分配体系。全国层面的医疗保险基金预算汇集到中央法定医疗保险基金池，由联邦社会保障局管理，基于每年筹集的医疗保险基金总额制定下一年支出计划。三层预算分配体系分别是：第一层是将中央法定医疗保险基金按预算分配给各州疾病基金，预算总额经过风险平衡机制（包括区域人群的年龄、性别、失能情况和80种慢性病）的调整后进行分配；第二层是从各州疾病基金到地区医师协会的预算分配，分配总额也经过风险平衡机制的调整，并考虑预算外的医疗服务收费，如免疫服务、疾病监测服务和急诊服务，以及出现不可预见的医疗服务需求（如传染病）时的费用；第三层是从地区医师协会根据专科和全科医师提供的医疗服务点数情况，对医师进行支付。

德国评价委员会制定“统一价值目录”，列出了法定医疗保险覆盖的所有医疗服务及其点数。2009年起，点数的价值由“浮动点值”改为“固定点值”，全国统一规定“指导性点数价值”，各地区可制定“区域点数价值”，点数价值基本维持稳定。地区医师协会在区域总额预算下，根据“统一价值目录”，每季度核定每位医师可获得补偿的医疗服务项目并将其工作量换算为点数。为了阻止点数价值的下降，德国通过引入单个医师服务量上限的方式来限制服务量的过度增长，基于医师往年提供的医疗服务数量限定其季度内的最大服务点数。在预算以内的部分，每个医生所获得的报酬等于点数价值与其所提供服务的总点数的乘积；超过限定服务量的医疗服务则将以一个较低的价格支付或者不予支付。

5. 优势　总额预算下医疗服务提供方从医疗保险机构获得的支付总额是既定的，经济风险主要由医疗服务提供方承担，这促使医疗机构内部加强管理与审核，规范诊疗行为，主动减少医疗服务的过度提供，有利于控制医疗费用的不合理增长。医疗保险机构作为服务购买者，对医疗服务提供方的医疗费用有高度控制权，这对购买者的成本控制是最可靠和最有效的；医疗保险机构的工作重心转变为制定预算和审核预算的执行，费用结算程序简化，管理成本降低。

6. 局限性　年度预算总额确定较为复杂，影响因素较多，难以事先准确预估。预算过高，将导致过度支付医疗服务提供方所提供的医疗服务；预算过低，将影响医疗服务提供方必要的服务供给，抑制患者的合理医疗需求。医疗服务提供方在预算总额既定的约束下，可能出现医疗服务提供不足和医疗服务质量下降的情况，还可能阻碍医疗服务技术的更新与发展。同时，在区域预算总额下，单个医疗机构可能缺少控制成本的激励。这一支付方式对医疗保险机构的监督管理能力要求较高，如不能有效监测服务的合理性和质量，可能会导致参保人员权益受损。

7. 实施情况 少数国家将总额预算作为主要的支付方式，如加拿大；大多数国家将总额预算与其他的支付方式（如DRGs支付、按人头支付等）联合使用，如澳大利亚、德国、英国、美国等。我国目前也正着力推进区域总额预算管理下的DRGs支付和按病种分值付费（diagnosis-intervention packet，DIP）改革。

（五）按人头支付

1. 定义 按人头支付（capitation）是指医疗保险机构根据事先约定的时间段（通常为1年）内每个参保人员的定额支付标准，以及医疗服务提供方提供服务的覆盖人口数，预先向医疗服务提供方支付固定的服务费用。

2. 激励机制 按人头支付实际上是一定时期内一定人数的医疗费用的包干制，支付给医疗服务提供方的金额与其向特定服务对象的投入或提供的实际服务数量无直接关联。因此，经济风险从医疗保险方向医疗服务提供方转移。为了增加收入，医疗服务提供方有动力吸引更多的参保人员，即增加服务的人头数。按人头支付下，医疗服务提供方有动力在提供同等水平和质量服务的基础上，通过服务和资源重新组合来节约成本；还可以将服务转向成本效果更好的预防性服务或健康促进服务以减少开支。

3. 应用场景和条件 按人头支付既可以用于对医生支付，也可以用于对医疗机构支付，常见于对个体执业医师尤其是全科医师或家庭医生的支付。根据约定的合同，医生获得按人头支付费用之后，应为服务对象提供合同规定的服务，其中初级卫生保健是最主要的服务内容，也可以包含转诊发生的专科服务或住院服务费用、药品费用等。

按人头支付的前提条件是由相对固定的医疗服务提供方为参保人员提供服务，即实行定点就医。对初级卫生保健进行支付时，通常可由全科医师作为签约居民的"守门人"，实行全科医师首诊制和逐级转诊。在此情况下，可对全科医师实行按人头支付，依据人头费标准和签约人数将费用打包给全科医师。

4. 支付标准的确定 按人头支付的标准即人头费，一般通过以下几个步骤来确定。第一，界定人头费所包含的服务范围，即服务包。根据医疗服务提供方的服务能力、改善人群健康的优先重点、临床和成本效果证据等因素来合理设定。例如，在初级卫生保健中所界定的服务包一般包括常见病的诊断和治疗、慢性病管理以及疾病预防和健康促进等。

第二，计算基础人头费率。基础人头费率可用医疗保险机构能用于按人头支付的资金总额，除以所有医疗服务提供方签约的总人头数得到。

第三，建立医疗服务提供方签约人群数据库。在一个按人头支付的体系下，必须预先将所有参保人员划归到不同的医疗服务提供方，即参保人员与医疗服务提供方签约，实施定点就医。在确定每一个医疗服务提供方的签约人头数信息后，需要建立起一个完备的数据库，除了包含签约人员的基本信息外，也需包括用于风险调整的个人信息。

第四，计算风险调整系数。纳入风险调整考虑的最常见因素是年龄和性别，此外，也会考虑居住地、民族、就业情况、患病情况、社会因素等。对医疗机构的按人头支付，支付标准的确定还考虑医疗机构的规模、技术、服务对象的特点等情况。不同的风险调整因素及方法，与当地卫生服务体系的特点以及决策者可获得的信息紧密相关。

5. 优势 在按人头支付下，医疗服务提供方成本控制的意识增强，并自觉采取相关措施，如提供预防性服务、健康促进服务、开展体检活动等。同时按人头支付也会激励医疗服务提供方提高服务效率，有利于控制过度服务，促进卫生资源的合理使用。

6. 局限性　按人头支付存在“风险选择”问题，即医生或医疗机构倾向于选择健康状况较好或病情不太复杂的患者签约，而推诿健康状况较差的患者；医疗服务提供方可能会减少服务提供、降低医疗质量或增加转诊（不包含在按人头支付标准中的话）。同时，按人头支付须实行定点就医，签约患者对医疗服务提供方的选择性较小。

7. 实施情况　英国国家卫生服务制度对全科医师实行按人头支付，覆盖所有初级卫生保健、专科门诊和住院服务。哥伦比亚、泰国等国也对全科医师的初级卫生保健服务实行按人头支付。

我国部分基本医疗保险统筹地区基于参保人员定点就医，开展了按人头支付的实践，主要有三种形式：第一种是参保人员与基层医疗机构签约，定点就医，基本医疗保险对单体医疗机构实施普通门诊的按人头支付，以广东省珠海市为代表；第二种是参保人员与医疗联合体或医疗服务共同体签约，基本医疗保险对医疗联合体实施按人头支付，覆盖的服务范围可以是各类门诊服务，亦可包含住院服务，以浙江省金华市、台州市和安徽省天长市为代表；第三种是针对门诊慢性病的参保患者，如糖尿病、肝病及肾透析等患者，实施定点就医、专项疾病门诊费用按人头支付，以天津市为代表。

（六）工资制

1. 定义　工资制（salary）是指医疗保险机构按医护人员的工作时间进行支付。支付的报酬通常取决于医护人员所提供的服务时间、服务质量、职称等因素。

2. 激励机制　工资制是一种以医护人员工作时间为基础的支付方式。在该支付方式下，医护人员的收入与服务的人数、提供的服务数量以及服务成本无直接联系。医护人员承担的经济风险较小，没有动机增加服务提供量以及提高服务效率。

3. 应用场景　实施国家卫生服务制度的国家，公立医院的医护人员直接受雇于国家卫生服务制度，一般采用工资制。例如英国绝大部分国家卫生服务制度的雇员领取政府支付的固定工资，若有加班，加班费按照平时工资的 1.5 倍计算。在美国健康维护组织中，医护人员为保险公司建立的医疗机构的雇员，也实行工资制。工资制也可用于对全科医师薪酬的支付。例如加拿大对农村地区的全科医师实施工资制，这些地区生活条件普遍较差、人口密度较低，工资制能保证医生获得相对较高和稳定的收入。

4. 优势　工资制有利于控制人员成本，能保证医护人员有稳定的收入，工作时间固定，可以将主要精力用于提供服务和钻研业务，且管理成本较低。

5. 局限性　由于缺乏对医护人员的直接经济刺激，其服务效率较为低下。研究表明，与按项目支付和按人头支付相比，在实施工资制的情况下每名医生服务的患者数量减少、每名患者接受服务的次数减少、患者候诊时间延长。同时，医生潜力得不到充分发掘，缺乏职业满足感。

（七）小结

以上介绍了医疗保险对医疗服务提供方的主要支付方式。在不同的支付方式下，支付单元、支付对象不同，经济风险的承担者也会不同，由此产生的激励存在明显差别（表 6-1）。

表 6-1　医疗保险主要支付方式的比较

支付方式	支付单元	支付对象	承担的经济风险		对供方的激励			
			保方	供方	增加患者数量	减少每支付单元的服务数量	增加报告的疾病严重程度	选择较为健康的患者
按项目支付	单个服务项目	医疗机构/医生	全部	无	是	否	是	否
按床日支付	每床日的全部服务	医疗机构	住院床日数增长	床日成本超过支付标准	是	是	否	否

续表

支付方式	支付单元	支付对象	承担的经济风险		对供方的激励			
			保方	供方	增加患者数量	减少每支付单元的服务数量	增加报告的疾病严重程度	选择较为健康的患者
按病种支付	每个住院病例的全部服务	医疗机构	病例数量增长，疾病严重程度分类不准确	病例服务成本超过支付标准	是	是	是	是
总额预算	每个医疗机构/医生一段时间内提供的全部服务	医疗机构/医生	无	全部	否	不确定	不确定	是
按人头支付	每个签约者一段时间内接受的全部服务	医疗机构/医生	无	全部	是	是	不确定	是
工资制	每个医生既定工作时间内提供的所有服务	医生	全部	无	否	不确定	不确定	否

每种支付方式各有其优势和不足，没有完美的支付方式。同时，每种支付方式也在不断发展完善中。实际应用时，应充分考虑各地医疗服务提供方的现实情况，选取具有可行性、能充分发挥激励作用的支付方式。

二、医疗保险对药品的支付

医疗保险对药品的支付可以分为两种形式：第一种是与医疗服务打包支付，即药品费用和诊断、治疗、护理、手术等医疗服务费用合并在一个支付单元中支付。医疗保险对于住院服务通常采用药品与医疗服务费用打包支付的方式，如 DRGs 支付、总额预算等均包含了药品费用。第二种是对药品进行单独支付，多表现为医疗保险对门诊药品的单独支付。本部分将介绍对药品单独支付的方式，主要包括按项目支付下的药品价格管制和基于绩效的风险分担。

（一）按项目支付下的药品价格管制

医疗保险对药品的单独支付多采用按项目支付方式，药品价格即为支付标准。因此，医疗保险方通过对药品的价格管制来确定对药品的支付标准。

与医疗服务类似，药品是一种有益品（merit goods），应保证每个人都能获得所需的基本药品，因此，大多数国家都对药品价格实施管制。政府、医疗保险机构以及其他购买方虽然对药品价格管制的目标和原则不尽相同，采取的价格管制方式却较为相近，并且通常采用多种价格管制方式的组合。药品的价格管制方式主要包括外部参考定价、内部参考定价、成本加成定价、利润控制、基于价值的定价等。

1. 外部参考定价 外部参考定价（external price benchmarking）也称为国际参考定价，是指根据相邻或相近国家同一药品的价格来制定本国药品的价格。外部参考定价是发达国家中应用最为广泛的价格管制方式，并且多数国家主要应用于医疗保险报销药品的定价。

不同国家对外部参考定价的应用方式有所差别。在参考国的选择上，多数国家选择与本国经济水平相似或地理位置邻近的国家作为参考国，数量在 10 个以下；少数国家选取的参考国较多，如奥地利选取了全部欧盟国家（罗马尼亚和保加利亚除外）作为参考国。在定价参考上，奥地利以欧盟国家的均价来设定药品价格；斯洛伐克以参考国中价格最低的三国均价为基准，本国药品价格不超过这一基准的 10%；日本以法国、德国、英国和美国的四国均价为参考，用于本国新药价格的设定。

2. 内部参考定价 内部参考定价（reference pricing）也称为参考定价，是指根据同类药品、相近类别药品以及等效药品或治疗方案的价格来设定医疗保险的支付标准。内部参考定价也是最常见的价格管制方法之一，在德国、荷兰、法国、加拿大、意大利、瑞典、波兰、西班牙等国广泛实施，通常用于仿制药，在少数国家也应用于创新药品。

内部参考定价最早于1989年在德国开始实施。根据世界卫生组织的解剖学、治疗学及化学分类系统编码，将药品划分为不同的参考价格组：第一级参考价格组内的药品含有相同的活性物质，主要由过期专利药品及被证明具有生物等效性的通用名药品组成；第二级参考价格组内的药品具有相似的药理作用和疗效，尤其是具有相似的化学结构；第三级参考价格组内的药品具有不同的活性成分，但药品疗效具有可比性，尤其是复方制剂组。然后，以每组药品在市场竞争下所形成的价格和销量为依据来制定医疗保险支付标准，基本原则是选择标准规格的价格排序后的下1/3分位数的价格为基准参考价格。

内部参考定价是一种间接价格管制，医疗保险机构按照每组的参考价格进行支付，企业依然拥有药品的自由定价权，药品实际价格与参考价格的差额部分由患者自付。这一方式既促进了产品之间的竞争，又保留了患者的选择权。

3. 成本加成定价　成本加成定价是指根据药品的成本（包括生产成本、研发成本、期间费用）和适当的利润加成来制定药品价格。在此种定价方法下，成本资料由药品生产企业提供，企业可能有夸大成本的动机。另外，当企业同时生产多种药品时，合理的成本分摊较为困难，生产成本难以准确估计。这种定价方法在国际上已不常用，在希腊、斯洛伐克、西班牙等国以及英国和澳大利亚的某些特殊药品的定价中仍被应用。

4. 利润控制　利润控制是指通过控制药品生产企业销售药品的利润来间接控制药品价格，而不直接对药品定价。利润控制的目的是在一个合理的投资回报范围内保证医药企业提供安全有效的药品，同时让医药企业有足够的研发费用，以促进药品生产企业竞争发展。英国、西班牙、韩国和墨西哥采取利润控制方式管控药品价格。英国曾采用药品价格管制方案（pharmaceutical price regulation scheme，PPRS）对销售给国家卫生服务制度的处方药进行利润控制，允许药品生产企业自主制定药品价格，只要求企业销售药品的利润率不超过17%～21%的上限，2014年开始已转变为基于价值的定价。

5. 基于价值的定价　基于价值的定价（value-based pricing，VBP）是指基于对药品价值的综合评估来确定药品价格。药品价值既包括临床疗效、安全性、经济性、依从性等核心方面，也包括创新性、公平性、对公共健康的影响、伦理等更广泛的社会价值。通常对创新药品采用基于价值的定价，主要应用药物经济学评价来判断药品价值并作为定价的基础。通过将创新药品与参照药品的成本和效果进行比较，计算创新药品每增加一个单位的健康产出（质量调整生命年）所增加的成本，即增量成本效果比（incremental cost effectiveness ratio，ICER），从而判断创新药品的额外成本带来的健康收益是否“物有所值”（value for money）。一些国家设定了ICER的阈值作为纳入医疗保险的参考标准，如英国设定阈值为每质量调整生命年20 000 ～30 000英镑，ICER不超过阈值则表明药品具有较高的经济价值，在此价格下推荐纳入医疗保险范围，并将此价格作为创新药品支付标准。一些国家未设定ICER阈值，通常基于药品价值评估的结果，由医疗保险机构与药品生产企业进行价格谈判，以确定创新药品纳入医疗保险范围时的支付标准。

自1993年澳大利亚在药品报销决策过程中引入药物经济学评价以来，越来越多的国家基于药物经济学评价证据为创新药品的定价和医疗保险报销决策提供依据。我国自2017年起在基本医疗保险药品目录调整过程中引入药物经济学评价，对药品价值进行综合评估，为医保药品准入谈判提供技术支撑。

（二）基于绩效的风险分担

近年来，随着创新药品的快速上市，医疗保险方在考虑创新药品准入和定价时面临着决策难题：

一方面，需要加快对创新药品的准入，提升参保人员对创新药品的可及性；另一方面，创新药品的价值在其上市后具备充分的临床疗效和经济性证据的情况下才能被科学评估，而快速准入使药品疗效和经济性的不确定性显著增加。在此背景下，基于绩效的风险分担提供了一种通过系统收集药品使用的真实世界证据来减少不确定性的机制，这一机制日益受到关注，并在许多国家被成功实施。

基于绩效的风险分担协议（performance-based risk-sharing agreement，RBRSA）是指由医疗保险机构与药品生产企业之间签订协议，在一定时间内收集药品在特定人群中的使用情况，根据达到的疗效和经济性结果来决定对药品是否支付及其支付标准。这一机制通过将药品的支付决策与患者的临床获益相挂钩，一定程度上减少了药品在临床疗效、成本效果和预算影响上的不确定性。

基于绩效的风险分担协议可分为两种类型（图 6-1）：第一种为基于证据发展的报销（coverage with evidence development，CED），也称为附条件准入，在允许创新药品快速准入的基础上，通过持续收集和分析患者群体的治疗结果，为医疗保险的支付决策提供真实世界证据，根据治疗效果决定报销方案，主要目的是基于证据的发展，管理支付决策的不确定性；第二种为与绩效关联的补偿（performance-linked reimbursement，PLR），将个体的治疗结果与医保支付范围及其标准挂钩，从而控制创新药品的成本效果在可接受的范围内，主要目的是管理药品的合理使用，提高医疗保险基金的支付效率。

基于绩效的风险分担协议的实施需要一定的条件。首先，收集全面、准确、及时、连续的患者健康信息数据是必要基础。只有系统跟踪和收集药品在真实世界中使用的短期和长期的疗效、安全性、依从性、用药管理等信息，才能为评估药品价值和支付决策提供充分信息。这需要构建跨部门标准化的数据库，全程跟踪患者的诊疗与效果信息。其次，需要开展专业的药品价值评估。基于收集的真实世界数据，由专业人员开展卫生技术评估和药物经济学评价，从而全面综合地评估药品价值，形成科学的决策依据。这要求建立专业化的卫生技术评估人才队伍，不断加强评估能力。

英国、意大利、澳大利亚、美国、法国等国较早开始实施基于绩效的风险分担协议，提高了创新药品获得医疗保险准入和报销的可能性，从而提升了患者对创新药品的可及性和可负担性。

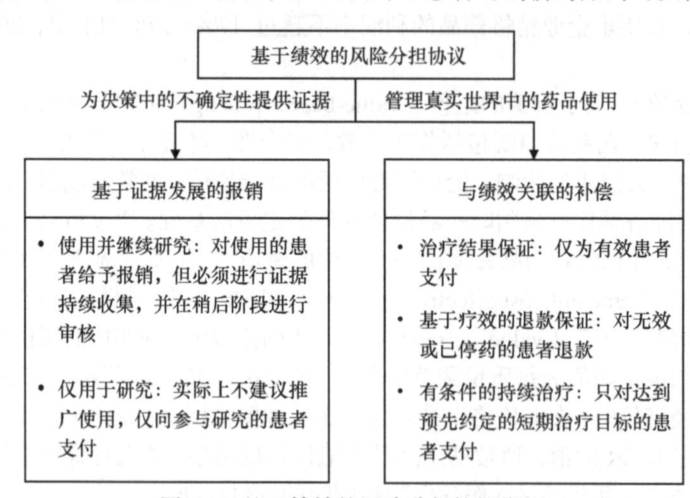

图 6-1　基于绩效的风险分担协议类型

第三节　医疗保险支付方式的发展

医疗保险支付方式不是一成不变的，在实践应用中针对不断涌现的新问题，支付方式需要不断发展和完善。当前，全球面临着人口老龄化、疾病谱转变、慢性病和共患疾病增多、健康风险因素增加等诸多挑战，各国积极探索创新支付方式，使对医疗服务提供方的支付同卫生系统更广泛的目标协同起来，不断改进卫生系统绩效。

一、医疗保险支付方式的主要发展趋势

（一）由单一制发展为复合式

从医疗保险支付方式的介绍中可以看出，单一的支付方式各有其优缺点，弥补特定支付方式缺点的措施通常是采用复合式支付方式。复合式支付方式是指医疗服务购买方组合采用多种支付方式对医疗服务提供方进行支付，其重点是如何将多种支付方式进行有机组合，使其对医疗服务提供方的激励相一致，共同提升卫生系统效率、公平以及质量，实现更好的财务风险保护。

目前，几乎所有国家对医疗服务提供方的支付都是复合式支付。对全科医师或医生服务的支付主要是按人头支付+按项目支付，或按人头支付+按绩效支付；对住院服务的支付主要是 DRGs 支付+按项目支付，或 DRGs 支付+按床日支付。研究显示，欧盟各国采用复合式支付方式后，医疗费用得到有效控制。在医疗服务质量、医务人员的满意度、患者的就医连续性等方面，复合式支付方式均在一定程度上弥补了单一制的不足。可见，医疗保险支付方式由单一制发展为复合式已是国际发展趋势。

（二）由后付制转为预付制

根据后付制和预付制各自产生的激励机制可知，在支付方式中增加预付成分，能将经济风险转移给医疗服务提供方；一种支付方式中的预付成分越多，医疗服务提供方承担的经济风险就越多，其节约资源、控制成本的意识就越强。因此，由后付制向预付制发展，是医疗保险支付方式的一般发展规律。以按项目支付为代表的后付制逐渐被以总额预算、DRGs 支付和按人头支付等为主的预付制所替换。

从国际经验来看，实行预付制对各国医疗费用控制发挥了重要作用。例如美国实行 DRGs 支付后，医疗照顾计划实现了医疗费用增速降低、住院床日数缩短、医疗服务质量改进等目标。英国对全科医师从按项目支付转变为按人头支付后，全科医师的服务效率逐步提高。德国、法国、加拿大、瑞典等国在实施总额预算后，卫生总费用基本保持稳定增长。

（三）由按投入和产出支付向按结果支付转变

根据向医疗服务提供方支付的依据，传统的支付方式可以分为两类：一类是按投入进行支付，即按医疗服务提供方提供服务的成本进行支付，包括基于投入的总额预算和以成本为基础的按项目支付等；另一类是按产出支付，即按治疗的病例、利用的床日数等进行支付，包括按病种支付、按床日支付等。

多年来，医疗保险支付方式逐渐由按投入支付转向按产出支付，但无论是哪种支付方式，实际上都是“按量支付”，较少关注医疗服务质量、治疗效果以及患者满意度等“结果”，不利于改善患者健康等最终目标的实现。如美国实行 DRGs 支付后，近 1/3 的患者在出院一个月内再次入院，使 DRGs 支付的控费作用大打折扣。

近年来各国支付方式由按投入和产出支付向按结果支付发生转变。更加完备的质量和绩效评价体系、奖惩机制以及信息系统都为这种转变提供了可能。通过建立健全医疗服务质量和绩效评价体系，并与相应的支付方式相关联，可有效激励医疗服务提供方的行为改变。

（四）引导或支撑整合型医疗卫生服务发展

随着人口老龄化、慢性病和共患疾病增多以及健康风险因素增加，建立以人为中心，集预防、治疗、康复、健康促进等全方位服务于一体的整合型医疗卫生服务体系逐渐成为国际卫生服务体系改革的方向。

传统的供方支付方式，如按项目支付、按人头支付、总额预算等，更多是为了实现医疗费用控制的目标，对医疗服务提供方之间整合性和协同性的激励较弱。这导致了服务提供的碎片化、整体

服务质量和效率较低，患者的体验和健康结果较差。

近年来，各国支付改革已不再将控费作为主要目的，而更多着眼于引导医疗服务提供方间的服务整合、改进服务整体质量的按绩效支付、捆绑支付、基于人群的支付等创新方式，为患者提供有价值的医疗卫生服务，也提升了医疗卫生体系的总体绩效。

二、医疗保险创新支付方式

本部分将重点介绍国际上三种创新支付方式，包括按绩效支付、捆绑支付、基于人群的支付。

（一）按绩效支付

1. 定义 按绩效支付（pay-for-performance，P4P）是指将医疗服务提供方支付与医疗卫生服务的质量及结果直接挂钩，根据医疗服务提供方是否达到绩效标准进行差异化支付的一种方式。购买者与医疗服务提供方事先为指定的或一揽子医疗卫生服务项目协商制定若干绝对或相对的、与医疗卫生服务提供过程和结果质量相关的绩效标准，事后根据医疗服务提供方对绩效标准的实现程度，决定对其支付额度。

2. 激励机制 按绩效支付下，支付的关注点不再只是医疗服务提供方提供的服务数量，更在于服务质量和效率。对服务质量的考核指标通常包括：第一，结构性指标，如对人员、设备、技术的投入；第二，过程性指标，如疫苗接种率、癌症筛查率等；第三，结果性指标，如慢性病管理率、患者满意度等。考核效率的指标包括成本节约和生产力提高。为促进医疗服务提供方改进医疗服务质量，按绩效支付通常采用奖励与惩罚相结合的激励方式，即医疗质量较差的医疗机构获得较少的奖励，甚至是受到惩罚。这能鼓励医疗服务提供方主动追求医疗服务水平的提升并提高服务效率，进而促使医疗机构调整内部管理和改变医疗行为，相比于传统支付方式有更好的激励效果。

3. 适用范围 按绩效支付应用广泛。从支付对象看，可以用于对医疗机构、医生以及医疗产品提供者（药品和医疗器械生产厂商等）的支付中。从实施方式来看，按绩效支付多与其他支付方式联合使用，通常实行以传统支付方式为基础，以按绩效支付为补充的复合式支付方式。例如，在对医生的支付中，可以实行工资制叠加按绩效支付，或按人头支付叠加按绩效支付。目前，许多国家都实施了按绩效支付的项目，大多数项目针对的是初级卫生保健，也有针对门诊、住院和专科医疗服务的项目。此外，按绩效支付还被引入到更多的服务场景中，例如美国的长期护理服务以及英国的公共卫生与预防服务如疫苗接种和戒烟服务等。

4. 优势 按绩效支付注重医疗服务质量与结果，通过奖惩结合，激励医疗服务提供方的行为改变，提高医疗服务质量，改善服务结果，最终提高医疗服务绩效，是实现卫生服务战略性购买的重要手段。

5. 局限性 按绩效支付下，建立一套完整、科学的绩效考核指标体系较为复杂；确立激励的最佳时限和激励强度也很困难；持续追踪评估医疗服务提供方的绩效需要资源投入，管理成本较高；对信息系统的要求也较高。同时该激励机制也会产生一些负面影响，如医疗服务提供方选择性接收患者以追求较好的绩效结果，可能片面重视绩效考核指标的改善而忽视非考核服务的质量。

6. 典型案例 英国对全科医师服务实施按绩效支付。国家卫生服务制度于 2004 年引入“质量和结果框架”（Quality and Outcomes Framework，QOF），在按人头支付基础上实施按绩效支付，其主要目的是促进全科医师提高初级卫生保健服务的质量。

（1）绩效评价指标设定和激励水平：英国国家健康与临床卓越研究院开发了 QOF，通过综合打分对全科医师服务进行评估并给予额外的经济激励。具体而言，在每一个财政年度开始时，全科医师承诺会达到一定的质量标准，并提前获得部分的 QOF 拨款。基于 QOF 评价后，根据全科医师实际达到的质量标准，支付其余部分的绩效奖励。

QOF 包含一套反映全科医疗服务质量的指标和评分体系，囊括了质量评价的几个重点维度，每一维度下有多个指标，并对具体指标赋予一定分值实现量化。在实施初期，QOF 共涵盖 4 个维度的 147 个指标。经过多次修改后，目前包括临床领域和公共卫生领域两方面内容，其中临床领域共 19 个临床项目，69 个指标，总计 435 分；公共卫生领域共 6 个公共卫生项目，12 个指标，总计 124 分。

通过每一指标的得分乘以每一分值的平均支付额后加总，得到各诊所基础支付额度；根据该地区的疾病发病率和服务人口规模进行调整；对于公共卫生服务指标，根据目标人群因素再进行调整，得出最终应支付的金额。

（2）协议管理：英国启动对全科医师的按绩效支付时，QOF 作为国家卫生服务制度与英国医学会全科医师委员会签订的全科医疗服务协议的一部分被引入。该协议每年年初签署一次，明确在这一年度中对全科医疗服务总的经费投入，以及重点加强的工作、服务的重点人群、数据采集等内容。每一年 QOF 的指标数量、指标得分和分值调整情况等如有变化，均会在协议中予以明确。

（3）绩效监测与信息公开：实施基于 QOF 的按绩效支付后，全科医师更广泛地使用全科医师电子信息系统，并雇佣更多的辅助人员采集和管理所需要的数据。应用 QOF 对全科医师的绩效进行年度考核，考核结果为每个全科医师在每一项指标的得分。该得分在 QOF 网上数据库中向社会公众公开，居民可以查询和比较自己签约的全科医师以及全国其他全科医师的绩效得分情况。

（4）实施效果：实施基于 QOF 的按绩效支付，有利于对全科医师的服务进行标准化，统一的定价和支付体系能减少不同地区初级卫生保健的差异。在服务总量不变的情况下，全科医师的收入大幅提升，有效提升了全科诊所服务的积极性，为服务对象提供更高质量的服务。在慢性病管理方面，按绩效支付促进了服务质量的改善。例如，QOF 对全科医师正确治疗糖尿病设有绩效目标和激励，使得糖尿病管理效果和质量有明显提升。

（二）捆绑支付

1. 定义　捆绑支付（bundled payment），又称按治疗事件支付（episode-based payment），是基于临床上定义的治疗事件来对医疗服务提供方进行支付的方式。治疗事件是一段时间内建立在某一特定条件或程序上的不同医疗服务提供方提供的一系列医疗卫生服务。因此，捆绑支付是指将患者在一定时期内由于某种疾病而需要的一系列特定的、具有内在联系的服务连接在一起，按照一个预先确定的标准进行打包支付的方式。

2. 激励机制　在捆绑支付下，医疗保险机构为整个治疗事件的服务过程支付。若医疗服务提供方提供的服务成本超过支付标准时，将面临经济亏损；反之将获得一定收益。但如果医疗服务提供方一味追求低成本影响了服务质量，患者后续的合并症、并发症以及再入院发生的医疗费用又会使其面临更严重的成本超支风险。

同时，捆绑支付中涉及多个医疗服务提供方，可以是不同部门甚至不同机构，他们共同对医疗费用、医疗服务质量与治疗结果等负责，医疗费用在这些医疗服务提供方之间按照一定的原则和方法分摊。因此，捆绑支付对不同医疗服务提供方间的协作提出较高要求，各医疗服务提供方要有较强的成本控制意识以及提高服务质量和服务协调性的动力。

3. 适用范围　可采用捆绑支付的服务范围涵盖医院、医生、护理机构等医疗服务提供方提供的所有诊疗服务及其后续健康服务，如合并症或并发症的治疗、再入院治疗、护理、康复等。捆绑支付既可用于对急性疾病的支付，如心肌梗死、充血性心力衰竭、卒中等，也可用于对慢性病的支付，如糖尿病、心血管疾病、慢性阻塞性肺疾病（chronic obstructive pulmonary disease，COPD）等。从国际经验来看，美国、英国、瑞典、葡萄牙、荷兰等国均实行捆绑支付，支付的疾病范围和方式有所差别。

4. 优势　捆绑支付下，经济激励使医疗服务提供方有动力控制医疗成本并提高服务质量。同时，参与治疗的各科室、部门、机构间相互合作，为患者提供更加连续的、高质量的整合式医疗服务。

5. 局限性 并不是每种疾病都适合采用捆绑支付，且存在重叠的可能，即一个患者可能会同时享有多个捆绑支付的服务疗程。同时，捆绑支付可能对医疗服务提供方造成额外的财务风险，因为他们可能最终提供了超过捆绑支付规定的服务量。此外，支付标准确定以及支付额度在不同医疗服务提供方之间的分配具有难度，对医疗保险管理和医院管理的要求也较高。

6. 典型案例 介绍荷兰慢性病全科与专科服务捆绑支付以及美国住院服务与出院后服务捆绑支付两个案例。

1）荷兰慢性病全科与专科服务捆绑支付

荷兰是传统的社会医疗保险制度国家，实施全科医师首诊制，患者可以自由选择全科医师签约，由保险机构直接与全科医师结算，对全科医师的支付以按人头支付为主。2010 年荷兰引入捆绑支付，用于支付整合式服务，主要针对有以下慢性病的患者，即 2 型糖尿病、慢性阻塞性肺疾病、哮喘和心血管疾病，并制定针对这四种疾病的服务提供标准。

（1）支付对象：全科医师服务小组（Care Groups）是荷兰卫生服务体系中新兴的服务提供者，由全科医师组成，负责管理上述四类疾病有关的医疗服务提供方，并向参与服务的人员支付报酬。服务小组既可以自己提供服务，也能将服务转包给其他提供者。保险机构向服务小组支付固定费用，覆盖了四种疾病整个医疗服务所需的全科医师服务和专科医生门诊服务。

（2）协议管理与支付：荷兰捆绑支付包括两级谈判和签约。一级谈判是由保险机构与服务小组进行谈判，确定患者一年内因上述四种疾病所需的全部费用，仅包括普通门诊和护理费用，不包括处理潜在复杂并发症的医疗费用（如住院费用、医疗器械和诊断费用等），签约后保险机构将所有费用提前支付给服务小组。二级谈判是服务小组与个体服务提供者（如全科医师、专科医师、营养师、检验师及理疗师等）进行谈判，达成将服务进行转包并支付费用的协议。捆绑支付改革试图通过服务小组之间的竞争以及转包过程中个体服务提供者之间的竞争，以合理的费用来促进高质量服务的提供。

（3）监测评价：捆绑支付所针对的服务包是全国统一的，有明确的服务标准和绩效指标，卫生服务团队及个体服务提供者必须遵守标准开展诊疗活动。为通过绩效考核指标评估和卫生服务质量监管，保险机构与服务小组签订的合约中通常会明确绩效考核指标，包括过程指标（如在过去两个月内患者接受足部检查的比例），也包括结果指标（如糖尿病患者的血糖控制率等）。

（4）实施效果：捆绑支付提高了服务协调性，促进了不同层级、不同类型服务提供者之间的合作，充分调动了全科医师的积极性。2010 年荷兰全国已建立起 100 多个团队，大约 80%的全科医师加入了团队。在患者健康结果方面，捆绑支付下有些指标得到了改善，如糖尿病患者定期体检和足部检查率有所提高，血压值和胆固醇值有所降低；但有些指标未得到好转，如每年眼科检查率。实施效果有待长期跟踪评价。

2）美国住院服务和出院后服务捆绑支付

自 20 世纪 80 年代中期美国医疗照顾计划对医院实施 DRGs 支付以来，出现了医院为节省费用让住院患者提前出院转至康复机构的情况。因此，医疗照顾计划开始探索将医院住院服务和出院后服务捆绑支付的方式。美国医疗照顾与医疗救助服务中心（Centers for Medicare & Medicaid Services，CMS）于 2013 年开始试点捆绑支付项目，包括服务改善计划的捆绑支付计划（Bundled Payments for Care Improvement，BPCI）、关节置换综合服务模式、肿瘤服务模式等。其中 BPCI 参与的机构最多，其目的是“以较低的医疗保险支出带来更高质量、更协调的医疗服务”。

（1）支付模式及服务覆盖范围：BPCI 由四种广泛定义的医疗模式组成，这四种模式将参保人员在护理期间获得的多项服务的付款合并在一起。模式 1 为对急性住院期间接受的服务进行捆绑支付，覆盖所有 DRGs。由于该模式没有跳出原有 DRGs 支付的框架，在 2016 年底已经停止使用。模式 2、模式 3、模式 4 中，CMS 依据 DRGs 设定实施捆绑支付的 48 个临床病种。模式 2 为对急性住院服务及出院后 30、60 或 90 天内服务进行捆绑支付。模式 3 为对出院后 30 天内第一次接受急性期后护理服务开始，到其30、60或90天后结束，在此期间内发生的所有急性期后护理服务进行捆绑支付。模式4为对急性住院期间接受的所有服务以及出院后30天内的相关再入院费用进行捆绑支付。

模式1、模式2、模式3采用回顾性捆绑支付模式，CMS根据历史数据对各个模式涵盖的服务设定一个目标价格，在对捆绑服务的实际费用进行评估后，CMS根据目标价格进行支付或者追偿，节约的费用将返还给医疗服务提供方作为奖励，超支部分由医疗服务提供方承担。模式4采用前瞻性捆绑支付模式，由CMS事先对患者整个住院治疗期间由医院、医生及其他医务人员提供的服务进行费用打包，结余留用，若超支则由医疗机构自行承担。

（2）质量评估与监测：CMS致力于确保参保人员能够从BPCI项目中获得高质量的医疗服务，为此，CMS积极监测服务质量。CMS从参保人员的报销数据和质量报告中获取相关质量信息进行分析，并通过调查和利用患者评估工具对服务体验和健康结果进行评估。CMS的监测工作旨在确保质量改进，包括过程改进、结果变化和支出减少，以及发现不适当的行为，如服务限制、成本转移、选择性收治患者等。

（3）实施效果：截至2018年7月，已有255家医院、485家护理院、192个医生集团、43个家庭卫生机构、9家康复机构参与BPCI。其中，模式3参与的机构数最多，达577个；模式2覆盖的治疗事件最多，约占90%。BPCI实施后，75%的治疗事件的医疗费用降低，主要原因是减少了对非急性期机构服务的利用，尤其是对护理院的利用。但在医疗服务质量方面，出院后的急诊次数、死亡率、重复入院次数等并无明显变化。此外，医院和提供非急性期护理服务的医疗机构加强沟通协作，提高服务效率，为出院患者提供优化的整合式医疗服务。

（三）基于人群的支付

1. 定义　基于人群的支付（population-based payment）是指对一组相互协作的医疗服务提供方根据其向人群提供的广泛服务给予支付，强调结余分享或超支分担，并控制服务质量。这组医疗服务提供方因此成为该人群的服务负责人，为人群提供绝大多数所需要的医疗卫生服务。基于人群的支付是在构建整合型医疗卫生服务体系和形成以人为中心的卫生服务模式的背景下所产生的新型支付方式。

2. 激励机制　目前广泛应用的医疗保险支付方式大多是针对单一医疗服务提供方的，在引导机构间相互协作、提供连续性服务方面缺乏激励，无法形成以人为中心的服务提供模式，导致服务碎片化，影响服务质量和效率。近年来，国际上产生的基于人群的支付方式，已被证明能够有效促进连续性、整合型服务的提供。在按覆盖人群打包支付下，由多个相互协作的医疗服务提供方组成的服务提供团队有提高质量和控制成本的内在动力。服务提供团队可以自主制定相应的服务策略和分工以降低服务成本。因此，服务提供模式较以往发生明显变化，更注重以患者为中心并提高服务的连续性和整合性。

3. 适用范围　基于人群的支付适用于向全科医师、专科医生、医院等一组相互协作的医疗服务提供方进行支付。支付的服务范围不局限于特定的治疗事件。目前实行按人群支付的典型国家为美国、荷兰等。

4. 优势　基于人群的支付是在人群层面最高程度的打包支付，也能够作为一个独立的支付方式运行。在该支付方式下，医疗服务提供方基于所覆盖的人群和提供服务的质量获得相应支付，能最大限度地为患者提供以人为中心的、连续性和整合型服务。同时也有利于控制医疗成本。

5. 局限性　由于协议管理、成本和质量指标的监测以及报告的程序与要求，实施基于人群的支付可能会增加行政管理成本。

6. 典型案例　以美国责任保健组织为例。

在卫生系统费用高昂、卫生服务碎片化的背景下，美国于2012年开始推行责任保健组织

（Accountable Care Organization，ACO）。在这项改革之前，美国的医生与各医疗机构在提供服务方面相互独立，缺乏衔接和协调，资金使用效率低，ACO 使得各医疗机构和医生形成整合服务网络。

ACO 是由医生、医院和其他卫生服务提供者自愿组成的组织，向参保人员提供高质量卫生服务，对服务质量和成本负责。运行良好的 ACO 应具备三个特征：第一，以全科医师为基础；第二，采取与降低总成本、提升质量相关的支付方式；第三，采取能体现效率的绩效考核措施。

（1）协议管理：拥有管理机构的临床整合实体或新创建的法律实体，与 CMS 签订协议，合同期至少 3 年为一个周期，每个 ACO 至少负责 5000 名参保人员 3 年的卫生服务。2019 年 7 月以后，协议期至少为 5 年 6 个月。长期合同有利于促使 ACO 制定长期服务方案，加强预防与早期筛查，避免由疾病进展、延误诊治等造成的费用支出。

（2）保障对象：由 CMS 分配参保人群所属的 ACO，避免医疗机构推诿患者及逆向选择问题。CMS 分配时会考虑诸多因素，如参保人员住址、主要就诊医疗机构、医保报销情况等。同时，ACO 保留患者自主选择就医的权利，在一定程度上促进 ACO 之间的竞争，激励医疗服务提供方提高医疗质量。

（3）支付方式：采用总额预算制，通过“结余共享、超支分担”方式促进成本控制。由 CMS 根据目标人群前 3 年的实际费用测定总额基准。ACO 年医疗费用与医疗照顾计划确定的总额基准相比，结余金额大于 2%时可以共享结余；超支金额大于 2%时，则需要分担超支费用。结余共享和分担超支的比例由 CMS 对 ACO 进行的质量评估结果确定。

（4）绩效考核与监测评价：CMS 对 ACO 进行的质量评估包括患者或照护者的体验、服务协调性与患者安全、预防服务、高危人群健康 4 个维度，共 33 个 ACO 质量评价指标。CMS 通过医疗照顾计划报销数据库、ACO 医疗质量报告及患者调查等渠道收集数据，对 ACO 进行打分。结合每个维度的权重计算得到总分数。

为确保 ACO 的行为符合规范，CMS 会监控评估 ACO 参与者的绩效，包括分析财务审计及质量评估报告，分析参保人员和医疗机构投诉，审核结算数据及病案，对参保人员进行调查及现场审查，等等。重点关注以下三个方面：第一，ACO 是否推诿高风险患者，如有推诿现象，将终止合同。第二，质量考核要求达标情况，如果 ACO 有任一维度指标达标率不足 70%，则被列入重点考核清单；如下一年度仍未达标，则终止合同。如果 ACO 未能准确、完整和及时地报告质量结果，则在任何一年内均无资格共享结余。第三，财务指标，考核 ACO 中参保人员按项目支付的费用是否超过规定上限，如超过则可能提前终止合同。

（5）实施效果：参与医疗照顾计划结余共享计划的 ACO 数量不断增加，由 2012 年实施初期的 220 个增加到 2020 年的 517 个；受益人群的范围不断扩大，由 2012 年 320 万人增加至 2020 年的 1120 万人；分享结余的总额显著增加，由 2012 年结余 3.15 亿美元增长至 2020 年的 23 亿美元；同时，医疗服务质量维持在较高水平。

（四）小结

近年来，许多国家持续开展多种医疗保险支付方式的创新探索（图 6-2）。实证研究表明，按绩效支付能有效提高服务质量，同时还体现出控制成本的优势，能额外促进医疗服务提供方的信息收集和共享；捆绑支付有助于提高服务质量，但在成本控制方面的优势尚有待进一步观察；基于人群的支付有助于改善服务的整合，长期而言能带来更好的服务质量、减缓费用增长的趋势。此外，按患者的专项支付、基于慢性病管理质量的打包支付等新型支付方式也在探索中。这些创新支付方式的实践主要有两个方向：一是多种支付方式的组合，在主要支付方式上叠加按绩效支付；二是按照服务的全过程或全人群打包支付。这些医疗保险支付方式的改革体现了对促进医疗服务提供方服务协同性、提高服务效率、提升服务质量、改善健康结果的导向性，与服务供给侧正着力实现的整合式医疗卫生服务目标相协同，共同促进卫生系统整体绩效的持续改善。

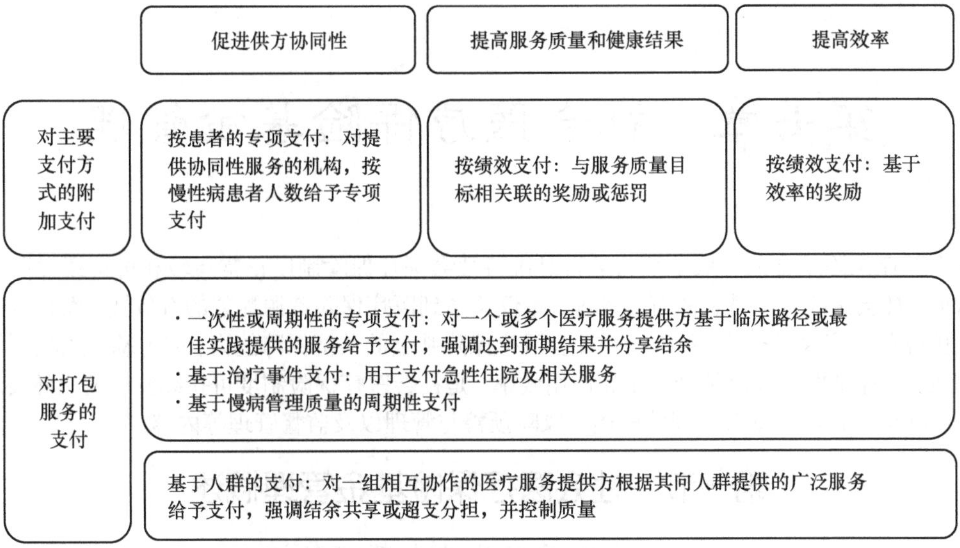

	促进供方协同性	提高服务质量和健康结果	提高效率
对主要支付方式的附加支付	按患者的专项支付：对提供协同性服务的机构，按慢性病患者人数给予专项支付	按绩效支付：与服务质量目标相关联的奖励或惩罚	按绩效支付：基于效率的奖励
对打包服务的支付	·一次性或周期性的专项支付：对一个或多个医疗服务提供方基于临床路径或最佳实践提供的服务给予支付，强调达到预期结果并分享结余 ·基于治疗事件支付：用于支付急性住院及相关服务 ·基于慢病管理质量的周期性支付		
	基于人群的支付：对一组相互协作的医疗服务提供方根据其向人群提供的广泛服务给予支付，强调结余共享或超支分担，并控制质量		

图 6-2　医疗保险创新支付方式

（张璐莹）

参考文献

陈文. 2017. 卫生经济学[M]. 4 版. 北京：人民卫生出版社.

李绍华，柴云. 2016. 医疗保险支付方式[M]. 北京：科学出版社.

周绿林，李绍华. 2016. 医疗保险学[M]. 3 版. 北京：科学出版社.

Langenbrunner J C, Cashin C, O'Dougherty S. 2009. Designing and Implementing Health Care Provider Payment Systems: How-To Manuals[M]. Washington: World Bank.

Roberts M J, Hsiao W, Berman P, et al. 2004. Getting Health Reform Right[M]. Oxford: Oxford University Press.

第七章 社会医疗保险基金管理

社会医疗保险基金的有效平衡与运行是维持社会医疗保险制度正常运转和可持续发展的一个重要方面。社会医疗保险基金的有效管理，不仅关系到医疗保险资源配置的有效性，而且直接影响广大人民群众医疗保障权益。不断增强社会医疗保险基金的共济保障能力，完善基金风险预警和监督管理机制，保证医疗保险基金安全和使用效率，是社会医疗保险制度可持续发展的必然要求。本章将介绍社会医疗保险基金管理的概述、风险预警与管理以及监督管理等内容。

第一节 社会医疗保险基金管理概述

一、社会医疗保险基金管理的概念

社会医疗保险基金是国家为了保障其社会成员在患病、伤害等情况下的基本医疗需求，通过法律法规强制性向个人和（或）所在单位征缴保费，同时以财政补贴形式进行统筹，由社会医疗保险经办机构管理的专项资金。因此，社会医疗保险基金是为具体实施社会医疗保险制度而专门设立、国家为覆盖社会成员医疗保险而建立的专款专用的财务资源。社会医疗保险基金对满足个人的身心健康、促进劳动力再生产、稳定社会秩序起着举足轻重的作用。

社会医疗保险基金管理是为了实现医疗保险制度安排和正常稳定运行，依据国家对社会医疗保险的方针政策、法律法规、规章制度，按照社会医疗保险基金运行的客观规律，对社会医疗保险基金的运行条件、风险预警、管理模式进行全面规划、组织、协调、控制、监督等系统管理工作的总称。社会医疗保险基金管理在社会医疗保险管理中占有重要地位。作为人民群众的“看病钱”“救命钱”，社会医疗保险基金的收缴、运行与管理是保障社会成员基本医疗需求，确保医疗保险制度合理运行和可持续发展的基础；对维持社会劳动力再生产、稳定市场经济发展、体现社会公平正义具有重要意义。

二、社会医疗保险基金管理的目标和原则

（一）社会医疗保险基金管理的目标

社会医疗保险基金关系着参保人群医疗保障的合法权益，更维系着社会和谐稳定的大局。因而，社会医疗保险基金管理的目标是在确保基金安全的前提下，增强基金的共济保障能力，促进基金的有效使用。

具体来说，社会医疗保险基金管理应当通过基金的风险预警和监督管理等活动，确保基金账户专款专用，防止基金被侵占挪用；严格遵照基金管理的相关法律法规，杜绝骗取社会医疗保险基金的现象发生；防范基金收不抵支的风险，满足参保人群的基本医疗需求。

（二）社会医疗保险基金管理的原则

1. 依法管理，规范运行 社会医疗保险基金是国家通过立法强制征缴的，因而，社会医疗保险基金管理遵循的首要原则即为法治化原则，要求法定范围内的用人单位和个人都应当依法参加社会医疗保险并缴纳保费。社会医疗保险基金管理必须严格按照《中华人民共和国社会保险法》、医疗保障相关法律法规和政策、方针，规范基金运行的全过程。

2. 预算管理，专款专用 预算管理作为一种分配稀缺资源的活动，需要在各类潜在支出目标

之间作出选择。社会医疗保险基金管理运用预算管理方法，综合考虑影响基金收支的各种因素，合理把握基金收支规模，实现统筹兼顾、保障有力、收支平衡的基金管理目标。同时，社会医疗保险基金纳入财政专户，实行专款专用，只能用于参保人员的基本医疗保障，任何部门、地区、单位和个人均不得挤占、挪用，必须严格执行社会医疗保险基金的收支手续和责任制度，坚决杜绝转移社会医疗保险基金的现象。

3. 收支平衡，注重效率 社会医疗保险基金管理应当遵循“收支平衡，注重效率”原则，即处理好基金收入、支出和结余三者之间的平衡关系。国家应当规范社会医疗保险基金的征收，确保应收尽收，保证基金来源的稳定性和连续性；依据实际征收的社会医疗保险基金，动态调整基金支出，保障参保人员的基本医疗保障待遇；根据基金的经济实力以及医疗卫生费用的上涨情况，量入为出，注重医疗保险基金在筹集、管理和偿付时的使用效率，及时对医疗保险待遇标准进行调整，高效合理地使用医疗保险基金。同时，随着社会医疗保险制度不断趋于完善，社会医疗保险基金应当具有较强的稳定性，能够根据社会经济发展水平、医疗卫生费用合理增长幅度和参保人员待遇标准来调整社会医疗保险筹资水平，从而维持社会医疗保险基金的收支平衡。此外，社会医疗保险基金还应当略有盈余，保障其在未来一定时期内的可持续运行。

三、社会医疗保险基金管理的意义

（一）促进社会医疗保险制度可持续发展

社会医疗保险制度是促进经济社会发展、实现广大人民群众共享改革发展成果的重要制度安排，发挥着民生保障安全网的作用。社会医疗保险基金管理有利于维持社会医疗保险制度的长期稳定性，从而保障社会医疗保险基金能够在一定时期内提供医疗保险待遇，能够应对人口结构变化带来的超支风险，合理引导医疗卫生资源有效配置，提升人民群众的健康水平。

（二）维护社会医疗保险基金安全与运行绩效

社会医疗保险基金管理是社会医疗保险基金安全与制度运行的关键环节，其中的财务管理更是关系着社会医疗保险基金的收入和支出规模，从而影响基金支撑能力和运行绩效。做好社会医疗保险基金管理有利于合理确定社会医疗保险的筹资水平，拓宽社会医疗保险的筹资渠道，优化社会医疗保险的筹资结构。社会医疗保险基金管理有利于合理控制医疗卫生费用支出，建立健全社会医疗保险的谈判协商机制，建立社会医疗保险新型价格管理体系，提升社会医疗保险基金支出绩效。

（三）提高医药卫生机构服务质量与效率

社会医疗保险基金管理与广大人民群众的就医体验息息相关，因为其直接影响医疗卫生服务质量和效率。社会医疗保险基金管理通过从日常社会医疗保险费用审核转向全面审核，从事后纠正转向事前提示和事中监督，从单纯管制转向监督、管理与服务相结合，严格落实定点医药卫生机构准入退出机制，注重对定点医药卫生机构服务协议落实情况的考核，结合稽核重点对医疗卫生费用进行合规审查，有利于进一步规范医疗卫生机构提供的服务，监管医务人员医疗行为，引导医疗卫生机构提供更具成本效果的医疗卫生服务。

四、社会医疗保险基金管理的内容

社会医疗保险基金管理的内容根据具体工作的性质分为基金的业务管理和财务管理两个方面。通过社会医疗保险基金的参保管理、医疗服务管理、稽核管理，以及基金的预算管理、收支管理、决算管理等具体内容，以实现社会医疗保险基金的风险预警和监督管理等活动，保证基金使用的安全有效。

（一）社会医疗保险基金的业务管理

1. 社会医疗保险基金的参保管理 社会医疗保险基金业务管理的首要步骤是参保管理。主要内容包括：一是明确不同社会医疗保险的覆盖人群范围，如我国职工基本医疗保险的覆盖人群范围依照属地管理原则，为一定行政区域内所有用人单位及其职工。同时，无雇工的个体工商户、未在用人单位参加职工基本医疗保险的非全日制从业人员以及其他灵活就业人员，可以自主选择参加职工基本医疗保险。城乡居民基本医疗保险的覆盖人群范围则为除应参加职工基本医疗保险以外的所有人员。二是参保对象向属地社会医疗保险经办机构申请办理参保登记，社会医疗保险经办机构依据参保对象提供的基本情况资料，同时与税务、工商、民政、公安、机构编制等部门提供的信息进行核对，确认无误后及时完成受理、审核和复核工作并予以登记。三是由参保对象参照医疗保障行政部门公布的保险缴费基数向税务部门依法缴纳社会医疗保险费。

2. 社会医疗保险基金的医疗服务管理 社会医疗保险基金的医疗服务管理包括医疗服务与项目的医保准入、就诊规范等。医疗服务与项目的医保准入是指对社会医疗保险所支付的医疗服务范围的界定，其管理的内容主要是药品、医用耗材和诊疗项目目录及其支付标准；就诊规范的管理内容主要包括规范参保人员的就诊程序，如门诊就诊程序及行为、住院就诊程序及行为、转诊程序及行为以及急诊抢救程序及行为，其他事项还包括明确应查处的就诊情形、发现就诊异常情况、查处违规行为等，以及针对定点医药卫生机构是否存在不合理用药、违规用药、滥检查、乱收费和违规记账、不遵循出入院标准等行为进行监督和管理。

3. 社会医疗保险基金的稽核管理 针对社会医疗保险基金的使用进行稽核管理是为了更好地确保社会医疗保险基金规范列支与专款专用。具体而言，由社会医疗保险经办机构的稽核部门或稽核小组依据《中华人民共和国社会保险法》《社会保险稽核办法》《医疗保障基金使用监督管理条例》等规定，依法对社会医疗保险参保人员缴费及享受待遇情况以及定点医药卫生机构履行定点服务协议情况进行稽核检查。社会医疗保险基金的稽核方式包括：①日常稽核，按照社会医疗保险经办机构制定的稽核计划，通过“双随机、一公开”工作机制，由稽核部门或稽核小组定期对社会医疗保险参保人员享受待遇情况和定点医药卫生机构履行定点服务协议等情况进行日常稽核；②专项稽核，结合日常稽核工作中被稽核对象存在的普遍或突出问题，对相关被稽核对象开展重点稽核，同时建立常态化稽核机制，如由国家和省级医疗保障行政部门组织实施的飞行检查，即是针对定点医疗机构纳入医疗保险基金支付范围的医疗服务行为和费用，以及社会医疗保险经办机构可能存在的骗取医保资金行为进行的专项稽查；③举报稽核，根据投诉举报线索对被稽核对象进行稽核；④第三方机构稽核，引入第三方力量丰富稽核手段，对定点医药卫生机构违反定点服务协议以及总额管理超指标运行等异常行为，委托第三方机构开展稽核审查。

（二）社会医疗保险基金的财务管理

1. 社会医疗保险基金的预算管理 社会医疗保险基金预算管理是保证基金按照计划合理实施和财务安全收支的前提，直接关系到社会医疗保险制度能否顺利实施，进而关系到能否实现社会医疗保险的既定政策目标。

（1）预算编制：社会医疗保险经办机构根据预算管理和相关法律法规编制年度社会医疗保险基金预算，按照“以收定支、收支平衡、略有结余”原则，综合考虑基金预算执行情况、影响基金收支等因素编制基金预算。在审核汇总各统筹地区上报的基金预算后，编制基金预算草案，预算草案经财政部门审核，报人民政府经人民代表大会批准后实施。经人民代表大会批准后的社会医疗保险基金预算方案，批复给各统筹地区社会医疗保险经办机构具体执行。社会医疗保险基金预算应保持独立完整，与一般公共预算相衔接，并按险种、不同制度和各统筹地区分别编制。

（2）预算执行：各级社会医疗保险经办机构要严格按照先前所批复的预算执行，定期向同级财政和行政部门报告预算执行情况。预算执行情况应逐级汇总上报，并加强基金运行监控，发现问题及时处置。各级社会医疗保险经办机构应及时分析基金预算执行情况，查明收支变化原因。预算年度结束后，应对本年度基金预算执行情况进行分析评估，编制基金预算执行情况报告。对预算执行中发现的问题及时采取有效措施加以解决，并建立基金预算执行的约束和考核机制。

2. 社会医疗保险基金的收支管理 社会医疗保险基金实行收支两条线管理，任何地区、部门、单位和个人都不得挪用、挤占，也不得用于平衡财政预算。

（1）社会医疗保险基金收入，收入来源包括保费收入、财政补贴收入、利息收入、转移收入、上级补助收入、下级上解收入、其他收入等。社会医疗保险基金由税务部门进行征收，社会医疗保险经办机构根据税务部门回传至经办机构业务系统的数据进行对账，并做到账处理。如财政专户划转通知单和专户银行到账原始凭证不一致，应将财政专户划转通知单退回税务部门，配合税务部门查找原因，调整一致后完成到账处理。对除保费收入外的归属于基金的收入，按照业务部门和协议银行提供的原始凭证，完成收入确认和到账处理。经办机构支出户产生的利息，定期划转财政专户。对补助、资助收入，根据各级财政部门和民政部门等单位资金拨款凭证及银行单据等原始凭证，完成收入确认和账务处理。

（2）社会医疗保险基金支出，包括社会医疗保险待遇支出、转移支出、补助下级支出、上解上级支出、其他支出等。各统筹地区应根据统筹地区内下级社会医疗保险经办机构上年度基金支出的月均额度，预留一定额度的周转金。各统筹地区按月汇总审核统筹地区内的用款计划，报同级财政部门审批后，将款项及时拨入统筹地区内各级社会医疗保险经办机构支出户。社会医疗保险经办机构的财务部门根据业务部门传递的待遇支付通知单或经电子签名的支付数据，核对一致后据实支付。

3. 社会医疗保险基金的决算管理 社会医疗保险基金决算管理的前提是对社会医疗保险基金进行会计核算。各级社会医疗保险经办机构按照《社会保险基金财务制度》《社会保险基金会计制度》的规定，区分不同险种及对应的制度为基金分别建账、分账核算，设置会计科目。社会医疗保险基金的会计核算采用收付实现制，由各级社会医疗保险经办机构审核收款、付款凭证，按照业务发生顺序逐笔登记银行存款日记账和明细账，再按科目分类汇总记账凭证，制作科目汇总表，登记总分类账。进而，根据余额汇总表、总分类账、明细分类账等，进行月结，编制月、季、年度会计报表。同时，需要建立银行账户监控系统和风险预警系统，通过信息联网实时监控账户资金，确保基金划拨及时、准确，切实保证基金安全。在年度终了前，由各级社会医疗保险经办机构根据决算编制工作要求，核对各项收支，清理往来款项，同协议银行、财政专户对账，确保账实相符后，进行年终结账。根据财政部门规定的表式、时间和要求，编制年度基金决算，包括资产负债表、收支表、有关附件以及财务情况说明书，做到内容完整、数字真实、计算准确、手续完备、报送及时，最终形成年度社会医疗保险基金决算报告。

第二节 社会医疗保险基金风险预警与管理

一、社会医疗保险基金风险概念

社会医疗保险基金在分担参保人员的疾病经济风险的同时，在运行管理过程中也面临着各类影响社会医疗保险制度正常运行的风险，既涉及与社会医疗保险基金自身有关的顶层设计、缴费额度、管理水平和保障能力的风险，也涵盖与社会医疗保险基金相关的疾病谱变化、社会人口结构变化、城乡结构变化以及人口流动所产生的各类社会风险。具体而言，社会医疗保险基金风险是指威胁社会医疗保险制度目标实现、破坏社会医疗保险基金收支平衡、阻碍社会医疗保险和医药卫生服务体系协同发展、制约社会医疗保险可持续发展的不确定因素。这类风险发生在社会医疗保险基金的筹集、支付与管理过程中，一旦发生将极有可能引起负面事件并产生重大损失。

社会医疗保险基金风险通常不是由单一因素产生的，而是多种因素综合交织的结果。从参保人员的生理心理健康状况、疾病模式、老龄化，到城镇化进程、人口流动与异地就医、医疗卫生技术发展、医疗卫生市场变化，再到社会医疗保险的筹资水平、统筹层次、支付方式、经办能力、监管能力等，影响风险发生的因素较多，加上发生风险的环节较多以及医疗卫生服务具有较强的专业性，无一不使得社会医疗保险基金风险的识别面临复杂的挑战，从而加剧了对随后关键因素预警管控的困难，弱化社会医疗保险基金风险防范的效果。

二、社会医疗保险基金风险分类

（一）按风险来源分类

根据风险的来源，社会医疗保险基金风险可以分为内生风险和外生风险。

1. 内生风险 内生风险是指在社会医疗保险政策设计和实施过程中所产生的各类风险。社会医疗保险制度在设计及再设计过程中，随着社会经济环境的不断发展变化，不可避免地会产生一定程度的制度性风险。这些风险包括社会医疗保险制度的设计理念是否先进，统筹层次、覆盖范围和报销比例是否合适，流动人口的异地就医管理、不同制度之间的衔接是否顺畅，配套政策和法律法规是否健全等方面。但内生风险的影响一般是局部的，可以通过对社会医疗保险制度的不断更新完善来分散或消除制度性风险。

2. 外生风险 外生风险是指社会医疗保险基金在运行过程中面临的由外部环境带来的各类风险。这些风险是由社会医疗保险基金所处的政治、经济、金融、法律、文化等社会环境所决定的，具有全局性，很难完全分散和转移，对风险防范和疏解手段的要求高。具体包括人口老龄化风险，城镇化发展引致的社会医疗保险制度的转变和衔接风险，地方性疾病风险，医疗卫生费用高速增长风险，社会医疗保险制度不完备所产生的漏洞和不足而引发参保人员、定点医药卫生机构和社会医疗保险经办机构一方或多方发生的道德风险等。

（二）按责任主体分类

根据责任主体，社会医疗保险基金风险可以分为管理风险和使用风险。

1. 管理风险 管理风险的责任主体在于政府，它是指在社会医疗保险制度实施过程中，政府管理失职而造成的管理社会医疗保险基金运行所产生的各类风险。管理风险具体包括医疗保障管理制度是否健全、行政部门机构设置及人员配备是否合理、监管责任是否履行、管理方式是否科学、管理手段是否适宜、定点医药卫生机构是否落实自我管理主体责任等。管理风险是社会医疗保险基金面临的重要风险，因为管理环节是发挥社会医疗保险基金专一性、精准性、效益性的重要保证，一旦该环节出现问题，将对社会医疗保险基金的收支平衡和可持续发展产生重大影响。

2. 使用风险 使用风险的责任主体是参保人员、定点医药卫生机构，以及社会医疗保险经办机构，使用风险是指在社会医疗保险制度实施过程中，上述责任主体围绕社会医疗保险基金使用所产生的各类风险。使用风险具体包括参保人员的欺诈骗保风险、定点医药卫生机构未提供实质服务或降低服务质量而骗取医疗保险基金的风险、参保人员和定点医药卫生机构合谋套取基金的风险、不合理医疗和过度医疗带来的风险以及社会医疗保险经办机构自身的经办风险。使用风险直接关系到广大参保人员的医疗保险权益，如若发生风险使基金使用不当或效率下降，将对社会医疗保险制度产生负面影响，威胁基金安全红线，破坏社会医疗保险制度的可持续性。

（三）按运行过程分类

根据基金的运行过程，社会医疗保险基金风险可以分为筹资风险和支付风险。

1. 筹资风险 筹资风险是指在社会医疗保险基金筹集过程中存在或产生的各类风险。这一层面的风险主要体现在筹资水平、筹资方式和征缴方式等方面。筹资水平过高或过低都将产生可能的风险。筹资水平过高可能会直接影响企业运行成本、参保人员的参保积极性和生活水准；筹资水平过低则会影响社会医疗保险基金的待遇保障水平。缴费基数的确定也直接关系到社会医疗保险基金的筹资总额，缴费基数应当兼顾不同收入水平的参保人员，同时杜绝参保单位少报或虚报缴费基数。此外，社会医疗保险基金的征缴机构和缴费方式也将为社会医疗保险基金筹资带来风险。

2. 支付风险 支付风险是指在社会医疗保险基金运行过程中，围绕基金支付环节所发生的各类风险。这一层面的风险主要是社会医疗保险基金收支失衡的风险，基金的支付水平超过或远低于基金筹资总额都将严重影响社会医疗保险制度的可持续性。当基金筹资总额无法抵消基金的实际支出时，将无法保证参保人员的医疗保险待遇，同时也影响社会医疗保险基金未来的发展。当基金筹资总额远高于基金实际支出时，即发生了结余风险，表明社会医疗保险基金未能为参保人员提供充分的保障待遇，降低了其所能获得的医疗保险保障水平，从而使社会医疗保险基金过度沉淀。此外，在社会医疗保险的支付范围、支付方式和支付及时性方面也可能存在或发生一定风险。

三、社会医疗保险基金风险预警机制

社会医疗保险基金风险预警体系是一个具备准确及时反映社会医疗保险基金风险状况及存在问题能力的体系，是一个实操性较强的有机整体。

（一）社会医疗保险基金风险预警程序

1. 明确社会医疗保险基金风险预警的原则 一般而言，社会医疗保险基金风险预警需要遵循以下 5 个原则。

（1）科学性原则：社会医疗保险基金风险预警体系的构建和运行需要遵循科学性原则，相关结论的得出应当建立在科学调研和分析的基础之上，确保获得的风险预警指标具有科学性和针对性，从而真实地反映基金风险。

（2）灵敏性原则：社会医疗保险基金风险预警指标的选择要与所分析的社会医疗保险基金风险具有强关联性和解释性，所选指标应当灵敏地体现社会医疗保险基金运行过程中的变化，并能在潜在风险即将发生时第一时间预报示警，从而对风险进行快速反应，做到早发现、早应对。

（3）可操作性原则：社会医疗保险基金风险预警指标的数据来源应具有较好的可获得性，数据在观测范围内具有时空连续完整性，从而确保社会医疗保险基金风险预警措施的可行性。

（4）全面性原则：社会医疗保险基金风险预警体系具有复杂性，影响社会医疗保险基金风险的相关因素涉及面广，仅采用单一指标分析容易掩盖基金风险真实情况且缺乏代表性，因此需要遴选出足够多的指标以全面反映基金风险的实际状况。

（5）动态性原则：社会医疗保险基金风险预警体系不是一成不变的，随着社会经济的发展，社会医疗保险制度也是在不断发展变化的，相关风险因素指标应当根据社会环境变化进行动态调整。

2. 评估社会医疗保险基金风险 评估社会医疗保险基金风险的第一步是风险识别，即需要认识到当前社会医疗保险基金预期可能面临的风险。由于影响社会医疗保险基金风险的相关因素十分庞杂，所以识别其中的关键因素就显得尤为重要。在实践过程中，可以依据不同的类别对风险进行分类识别，如根据社会医疗保险基金运行的不同阶段，结合风险性质对风险因素进行分析，明确对应的风险，并对同属性的风险进行归类整合。在识别基金风险的基础上，根据可能产生的风险类型、成因和因果关系进行关联分析，结合历史数据的统计分析，找出其中的关键因素，确定灵敏度高、可操作性强的风险预警指标。继而利用概率论与数理统计方法，分析时点数据，预测相关风险发生的概率及可能引发的损失程度。

3. 设计社会医疗保险基金风险预警模型 社会医疗保险基金风险评估是设计社会医疗保险基金风险预警模型的基础。在此基础之上，需要依据预测结果给事前、事中、事后不同阶段赋予各个风险预警指标对应的权重大小，一般采取两种方式：一是选取历史样本数据，在初步测算的基础上，组织专家进行分析和判断确定；二是编写计算机应用程序，对所有历史相关数据分别代入组合测算。

但风险预警指标中存在难以定量分析、仅能用定性进行描述的指标，因而需要借助模糊数学原理，对这类指标进行模糊数学的信息处理从而实现社会医疗保险基金风险的量化分析。模糊综合判定方法帮助风险预警模型输出有限的预警区间范围，超出该范围将予以预警，并根据系统设定的风险等级，提示采取相应等级的风险预警控制。

4. 实施社会医疗保险基金风险预警控制 根据社会医疗保险基金风险预警低、中、高等级警戒线，实施对应的措施。

（1）低等级警戒：主要采用常规监控，密切注意与警戒强关联的指标变化趋势，采取预防措施防止其恶化，同时对所涉及业务进行局部调整，并对后续发展情况继续予以风险监测并及时反馈。

（2）中等级警戒：需要提高监控力度，并对风险进行转嫁，具体可通过分散风险、阻断风险、转化风险三种方式，在实施过程中对指标变化进行动态监测。

（3）高等级警戒：应当迅速进入危险状态，组织医疗保险专家、风险预警专家、医疗管理专家和社会医疗保险业务骨干等建立危机处理小组，提出综合对策，果断组织实施，依然需要对指标变化进行动态监测，并及时进行信息反馈，力争将损失程度控制在最小范围内。

（二）社会医疗保险基金风险预警指标

按照基金潜在风险发生的环节，社会医疗保险基金风险预警指标体系可分为基金筹资风险预警指标和基金支付风险预警指标。

1. 基金筹资风险预警的核心指标 基金筹资是社会医疗保险基金的主要来源，因此加强基金筹集力度，防范筹集过程中的基金风险，有利于确保社会医疗保险基金的稳定与可持续。涉及基金筹资风险预警的核心指标包括参保单位及其人员数、参保人员结构（性别、年龄）、当期缴费基数、人均缴费基数、缴费金额、征缴率、欠费构成等。

2. 基金支付风险预警的核心指标 基金支付反映医疗保险基金的使用和支出状态。其中，涉及医疗服务提供方的指标包括不同等级和不同类型的定点医药卫生机构的服务量、费用支付方式（例如按病种支付，包括增加患者数量、增加疾病诊断的严重程度等预警指标）；涉及医疗服务需求方的指标包括个人医疗账户支出和统筹基金支出等；涉及社会医疗保险经办机构的指标包括各险种的基金支出、各项基金支出、各项基金支出占总支出构成比及支出增长率。

（三）社会医疗保险基金风险预警措施

1. 建立完善的基金风险评估机制 风险评估机制能够对制度性政策风险和社会环境性风险加以评估，减小内生风险和外生风险的发生概率，是社会医疗保险基金风险预警机制中不可或缺的一环。

（1）风险评估主体的选择：组织社会医疗保险基金利益相关方作为风险评估主体，有效兼顾各方利益，充分采纳不同社会阶层、组织、机构的建议，确保评估结果具有科学性、合理性和代表性。

（2）风险评估内容和方法的确定：对影响社会医疗保险基金风险的关键因素予以重点监测，注重借鉴成熟的企业风险评估理论，但需要始终坚持社会医疗保险基金的公益性，不能完全照搬。

（3）风险评估程序的规范：在制度层面规范风险评估程序，同时允许根据当地实际情况作出适应性调整，确保风险评估全流程的有效运行。

2. 落实基金风险责任分级管理体系 依据基金风险管理的不同层级，科学规划不同层级的管理责任，并制定相关的基金风险预警机制，不仅可以弥补基金管理中存在的缺陷与不足，还可以有效提高基金使用效率。基于社会医疗保险经办机构对风险预警指标月度、季度、年度变化及时分析，形成总结报告，帮助上级社会医疗保险经办机构更好地掌握社会医疗保险基金的运行动态，同时依托现代信息化手段对基金收支情况进行实时监测，及时发现基金运行中存在和可能发生的问题，迅速制定解决方案，落实基金风险管理的主体责任，降低基金风险发生的可能性，促进社会医疗保险基金管理水平提升，为社会医疗保险可持续发展提供基金管理风险预警保障。

3. 强化基金风险预警有效反馈 社会医疗保险基金风险预警的有效运转离不开反馈机制。由于社会经济发展变化速度快，短期内的风险预警往往不能穷尽所有风险，所以需要对基金风险动态进行不断追踪，设置专门的信息反馈处理小组，及时收集政府部门、参保人员、定点医药卫生机构等不同层面的信息，并对基金风险预警机制予以反馈，确保实施新的基金风险预警，减少基金风险，挽回不必要的损失，同时与社会医疗保险基金各利益相关方保持良好的互动关系，促进医疗保险制度的可持续发展。

四、社会医疗保险基金风险管理

（一）社会医疗保险基金风险管理概念

社会医疗保险基金风险管理是保证社会医疗保险制度落实的有效手段，不仅体现了社会医疗保险的制度效果，同时促进社会医疗保险制度进一步发展完善。具体来说，社会医疗保险基金风险管理是指基金管理部门及相关的财政、税务、金融管理等部门共同实施的，作用于基金运行全过程的，通过识别、分析可能会影响基金安全的风险或潜在事项以对其进行控制和规避，从而实现社会医疗保险基金安全运行的一系列管理过程。

（二）社会医疗保险基金风险控制

1. 规范社会医疗保险制度建设 注重社会医疗保险制度建设是控制社会医疗保险基金风险的重要基础。目前，一方面，社会医疗保险制度建设需要逐步提高基金的统筹层次，制定与社会经济发展水平相适应的缴费水平，提高社会医疗保险基金的抗风险能力；另一方面，需要加强对社会医疗保险基金使用情况分析，完善基金支付制度，确保基金安全合理使用，减少基金透支风险。

2. 优化社会医疗保险基金监督体系 社会医疗保险基金监督体系是社会医疗保险制度建设的重要保证，因此需要完善社会医疗保险基金管理的制度环境，健全基金外部管理体系，细化基金管理机构的职能和权责，加快审计人才队伍建设，依靠高素质人才加强对基金的社会监督，通过微观监管和宏观监管相结合，线下和线上监管相结合，确保基金在较低的风险下运行，减轻广大参保人员的医疗卫生费用负担；同时维护社会医疗保险制度的良好形象，促进社会和谐发展。

3. 完善社会医疗保险基金内部控制 完善的社会医疗保险基金内部业务流程控制是保障基金安全的必要条件，主要依靠社会医疗保险经办机构按照国家法律法规以及社会医疗保险相关的财政、会计准则进行内部管理控制和稽核，优化内控组织环境，充分利用信息化手段实施内控制度，确保社会医疗保险信息真实透明，构建风险导向的内部控制机制，对社会医疗保险基金发生在流程设计、人员管理和外部环节上的风险进行有效防范，降低社会医疗保险经办机构及其人员的相关风险。同时需要通过社会医疗保险经办机构绩效考核加强组织文化建设，提高基金内部控制执行力，强化管理层对基金内部控制责任的认识。

（三）社会医疗保险基金风险管理效果评价

1. 评价社会医疗保险基金风险管理的决策效果 社会医疗保险基金风险管理决策效果评价的任务是客观地评价风险管理决策方案，总结风险管理工作的经验和教训，分析风险管理决策所导致的失误偏差程度。这一方面可以提升社会医疗保险基金风险管理决策的可操作性，确保参保人员享受到应有的医疗保障待遇；另一方面可以有效防范或减少社会医疗保险基金风险的发生。具体来说，主要评价社会医疗保险基金的风险管理措施是否降低了风险发生的概率，是否降低了风险造成的损失，若已经采取的风险管理措施对于防微杜渐具有明显功效，则表明当前采取的风险管理措施效果较好。

2. 评价社会医疗保险基金风险管理水平 社会医疗保险系统主要由医疗服务需求方（参保人员）、医疗服务提供方（医疗机构）、医疗保险机构和政府组成。社会医疗保险基金风险管理涉及社会医疗保险系统的内外部环境、制度设计、系统角色及其互动。因此，基金风险的管理水平直接影响到参保人员接受医疗保障待遇水平。社会医疗保险基金风险管理水平受所处的组织内外部环境、风险管理政策、风险管理的责任、风险管理的权力和能力、纳入风险管理的流程、所需的资源提供、管理者治理要素等因素的影响。一般而言，社会医疗保险基金风险管理水平主要评价风险管理应对策略是否适应基金风险管理的需求，相应的风险管理决策是否适合基金风险运行管理活动，过程中展现的风险管理能力是否有利于营造良好的社会医疗保险制度环境。

3. 评价社会医疗保险基金风险管理的执行情况 社会医疗保险基金风险管理措施的执行情况，直接关系到能否实现社会医疗保险基金的安全运行。基金风险管理措施执行过程中若存在偏差，易导致严重的基金风险，甚至有可能引发重大的社会风险，增加社会民生的不稳定因素。因此，评价基金风险管理措施的执行情况是基金风险管理效果评价的重要方面，不仅有利于提升基金风险管理措施的可操作性，而且有利于减少社会医疗保险基金风险管理决策执行中的失误，强化基金风险管理措施的执行。

（四）社会医疗保险基金风险管理方式

1. 强化社会医疗保险制度顶层设计 加强社会医疗保险制度的顶层设计是防范基金风险的根本途径。大部分社会医疗保险基金风险均与制度设计不完善、不健全有关。通过优化社会医疗保险制度的顶层设计，不仅能够实现不同社会医疗保险之间的统筹安排，解决不同制度之间的衔接问题，而且有利于在风险发生前进行有效防范。

2. 注重社会医疗保险信息化建设 社会医疗保险基金风险部分是由于监管能力不足和监管不及时产生的，而现代信息化技术提供了良好的辅助手段。社会医疗保险信息化建设可以更好地实现基金监管的及时性和动态性，在一定程度上解决了社会医疗保险存在的信息不对称问题，方便社会医疗保险经办机构及时掌握统筹地区的基金运行情况，同时可以对关键风险指标进行及时预警和有目的的监管，迅速作出反应。

3. 加强社会医疗保险基金风险识别与评估 社会医疗保险基金风险具有复杂性、隐匿性和渐进性，随着社会经济发展和相关市场变化，原有风险发生变化的速度快，因而需要提高对基金风险识别的灵敏性，尽早发现风险苗头，果断采取预防措施。同时需要提升社会医疗保险经办机构及相关人员的风险评估能力，对基金风险进行分级管理，增强风险管理决策的科学性，从而更好地对社会医疗保险基金风险进行防范。

第三节　社会医疗保险基金监督管理

医疗保险基金是医疗保险制度赖以生存和发展的物质基础，基金的安全关系到整个医疗保险制度的可持续发展和广大参保人员的切身利益。建立健全社会医疗保险基金监督管理体系，确保社会医疗保险基金的安全、合理、有效使用，是医疗保险管理工作的重要内容。

一、社会医疗保险基金监督管理体系

国际上，社会医疗保险基金监管是严格以法律法规为依据的法制性监管。政府在推进社会医疗保险制度时，首先注重的是法律法规建设，以其作为监管的依据和行为规范。各国在对社会医疗保险基金进行监管时，社会医疗保险计划及其筹资方式都以立法形式确定下来，通过立法进行基金的监督与管理。在社会医疗保险制度比较发达的国家，社会医疗保险基金的筹集、支付、管理等都有法律依据，都有较为完善的基金监管的法律规定，这些国家在实践中还会根据经济社会发展情况对规范社会医疗保险的法律法规进行更新。通过采用法治化手段监管社会医疗保险基金的做法，很好地推动了社会医疗保险制度的发展，有力地保证了社会医疗保险基金的安全。

（一）美国医疗照顾计划基金监管

美国对社保基金重视事前监督，通过完备的立法使监管有法可依。1935 年，美国国会通过了《社会保障法案》；1965 年，美国通过了《社会保障法修正案》，1966 年正式实施专门针对 65 岁及以上老年人的医疗照顾计划。1983 年，美国国会立法将 DRGs 引入医疗照顾计划住院费用支付，开始通过支付方式改革对医疗照顾计划基金使用进行监管；2010 年颁布《平价医疗法案》，试图通过确立价值付费法的思想，利用医疗照顾计划基金支付来激励高质量、高效率的医疗服务提供。

医疗照顾计划由美国医疗照顾与医疗救助服务中心负责管理。美国国会要求定期向其报告基金的使用和运营状况，报告内容包括基金收支及其构成、投资收益情况等。医疗照顾计划基金监管包括跨部门合作和专业人才参与机制。在联邦政府层面，建立由联邦调查局牵头、健康和人类服务部以及司法部合作组成的社保基金监管执法体系，覆盖基金监管业务的全流程。联邦调查局、健康和人类服务部、司法部抽调专业人员，成立医疗保健欺诈预防与执法行动组（Health Care Fraud Prevention and Enforcement Action Team，HEAT），制订医疗欺诈和滥用控制计划（Health Care Fraud and Abuse Control Program，HCFAC）。其中，HEAT 旨在减少医疗照顾计划基金浪费、追索欺诈资金和提高服务质量，并起诉基金欺诈行为。HCFAC 则负责通过新型信息技术集合医疗保险欺诈的所有数据，建立起全世界范围最广的保险基金监管数据库，在大数据基础上进行精准评估与分析，审查支付环节，协助发现医疗保险基金欺诈行为。HCFAC 还开发出专门系统，实现了对医疗保险数据的挖掘和可视化，通过大数据和医疗保险监管网络发现欺诈行为。

（二）德国社会医疗保险基金监管

19 世纪 80 年代，现代社会保险制度在德国形成时，德国政府就制定了一系列社会保险相关法律，作为对社会保险进行监管的依据。从 1883 年至 1927 年，德国国会先后颁布了《疾病保险法》《老年和残障社会保险法》等一系列法律，对社会保险设立的目的、基金来源、覆盖面、支付标准等做了明确规定，为社会保险基金监管体系的形成奠定了基础。

德国根据《法定医疗保险现代化法》设立联邦联合委员会，由医疗服务提供方和购买方分别选派代表组建而成，其主要职责为制定医疗保险基金监管政策。其中，联邦医师联合会、德国医院联合会和联邦口腔医师联合会作为代表医疗服务提供方的行业协会，负责对医务人员和医院进行服务质量的监督；疾病基金联合会代表购买方，负责制定基金支付协议、药品和服务的价格等。德国的社会保障内容由《社会法典》具体编纂，详细规定了疾病基金与医疗服务提供方，尤其是与联邦医师联合会之间的谈判范围。

（三）我国社会医疗保险基金监管

在我国，党中央、国务院高度重视推进社会医疗保险基金监管法律制度建设。2018 年 3 月 11 日第十三届全国人民代表大会第一次会议通过的《中华人民共和国宪法修正案》，在第十四条中注明“国家建立健全同经济发展水平相适应的社会保障制度”，说明社会保障作为国家的基本经济制度有了最高法律保障。社会保险基金监督工作与社会保障体系建设同步推进、协调发展，在法规与制度建设方面相互加强。

要管好用好社会保险基金，必须建立相关的法律规范，使社会保险基金的管理和使用做到有法可依、违法必究。2003 年，财政部、劳动保障部印发《关于加强社会保险基金财务管理有关问题的通知》（财社〔2003〕47 号），针对各地在执行基金财务管理制度过程中的具体问题进一步明确了要求。2008 年，为了规范新型农村合作医疗基金的会计核算和财务管理，财政部印发了《新型农村合作医疗基金会计制度》（财会〔2008〕1 号）以及与卫生部共同印发了《新型农村合作医疗基金财务制度》（财社〔2008〕8 号）。2009 年，人力资源和社会保障部、财政部、中国人民银行等发布《关于进一步加强社会保险基金专项治理工作的通知》（人社部发〔2009〕51 号）。2010 年 1

月2日，发布《国务院关于试行社会保险基金预算的意见》（国发〔2010〕2号），将社会保险基金纳入年度预算编制，加强对基金管理的监管。2010年10月28日，第十一届全国人民代表大会常务委员会第十七次会议通过，以中华人民共和国主席令第三十五号公布《中华人民共和国社会保险法》，其第一章第六条规定，国家对社会保险基金实行严格监管。国务院和省、自治区、直辖市人民政府建立健全社会保险基金监督管理制度，保障社会保险基金安全、有效运行。县级以上人民政府采取措施，鼓励和支持社会各方面参与社会保险基金的监督。2017年8月，财政部会同人力资源和社会保障部、国家卫生和计划生育委员会等有关部门《关于印发〈社会保险基金财务制度〉的通知》（财社〔2017〕144号），要求进一步规范社会保险基金财务管理行为，加强基金收支的监督管理。完善医疗保险基金监管法律制度体系是党中央、国务院高度重视的问题，构建专门的医疗保险基金监管法律制度被列入改革的重中之重。2020年《中共中央 国务院关于深化医疗保障制度改革的意见》提出"制定完善医保基金监管相关法律法规，规范监管权限、程序、处罚标准等，推进有法可依、依法行政"。2020年7月《国务院办公厅关于推进医疗保障基金监管制度体系改革的指导意见》（国办发〔2020〕20号）进一步明确推进医疗保障基金监管制度体系改革建设的目标，即"到2025年，基本建成医保基金监管制度体系和执法体系，形成以法治为保障，信用管理为基础，多形式检查、大数据监管为依托，党委领导、政府监管、社会监督、行业自律、个人守信相结合的全方位监管格局，实现医保基金监管法治化、专业化、规范化、常态化，并在实践中不断发展完善"。《"十四五"全民医疗保障规划》详细谋划加快健全基金监管体制机制，"建立并完善日常巡查、专项检查、飞行检查、重点检查、专家审查等相结合的多形式检查制度""完善部门联动机制，开展联合检查，形成监管合力"。由此，按照党中央、国务院决策部署，加快推进医疗保障基金监管制度体系改革，构建基金监管法律制度体系，成为提升医保治理能力和国家治理水平的重要制度安排。

为了加强医疗保障基金使用监督管理，保障基金安全，促进基金有效使用，维护参保人员医疗保障合法权益，根据《中华人民共和国社会保险法》和其他有关法律规定，制定了《医疗保障基金使用监督管理条例》（下称《条例》）。这是我国医疗保障领域第一部社会医疗保险监管的行政法规。《条例》规范了医疗保险经办机构、定点医药卫生机构、参保人员医疗保障基金使用行为，明确了医疗保障基金使用相关主体的职责。值得注意的是，《条例》首次具体明确了参保人员义务，参保人员在就医、购药过程中也要遵守医保相应规定，不得获得非法利益；还明确要求，医疗保障基金专款专用，任何组织和个人不得侵占或者挪用。

二、社会医疗保险基金监督管理形式

社会医疗保险基金监督管理常见的形式包括行政监管、社会监督和内部监督。

（一）行政监管

行政监管是按照行政管理权限和行政隶属关系，由行政机关对社会医疗保险基金实施的监督管理，这是一种外部监督管理的形式。行政监管属于执法性质的监督管理，包括医疗保障部门的监管、财政部门的财务监管和审计部门的审计监管等。

行政监管的内容包括对社会医疗保险基金预算、决算进行审核，对基金的收支情况进行监督管理等。各级社会医疗保险经办机构要按照有关规定报送基金预算、决算的执行情况，医疗保障部门和财政部门负责审核、分析，发现问题要予以纠正，审计部门对基金的财务收支、运行效益和违反财经法纪的行为进行经济监管，保证社会医疗保险基金运行健康、有序。

行政监管是社会医疗保险基金监督管理的主要形式，这是基于医疗服务提供方和参保人员作为"经济人"的前提假设。如果任由医疗服务提供方和参保人员根据各自意愿参与医疗保险活动，他们必然会通过与社会医疗保险经办机构的博弈行为，实现自身利益最大化的目的，这不利于社会医疗保险基金的正常运行和管理。通过行政监管使相关行政机关能够充分发挥积极的监管职能。同时，制定社会医疗保险基金行政监管的具体计划和措施，体现政府的社会责任，为社会成员提供基本保障。另外，政府制定各种社会医疗保险的法律法规，完善基本社会医疗保险制度架构，严格规范社会医疗保险的建立、运行和监管。最后，行政监管有利于为社会医疗保险提供良好的内外部环境，有利于社会医疗保险基金的稳定和安全。

（二）社会监督

社会监督是社会医疗保险基金监督管理体系的重要组成部分。社会监督是人民群众通过社会团体、社会组织、舆论机构（如报刊、电视、广播等）以及公民个人对社会医疗保险基金管理情况实施的监督。社会监督的各成员由于所处位置不同，切身利益不同，获取的信息差异，所施行的监督有时会更有力、更有效，因而是衡量基金监督效率的一个重要标志。通过定期或不定期听取社会医疗保险经办机构对社会医疗保险基金的征缴、使用、管理等情况的工作汇报和调查研究，对基金筹集、支出、财务和预算管理等情况进行监督检查，并定期向社会公布，加强对基金的社会监督。社会医疗保险基金的社会监督常见方式有以下几种。

1. 社会保险监督委员会 社会保险监督委员会下设社会医疗保险公众咨询监督委员会，由人大代表、政协委员、医疗卫生专家、医疗保险专家以及参保人员、用人单位、工会组织的代表组成。其具体的监督方式是：①定期听取社会医疗保险经办机构对社会医疗保险基金收支、管理和运行情况的汇报；②聘请会计师事务所对医疗保险基金进行年度审计和专项审计。发现问题的，有权向有关部门、机构提出改正建议；对社会医疗保险经办机构及其工作人员的违法行为，有权向有关部门依法提出处理建议。

2. 公民、法人和其他社会组织 公民、法人和其他社会组织有权对医疗保险基金管理活动中的违规违法行为进行投诉、举报，这也是社会监督的重要内容。医疗保险行政部门和监管机构应创造条件，保障公众监督渠道的畅通，为公众实施监督创造条件。

3. 舆论监督 舆论监督是新闻媒体运用舆论的独特力量，对医疗保险基金管理中的现象和问题进行新闻调查，通过广播、影视、报纸、杂志、网络等大众传播媒介发表自己的意见和看法，形成舆论，从而对社会医疗保险基金管理实行监督和制约。舆论监督是国家民主法治建设的重要保证，也是社会医疗保险基金监管可以依靠的渠道。

（三）内部监督

内部监督主要是指社会医疗保险经办机构根据社会医疗保险基金的财政和会计制度，建立健全内部管理制度，定期或不定期对社会医疗保险基金的筹集与使用等情况进行监督检查。社会医疗保险基金的内部监督是在充分利用社会医疗保险经办机构内部各部门之间、上下级之间相互协调和制约关系的基础上，建立起来的一系列相互关联和约束的制度及管理措施。主要包括以下几个方面。

1. 建立健全社会医疗保险经办机构业务流程 健全医疗保险费征缴流程、费用支付流程、异地医疗费用结算流程等，细化明确各项医疗保险业务程序。方便快捷的业务流程有利于风险控制，是实行有效内部控制的基础。

2. 完善内部管理制度 包括财务会计制度、定点医药卫生机构监督制度、内部稽核制度等。内部管理制度要依据统一性、针对性、可操作性，以及全面性、完整性和系统性的原则进行制定。

3. 明确内部稽核的机构和人员 在社会医疗保险经办机构内部，对基金运行管理应建立基金审计部门，对医疗保险费的征缴、医疗费用支出都应有相应的部门或机构来实施内部审计稽核工作。内部审计稽核工作应按业务程序设置岗位，制定岗位责任制，做到责任到人。

4. 内部财务、业务、审计部门相互独立 社会医疗保险经办机构内部要建立相对独立的财务、业务和审计部门，尤其是审计职责不能由其他部门来代替，也不能放在某个业务部门或财务部门，而必须有单独的部门来履行。

5. 明确内部监督检查方式 采取上对下、交叉检查、抽查等形式，检查社会医疗保险基金收支的原始凭证是否真实可靠，有无弄虚作假现象，检查社会医疗保险财务制度是否健全，各项费用结算办法是否完善等。

（陈鸣声）

参考文献

卢祖洵. 2012. 社会医疗保险学[M]. 3 版. 北京：人民卫生出版社.

毛瑛，吴涛. 2015. 医疗保险基金管理[M]. 北京：科学出版社.

孙树菡，朱丽敏. 2019. 社会保险学[M]. 3 版. 北京：中国人民大学出版社.

孙晓明. 2012. 发达国家和地区医疗体制与保险制度[M]. 2 版. 上海：上海科学技术出版社.

周绿林，李绍华. 2016. 医疗保险学[M]. 北京：科学出版社.

第八章 社会医疗保险评价

本章将介绍社会医疗保险评价的基本概念、原则、内容、标准、步骤和方法，运用社会医疗保险评价的方法与指标体系，了解我国社会医疗保险的总体运行情况，发现社会医疗保险存在的问题，揭示社会医疗保险的发展趋势。

第一节 社会医疗保险评价概述

一、社会医疗保险评价的概念

社会医疗保险评价是指根据社会医疗保险发展的总目标，对其开展及实施的全过程进行综合分析与评价，在此基础上总结经验，修正并完善社会医疗保险，促进社会医疗保险制度的健康发展。社会医疗保险评价涉及面较广，涵盖在社会医疗保险政策制定、运行和结果中对社会医疗保险方、参保方和医疗服务提供方的三方评价。

二、社会医疗保险评价的目的和意义

（一）社会医疗保险评价的目的

医疗保险评价是医疗保险科学管理的重要组成部分，是优化和完善医疗保险制度的重要方法和手段。社会医疗保险评价的目的，就是通过剖析社会医疗保险政策方案的价值取向、可行性以及适宜性，评判社会医疗保险的运行效率，并分析参保方的财务风险保护，对社会医疗保险方案、运行机制以及目标实现程度进行分析，综合评价社会医疗保险制度制定、运行及实施后的健康保障效果，以便总结经验，进一步完善社会医疗保险及其相关政策和方案，巩固和发展社会医疗保险制度，提高人民健康水平。

（二）社会医疗保险评价的意义

社会医疗保险评价包括对社会医疗保险政策方案、运行过程和运行结果的评价，从这三方面对社会医疗保险进行综合评价，能够去“伪”存“真”，由“表”及“里”，随时掌握社会医疗保险发展动态，调整完善政策，促使社会医疗保险制度顺利推进。若不进行评价，仅从主观判断，便难以了解问题症结并对症下药，往往陷入盲目的主观决策，使决策工作处于被动境地。社会医疗保险评价的意义在于以下三个方面。

第一，通过对社会医疗保险政策方案的评价，可以从宏观方面评价政策目标的价值取向合理性、制度方案的可行性和体系结构的适宜性。

第二，通过对社会医疗保险运行过程的评价，可以了解社会医疗保险基金的筹集与支付情况以及基金是否可持续，社会医疗保险能否保障参保人员基本医疗卫生服务，以及医疗费用是否不合理增长。

第三，通过对社会医疗保险运行结果的评价，可以了解参保方疾病，经济负担情况，分析所制定的社会医疗保险政策是否合理，在社会医疗保险制度下是否人人平等、是否人人享有基本医疗保障。

三、社会医疗保险评价的原则

（一）全局性原则

社会医疗保险涉及面广，是一个复杂的社会系统，进行评价时不能只注重某一方面，而忽略其他方面所发挥的作用。因此，社会医疗保险的评价应立足全局观点，列出反映各个子系统工作全貌

的数量、质量、条件、效益等指标，运用综合评价方法，找出有代表性和规律性的指标，才能够揭示社会医疗保险制度的全貌。

（二）客观性原则

社会医疗保险是一项实践性很强的工作，指标体系应能反映社会医疗保险制度及其运行的真实情况；指标应以定量指标为主且防止应用大量定性指标，避免评价结果受主观意愿的影响。同时，真实可靠的原始资料是评价准确客观的基础，应保证原始数据资料的真实准确。此外，评价者应持有客观的态度及立场，不能因为自己的立场而作出有倾向性的评价。

（三）发展性原则

社会医疗保险作为社会系统的一个组成部分，经常会受到社会、政治和经济等各种因素的影响而发生变动。因此，对社会医疗保险的评价也应该是动态的、发展的，评价指标体系必须与国家政策方向、社会经济发展、医疗技术进步等相适应。

（四）可操作性原则

评价指标和标准是评价工作的依据，形成明确具体的指标体系和评价标准的同时，各指标也应具有明确、具体的定义和内容。另外，指标体系应依托实际工作建立，并充分利用现实中的可用资料，确保指标体系的数据收集与分析在技术上的可操作性，并保证所花费成本的可承受性。

第二节　社会医疗保险评价的内容

一、社会医疗保险的政策方案评价

（一）评价思路与框架

社会医疗保险的政策方案评价，是根据一定时期内社会医疗保险的发展目标和阶段目标，对社会医疗保险政策的发展思想、指导方针、制度法规等的合理性、可行性与适宜性进行评价。对社会医疗保险的政策方案评价主要包括政策目标的价值取向合理性、制度方案的可行性、制度体系结构的适宜性三个方面（图 8-1）。其中，政策目标的价值取向合理性包括指导思想合理性和目标价值合理性；制度方案的可行性包括政治可行性、经济可行性、社会伦理价值观念可行性和操作技术可

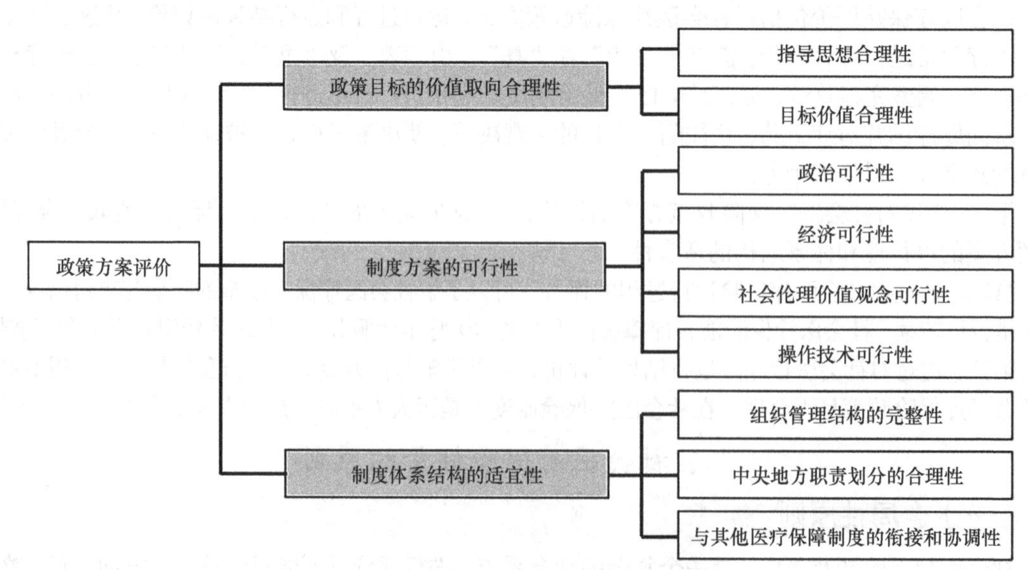

图 8-1　社会医疗保险政策方案评价框架图

行性；制度体系结构的适宜性包括组织管理结构的完整性、中央地方职责划分的合理性以及与其他医疗保障制度的衔接和协调性。

（二）社会医疗保险政策目标的价值取向合理性

社会医疗保险政策目标的价值取向决定了具体的社会医疗保险政策及政策所产生的效应，包括居民健康水平的改善、疾病经济风险的防范及资源使用的效率等。因此，社会医疗保险的政策方案评价，应重点评价社会医疗保险制度的指导思想和目标价值（公平、效率、可负担性等）制定的合理性。例如，我国医疗保障制度改革持续推进，在破解“看病难、看病贵”问题上取得了突破性进展。同时，提出坚持以人民健康为中心，加快建成覆盖全民、城乡统筹、权责清晰、保障适度、可持续的多层次医疗保障体系，通过统一制度、完善政策、健全机制、提升服务，增强医疗保障的公平性、协调性，使人民群众有更多获得感、幸福感、安全感。

社会医疗保险政策目标价值取向合理性的评价可从社会医疗保险制度指导思想和社会医疗保险制度目标价值的合理性两方面构建指标体系。常用的评价指标包括：社会医疗保险目标与社会经济发展的适应性，社会医疗保险制度是否符合公平性原则（即社会医疗保险的覆盖范围是否足够广泛、是否可以避免系统性的反向再分配等），社会医疗保险制度对贫困人口、老年人口等弱势人群的支持程度，社会医疗保险的兜底水平，等等。

（三）社会医疗保险制度方案的可行性

社会医疗保险制度方案是在特定的社会背景和条件下制定的，需要与国家或地区的宏观政治环境和社会经济发展水平相适应，制度推行是否具备可行性，政策的实施是否受到政治制度、经济资源、操作技术的限制都须考虑在内。因此，社会医疗保险的政策制定既要顺应时代变化、满足人民不断变化的保障需求，同时也要符合社会医疗保险的基本运行规律。通过合理引导群众需求、不断优化经办服务、提高基金使用效率，打造更高品质、更高水平的社会医疗保险服务，推动社会医疗保险制度高质量地运行，以更好地提升人民群众的满足感和获得感。

社会医疗保险制度方案可行性的评价可从制度方案的政治可行性、经济可行性、社会伦理价值观念可行性和操作技术可行性等四方面构建指标体系。常用的评价指标包括：社会医疗保险制度是否纳入国家法律框架，社会医疗保险制度的模式、整合程度、统筹层次、制度衔接，社会医疗保险制度各子系统间在目标上的协同性，社会医疗保险制度与其他社会保障制度的关系，社会医疗保险制度中的政府责任，等等。

（四）社会医疗保险制度体系结构的适宜性

社会医疗保险制度目标的实现有赖于社会医疗保险制度体系的构架与建设。对社会医疗保险制度体系的结构评价，需要从公平、效率、可持续性等角度对社会医疗保险的组织结构体系、组织管理运行机制等方面进行。其中，各种医疗保险制度存在管理主体、覆盖人群、筹资来源和水平及补偿水平等特征差异，中央与地方不同层级医疗保险管理与经办机构的权力与职责划分是否合理，不同医疗保险制度之间协调和衔接机制是否高效，医疗保险体系结构是否有利于国家战略目标的实现等，需要对其进行科学评价。

社会医疗保险制度体系结构适宜性的评价可从政策制度基本特征、组织管理结构、医疗保障互通衔接等方面构建指标体系。常用的评价指标包括：社会医疗保险组织管理结构的完整性与稳定性，医疗保障中央、地方之间职责的划分及其合理性，与其他医疗保障制度之间协调和衔接情况，等等。

二、社会医疗保险的运行过程评价

（一）评价思路与框架

社会医疗保险的运行过程评价是指对社会医疗保险实施过程或实施一定时间后的进展进行的

评价，评价其是否按照原计划实施、是否朝着预期目标发展等。对社会医疗保险的运行过程评价主要包括基金运营过程评价和运行效率评价两个方面（图 8-2）。其中，基金运营过程评价包括基金筹集、基金支付、基金可持续性和基金监管的评价，运行效率评价包括卫生服务利用效率和医疗费用控制效率的评价。

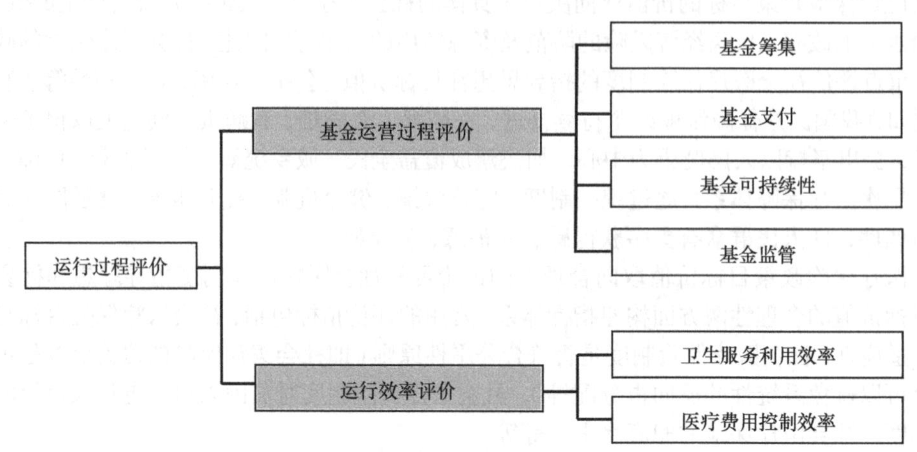

图 8-2　社会医疗保险运行过程评价框架图

具体而言，过程评价着重检验社会医疗保险是否按照给定计划实施，若没有按照计划实施，则评估与原计划存在多少出入并从中分析原因，找出解决的方案和对策，也可根据现阶段指标结果进行一定调整。通过评价掌握社会医疗保险发展动态，促进制度的顺利推进，纠正错误，优化运行，提高社会医疗保险质量，最终达到既定的制度目标。

（二）基金运营过程评价

基金运营作为整个社会医疗保险运行的一项重要环节，不仅为全体参保人员提供医疗费用偿付，同时也增强参保人员对社会医疗保险制度的信心。常通过以下方面进行评价。

1. 基金筹集　基金筹集是指由专职机构按照法律法规规定的缴费基数和比例向征缴对象征收保费的一种行为，它关系到能否建立充足和稳定的社会医疗保险基金，是社会医疗保险基金管理的重要环节。社会医疗保险基金筹集是社会医疗保险制度稳定运行的重要环节。

常用的评价指标主要包括：社会医疗保险参保人数及其增长率，社会医疗保险参保率，社会医疗保险基金人均筹资水平及其增长率，社会医疗保险基金收入总额及其增长率，政府、企事业单位及个人三方在社会医疗保险基金筹集中的出资占比，社会医疗保险基金筹资公平性，社会医疗保险基金筹资的效率，基金筹集到位率，等等。其中，社会医疗保险基金筹资公平性是最受关注的评价指标。

社会医疗保险基金筹资公平性是指在进行社会医疗保险基金筹集时，是否考虑了不同收入人群的支付能力，是否根据个人支付能力缴纳相应保险费，主要包括垂直公平和水平公平两方面。

（1）垂直公平：指具有不同收入水平或支付能力的人，交纳的社会医疗保险费应该不同；其以效用的“平等贡献”原则为基础，并按照收入的边际效用递减原则，要求支付能力越高者的支付水平也越高，支付能力越低者缴纳的社会医疗保险费越低。在社会医疗保险基金筹资的垂直公平分析中，存在三种情形：累进制、累退制和均衡制。在累进制下，随着收入增加，社会医疗保险缴费费率也随之增加；在累退制下，随着收入增加，社会医疗保险缴费费率反而下降；均衡制则指无论个人收入状况如何，其社会医疗保险缴费费率不变。

（2）水平公平：指有相同支付能力的人（不论其性别、婚姻状况、职业等），缴纳的社会医疗保险费应该相等。

（3）主要评价指标：卡瓦尼指数（Kakwani index，KI）是用来反映筹资公平性的指标，定义为集中指数与基尼系数的差，计算公式为

$$K_i = C_i - G_i$$

其中，K_i表示卡瓦尼指数；C_i代表参保人员支付保费后收入的集中指数；G_i是参保人员支付保费前收入的基尼系数。K_i的取值范围为–2～1，如果社会医疗保险保费在人群间的分布与收入分布一致，则K_i值为0。如果社会医疗保险保费分布与收入分布不一致，通常会有以下两种情况：$K_i>0$，表明相对于人群收入分布而言，社会医疗保险保费支出并没有缩小相对贫富差距的作用，其数值越大，相对公平性越差；$K_i<0$时则反之。

2. 基金支付　基金支付是指参保人员在获得医疗服务后，由保险机构根据社会医疗保险的待遇规定，向医疗服务提供方支付相关医疗费用的行为。

常用的评价指标包括：社会医疗保险基金支出总额和人均支出水平及其增长率、社会医疗保险基金支出占卫生总费用的比重、社会医疗保险基金用于支付门诊和住院费用的总金额及比例、社会医疗保险基金支付给基层医疗卫生机构的比例等。

3. 基金可持续性　基金可持续性是指基金的供给满足参保人员基本医疗服务需求的能力，是社会医疗保险制度得以有效运转的基础。社会医疗保险基金可持续发展具有经济和社会属性，其根本目的是满足人们的医疗服务需求，保障人们的健康权益，在持续发展的过程中要同时注意数量和质量的双向发展。

通常从社会医疗保险基金的使用率、社会医疗保险基金的结余率、社会医疗保险基金收入与支出增长率之比、社会医疗保险基金的抗风险能力、社会医疗保险缴费与居民收入的适应性、社会医疗保险缴费与经济发展的适应性等方面进行评价。常用的评价指标如下。

（1）基金支付比，是指当年全部医疗保险基金收入中用于支付参保人员医疗费用的比例。这一比例意味着整个统筹基金中究竟有多少是用于实际支付医疗费用，多少仍留存在统筹基金中。

（2）基金结余率，是指当期基金结余额与当期基金收入之间的比值。这一指标可以和基金支付比共同反映当期基金运行情况。

4. 基金监管　基金监管是指由国家行政监管机构、专职监督部门等为防范和化解社会医疗保险基金的风险，根据国家法律法规和政策规定，对基金筹集、支付、管理等工作进行监督审查的总称。确保基金的安全是基金监管的直接目标。

常用的评价指标包括：社会医疗保险的基金管理是否建立外部专业的审计监督制度、是否建立及时和完善的基金筹集与使用公示制度、是否建立完善的参保人员投诉制度等。

（三）运行效率评价

社会医疗保险的运行效率评价是衡量社会医疗保险运行状况和发展情况的主要方式，能够在综合反映社会医疗保险运行状态的同时为社会医疗保险制度的完善提供依据和参考。常通过以下方面进行评价。

1. 卫生服务利用效率　卫生服务利用效率是在医疗机构提供医疗服务能力范围内，社会医疗保险能否保障参保人员最大化利用医疗服务的效率。可分为门诊服务利用效率和住院服务利用效率。

常用的评价指标主要包括两周就诊率、年住院率、病床使用率、平均住院日等。

2. 医疗费用控制效率　医疗费用控制效率是指社会医疗保险通过优化制度设计，协调医疗卫生系统各方利益关系，引导和改善医患双方行为，实现合理控制医疗卫生费用的目的。

常用的评价指标主要包括：自付医疗费用占居民可支配收入比例、医疗卫生费用增长率、参保人员人均医疗费用及其增长率、人均医疗保险基金支出、人均统筹基金支出等。

三、社会医疗保险的运行结果评价

（一）评价思路与框架

社会医疗保险的运行结果指的是社会医疗保险实施后对公众及卫生系统产生的效果和影响。社会医疗保险运行结果的评价主要是对参保人员财务风险保护和公平性的评价（图 8-3）。其中，参保人员财务风险保护包括灾难性卫生支出和疾病经济风险度，公平性评价则主要指受益公平性和卫生服务利用公平性。

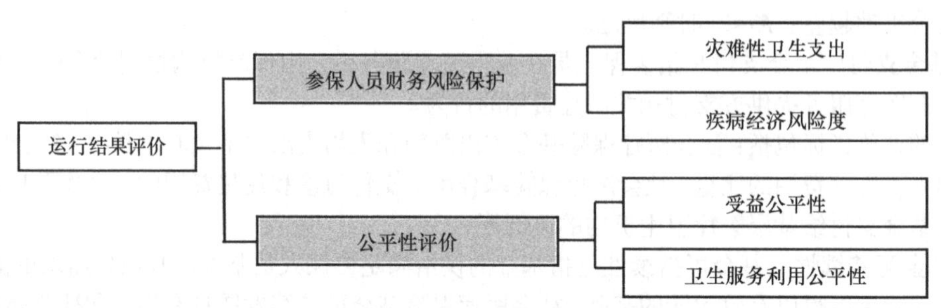

图 8-3　社会医疗保险运行结果评价框架图

（二）参保人员财务风险保护

社会医疗保险机构有责任为政府、社会组织和参保人员管好钱用好钱，提高参保人员抵御疾病经济风险的能力，降低参保人员的疾病经济风险和疾病负担。用来衡量参保人员疾病经济风险的指标有灾难性卫生支出和疾病经济风险度。常用的评价指标如下。

1. 灾难性卫生支出　灾难性卫生支出常采用以下指标。

（1）灾难性卫生支出指的是医疗卫生支出在家庭支出中占了较大的比重。根据世界卫生组织的定义，当一个家庭的自付医疗费用等于或大于该家庭支付能力的 40%时，即可判断该家庭发生了灾难性卫生支出。家庭支付能力一般指家庭的非食品消费支出。灾难性卫生支出计算公式如下：

$$\text{CHE}=\begin{cases}1 & \text{if } \text{OOP}_h/\text{CTP}_h \geqslant 0.4\\ 0 & \text{if } \text{OOP}_h/\text{CTP}_h < 0.4\end{cases}$$

其中，CHE 指灾难性卫生支出（catastrophic health expenditure，CHE）；OOP_h代表 h 家庭自付医疗支出；CTP_h 指 h 家庭支付能力。

（2）灾难性卫生支出发生率指发生灾难性卫生支出的家庭数占样本总家庭数的比重。主要用来分析评价调查地区灾难性卫生支出的密度和广度。

（3）灾难性卫生支出平均差距指发生灾难性卫生支出家庭的医疗卫生支出占家庭支付能力的百分比与界定标准之差，表示调查地区灾难性卫生支出的平均严重程度。

（4）灾难性卫生支出相对差距为灾难性卫生支出平均差距与灾难性卫生支出发生率之比，反映疾病对发生灾难性卫生支出的家庭生活水平的打击程度。

2. 疾病经济风险度　疾病经济风险度指的是家庭因成员患病而带来不同程度的疾病经济风险，主要通过对调查人群总体疾病经济风险程度的测算，来反映各组家庭患病的经济风险。计算公式为

$$\text{FR}=\frac{\text{家庭年医疗费用支出}}{\text{家庭年经济收入}}$$

其中，FR 指疾病经济风险度（financial risk of disease，FR），FR 共包含有以下四个等级：当 FR≤0.50 时，属于低度风险疾病家庭；当 0.50＜FR≤1.00 时，则为中度风险疾病家庭；当 1.00＜FR≤1.20 时，则为高度风险疾病家庭；FR＞1.20 时，则为极度风险疾病家庭。

（三）公平性评价

社会医疗保障的公平性，意味着保障不同阶层、不同区域的居民在患病时都能够及时地享受到必需的医疗卫生服务，在就医过程中可以得到同等质量的医疗服务，并且能够获得公平的健康结果且不会陷入经济困难，具体包括受益公平性和卫生服务利用公平性。

1. 受益公平性　受益指的是患者在门诊或住院就诊并得到社会医疗保险费用补偿，分为门诊受益和住院受益，总体受益则是两者的合计。受益公平性主要衡量个体对卫生服务的利用以及受益者中贫困人群所占优势程度。

一般从绝对公平和相对公平两个角度分析社会医疗保险受益公平性。绝对公平和相对公平是反映社会医疗保险受益公平性和目标效率的两个不同层面。通过绝对公平结果判断社会医疗保险目标效率的实现程度，通过相对公平结果评价社会医疗保险受益的分配效果。绝对公平是从居民实际接受补助的绝对数量上来评价是穷人获得的补助多还是富人获得的补助多，通过低收入人群和高收入人群分别获得医疗保险补偿绝对数量的多少对社会医疗保险受益公平程度进行评价。相对公平是根据不同经济水平人群获得的医疗保险补偿比重与其自身经济水平相比较，判断居民获得的医疗保险补偿的公平程度。在绝对公平较差的情况下，即低收入人群获得的医疗保险补偿的绝对数量比高收入人群获得的绝对数量少的情况下，如果低收入人群获得的医疗保险补偿费用的比重比其在经济水平分布中所占的比重高，则可以说医疗保险补偿的分配起到了缩小相对贫富差距的作用。一般采用集中指数法测算受益指标（如门诊受益率、住院受益率、门诊补偿费用、住院补偿费用等）来计算受益公平性。

2. 卫生服务利用公平性　卫生服务利用公平性即公平地分配各种可利用的卫生资源，使得整个人群都有相同的机会从中受益。根据卫生服务利用公平性所遵循的按需分配原则，可分为水平公平和垂直公平。

水平公平是指具有同样卫生服务需要的人群可以得到相同的服务，它包括以下四个方面的标准：①相同的卫生费用支出能否满足相同的卫生服务需要；②相同的卫生服务需要能否获得相同的卫生服务利用；③相同的卫生服务需要是否有相同的卫生服务可及性；④不同人群是否具有相同的健康状况。卫生服务利用水平不平等（horizontal inequity，HI）指数是衡量水平公平性的主要指标，定义为同等需要的个体得到不同满足程度的卫生服务利用，反映了个体实际需要的卫生服务未被满足的程度，计算公式为

$$\mathrm{HI}=\mathrm{CI}_M-\mathrm{CI}_N$$

其中，CI_M 是卫生服务实际利用的集中指数；CI_N 是基于标准化卫生服务需求测算的卫生服务实际需要的集中指数。HI 为正表示更多地满足了收入较高人群的卫生服务需求，HI 为负表示更多地满足了低收入人群的卫生服务需求，HI 为 0 则表示完全平等，即同等卫生服务需求得到同等的满足。

垂直公平是指具有不同卫生服务需要的人群，应该获得不同的卫生服务利用，也就是说卫生服务需要多的人比那些卫生服务需要少的人应该获得更多所需的卫生服务，即需要越多、利用越多。此外，还应当对弱势群体在卫生服务利用和健康保障方面给予更多照顾，这不仅包括对贫困人群的医疗救助、费用减免等，也包括在为广大社会成员营造均等的医疗卫生服务可及性的同时建立倾向于弱势人群的卫生政策和制度。在实际研究中，卫生服务需要一般由几种健康指标（如两周患病率、慢性病患病率、两周卧床率等）综合而成，很难量化不同个体间需要水平的差异，因此很少直接衡量卫生服务利用的垂直公平。国际上常采用标准化方法消除居民卫生服务需要的差异，根据水平公平原则，采用集中指数法定量分析卫生服务利用公平性。

第三节　社会医疗保险评价的步骤和方法

一、社会医疗保险评价步骤

社会医疗保险评价一般包括以下步骤：制定评价计划、开展预评价、进行评价实施以及提交评

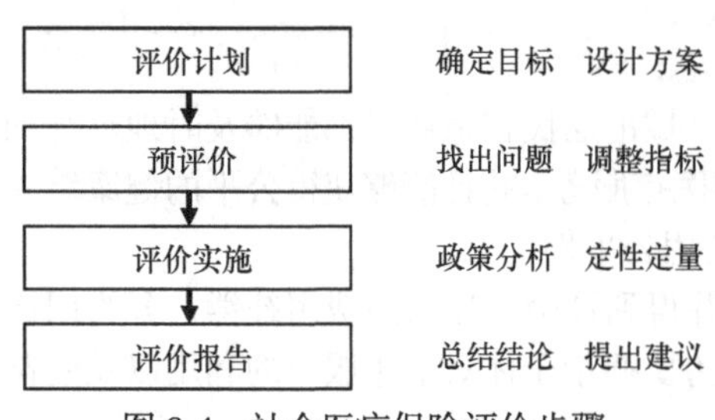

图 8-4　社会医疗保险评价步骤

价报告（图 8-4）。

（一）评价计划

社会医疗保险评价计划是对社会医疗保险评价工作作出详尽的筹划和安排，并写出评价方案。进行社会医疗保险的评价计划制定时，首先要明确评价对象系统及所涉及的子系统，由于评价对象不同，评价的内容也就各不相同。其次要明确评价的属性和目标，任何一个对象系统所能列举出的具体属性或达到的目标很多；根据评价目的的不同，评价所侧重的属性和目标也大不相同，因此评价指标的取舍和各指标的权重也有所不同。

评价计划主要包括以下四个方面。

（1）确定评价的目标与内容，确定医疗保险评价要达到的目的，根据评价目的选择评价内容。

（2）拟定评价方案，涉及社会医疗保险评价的方案，包括评价内容、评价指标和评价方法。

（3）评价的组织管理，社会医疗保险评价的组织管理涉及评价的组织结构、人员组成、管理方式、工作方式、经费来源与使用。

（4）调查与收集资料，通过现场调查和对被评价主体（保险机构、参保人员、医疗服务提供方）相关资料的收集、整理和分析，为评价提供依据。

（二）预评价

为了防止由评价计划设计不合理而导致评价目标无法实现，需要先进行预评价。预评价是为了检验计划和所选择的评价方法、评价指标是否合适，确认评价计划在经济、技术上的可行性，以及时间程序的安排是否合理，社会医疗保险相关主体是否认识到各自责任。在预评价中，主要解决以下问题：①评价方法是否科学、适宜、合理；②评价指标是否合理、全面、准确、有效、便于操作，是否需要调整以及如何调整；③是否能获得评价所需要的信息和资料；④被评价者对评价是否愿意和积极配合，以及对评价的建议；⑤实施评价的机构和人员能否正确和有效地进行评价；⑥评价的目的和要求能否达到。

（三）评价实施

将预评价的计划、方案、指标进行修改、补充和完善，正式用于社会医疗保险的评价。所有参加评价的工作人员及现场调查员按照要求准确收集所需要的资料，确保数据资料的真实可靠，检查资料的正确性和完整性。后续按照社会医疗保险评价中所确定的计划和方法实施，运用正确的统计分析和评价方法进行分析与评价。在分析时应寻找重大的差异与变化，不仅关注结果的显著性，同时要关注结果的一致性与真实性。对于外部因素，应重视并加以控制，以免影响到评价结果。

（四）评价报告

评价结果一般采取报告的形式，包括评价过程、主要数据和结果、对结果的解释和结论、总的评价和建议。评价报告要呈现出实事求是的评价，反映社会医疗保险实施的成效、存在的困难和问题，提出完善的社会医疗保险政策、方案和实施办法的建议，为科学决策提供依据。

二、社会医疗保险评价方法

（一）比较分析法

比较分析法是医疗保险评价中最常用的评价方法，主要是通过对社会医疗保险指标的对比，揭示一定时期内社会医疗保险制度发展变化状况或目标的实现程度。如设定社会医疗保险综合评价指标，在其基准上设立结构-过程-结果的一级指标，并进一步细分变量标示，将计算得出的实际指标与拟定的标准值进行对比。如比较社会医疗保险制度社会效益情况，可用参保人群的健康状况、满意度来综合衡量社会医疗保险对改善人群健康、增进民生福祉的作用，具体选用的指标可结合专家评价法确定，之后再进行不同类型的比较分析。

1. 实际结果与目标的比较　在社会医疗保险制度比较分析中，最常用的比较方法是将社会医疗保险实施后的实际指标与计划达到的预期指标作对比，分析社会医疗保险的完成情况以及其是否实现预期目标。

2. 简单纵向对比分析　主要是将社会医疗保险实施后的实际指标与实施前的实际指标作对比，以分析、了解社会医疗保险实施前后的变化情况。此方法比较简便，但因没有考虑政策实施后的状况还包含非政策因素影响在内，所以评价结论并不完全是政策净效果。

3. 趋势类推对比分析　主要是将社会医疗保险政策执行前的状况在没有政策执行的情况下类推到政策执行后的某一时间点上，所得到的结果与政策执行后的实际情况进行对比，二者的差异就是政策的净效果。这种设计方法有助于过滤掉一些非政策因素的影响。

4. “对照组-试验组”对比分析　主要是试验法在社会医疗保险政策评价中的具体运用。在运用这一方法进行评价时，要将政策前处于同一水平的评价对象分为两组，一组为试验组，即对其施加政策影响的政策对象；另一组为对照组，即不对其施加政策影响的非政策对象，然后比较这两组对象在政策执行后的情况，以确定政策的实际效果。

（二）经济分析法

经济分析法是通过事先评定的综合经济指标来进行评价，以社会效益、经济效益作为评价依据，主要包括投入产出分析法、成本-效益分析法和成本-效果分析法等。

1. 投入产出分析法　投入产出分析（input-output analysis，IOA）法是衡量医疗保险经济效益和社会效益的一种常用方法，通常采用投入产出比、投入收效比等指标来判定社会医疗保险效益情况。社会医疗保险制度的建立和实施需要各种资源的投入，包括管理资源以及保障基金的投入，可以利用投入产出分析法对资源的使用效率进行分析和评价，这是社会医疗保险制度评价的重要内容。利用投入产出分析法进行计算时，可将社会医疗保险基金、政府投入、个人自付 3 个部分视为投入指标，参保人群利用医疗卫生服务后产生的结果视为产出指标（如两周就诊率、病床使用率、参保人群健康状况等）。

2. 成本-效益分析法　成本-效益分析（cost-benefits analysis，CBA）法是通过比较某一方案或若干备选方案的全部预期效益和全部预期成本的现值来对不同方案进行评价和选择的方法。其投入和产出均以货币形式表现。方案选择的基本思路是在成本一定的情况下，选择产出最大的为优；产出一定时，选择成本最小的为优。可以用净现值、效益成本比率、年当量净效益值、内部收益率等指标来测量，通常上述指标值越大，表示方案越经济合理。如可观察政策方案实施的直接成本和间接成本以及直接效益和间接效益，算出政策的净效益及效益成本比进行判断分析。

3. 成本-效果分析法　成本-效果分析（cost-effectiveness analysis，CEA）法通过对不同方案成本、效果的分析比较来进行方案评价和选择，进而帮助决策者在所有备选方案中确定最佳方案。其投入以货币表现，但产出以客观指标反映（如慢性病患病率下降水平、住院服务利用率等）。通常使用成本-效果比率、增量的成本-效果比率来评价效果的大小。方案选择的基本思想与成本-效益分析类似，成本一定时，有用效果越大越好，效果一定时，成本越小越好。在实际应用中，可用来测算不同医疗保险的绝对成本和相对成本，分析医疗保险的投入产出比和增量成本-效果比。

（三）因素分析法

社会医疗保险领域中很多问题都是由多种因素叠加造成的，例如重特大疾病之所以会给部分参保人员带来较为沉重的疾病负担，其中既有部分地区和领域中现行医疗保险保障水平不高的实际情况，也有医药新技术推陈出新的需求释放，还有人口老龄化加剧导致老年疾病和老年人肿瘤高发因素，更有医疗机构逐利性导致过度医疗的因素。在这种情况下，不宜简单将报销比例高低作为重特大疾病保障水平的唯一指标，而要综合考虑各方面因素再做评价。因素分析法是分析和评价若干个相互关联的因素对综合指标影响程度的一种分析方法。社会医疗保险制度的评价需要分清结果产出的关键因素，如居民卫生服务利用的增长是由于社会医疗保险制度的效果还是居民经济水平增长的结果；制度在产出相应结果时是监管制度的效果还是补偿制度设计的效果等。为了促进社会医疗保险制度的持续、有效的发展，弄清各种因素所产生的作用及作用强度，因素分析法将有利于发现问题产生的原因及各种因素的作用机制。其步骤为：①在一定理论指导下找出某种指标的影响因素；②根据实际工作经验判断这些因素的准确性；③把各种因素具体化，计算各因素对指标的影响程度。

（四）专家评价法

专家评价法是根据专家的学识和丰富经验，以专家的主观判断为基础，并通常以分数、指数、序数等作为评价的标值来进行分类和汇总的评价。它包括专家预测法、头脑风暴法、德尔菲法、主观概率法以及同行评议法，其中，德尔菲法是最典型的专家评价法，它通过信函以及匿名方式将所需预测的问题征询专家的意见，每一轮信函调查的结果均反馈给专家，依据系统的程序，采用匿名发表意见的方式，即专家之间不得互相讨论、不发生横向联系，只能与调查人员产生联系。通过多轮次调查专家对所提出问题的看法，反复征询、归纳、修改，最后汇总成专家基本一致的看法，作为分析结果。这种方法具有广泛的代表性，较为可靠。实施德尔菲法进行评价的具体步骤如下。

（1）确定调查目的，拟订调查提纲：确定目标，拟订出要求专家回答问题的详细提纲，并同时向专家提供有关背景材料，包括调查目的、期限、调查表填写方法及其他要求等说明。

（2）组成专家小组：按照解答问题所需要的知识范围，确定在年龄、地区、专业知识、工作经验、分析能力以及学术观点上具有代表性的理论和实践专家参与评价工作。专家人数应该依据评价内容的特点来确定，一般 10～50 人为宜。

（3）发出邀请：以通信方式向各位选定专家发出调查表并征询意见。

（4）汇总分析：对专家返回的意见进行归纳综合，列成图表或进行定量统计分析。

（5）结果修正：将汇总分析结果分发给各位专家，请专家比较自身与他人的不同意见，修改自己的意见和判断。或者把汇总结果发送给更高水平的专家加以评论，再将意见发送给各位专家，便于其参考修改。这一步骤常用于激发新的方案或改变部分专家的原有观点。

（6）重复第（4）、第（5）步直至取得大体一致的意见，得出最终结果。

（五）综合分析法

综合分析法是将研究事物的多个性质不同和计量单位各异的指标实测值综合成一个无计量单位，反映其相对平均变化水平的综合指标，成为综合指数，并利用综合指数的计算方式，对研究对象进行综合评价的方法。在有多个评价指标的情况下，被比较的对象之间各个指标有高有低，难以评价时，需要采取综合分析法对各种方案的优劣作出评价，因此可以采用综合分析法对社会医疗保险制度进行总体比较和评价，其常被应用于社会医疗保险制度方案设计环节的评价。

在进行综合分析法时首先需要筛选出评价的指标体系，指标的等级及分值，依据指标的重要性确定权重；其次对选定的指标进行测量并完成总体评价。其中，权重构成是否合理直接影响评价的科学性，总的分值代表了被评价事物的总体情况。计算简图如图 8-5 所示。

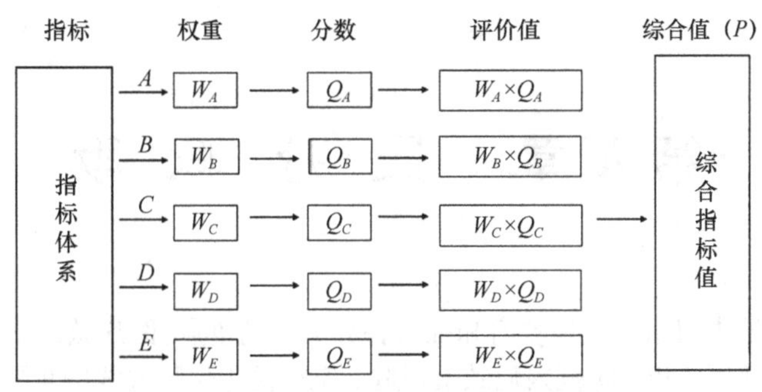

图 8-5　综合分析法简图

综合分析法公式为

$$P = \sum_{i=1}^{n} W_i Q_i$$

其中，P 为评价综合值；W_i 为各评价项目的权重；Q_i 为各评价项目的分数。

其计算具体步骤为：①选择评价指标体系；②确定评价指标（项目）权重；③确定评分标准；④计算评价总得分，比较方案优劣。

例如，现有几个社会医疗保险方案，需要通过评价选择最优方案。首先，根据评价目的，从社会医疗保险政策方案评价、运行过程评价和运行结果评价的指标体系中选择对方案影响较大的指标（如参保人员人均医疗费用、疾病经济风险度、参保人员满意度、两周患病率、每千人口医疗技术人员数等）作为初始评价指标。其次，采取专家评价法确定各项指标的权重及不同指标的评价标准。评价标准可采用五级计分法。再次，获取每个保险方案分别实施后的具体指标数值，根据设定的五级计分标准，将具体的指标数值换算成对应的五级计分分数，并将权重和分数代入公式 $P = \sum_{i=1}^{n} W_i Q_i$ 中计算各方案的综合评价值。最后，根据各个方案的综合评价值大小对方案进行排序，得出最优方案。

社会医疗保险评价的技术方法或工具有很多，许多具体的评价和分析方法可以借鉴相关文献，通过对比选择出适合评价目的和要求的评价方法。

（周忠良）

参考文献

程晓明. 2012. 卫生经济学[M]. 3 版. 北京：人民卫生出版社.

姚岚，熊建军. 2013. 医疗保障学[M]. 2 版. 北京：人民卫生出版社.

周绿林，李绍华. 2016. 医疗保险学[M]. 3 版. 北京：科学出版社.

第九章　医疗救助

贫困人群的医疗健康问题一直是政府和社会各界关注的重点。医疗救助是各国进一步减轻困难群众和弱势人群医疗费用负担、防范因病致贫风险、筑牢民生保障底线的重要制度安排。本章主要介绍了医疗救助的相关概念及国内外医疗救助模式。第一节主要阐述了医疗救助的概念，并对相关的社会救助理论与贫困理论进行了介绍。第二节介绍了国际上较为典型的医疗救助模式。第三节主要介绍了我国医疗救助制度的定位与特点。

第一节　医疗救助的概念与理论基础

一、基本概念

随着社会的不断发展，人们的生活水平日益提高，整体健康水平也在不断改善。然而，市场经济的发展不可避免地带来了贫富差距问题，公平与效率之间的矛盾日益突出，政府的责任就在于保证高效率的同时，兼顾社会公平。除了利用税收等政策减少高低收入者之间的收入差距之外，政府还可以通过补助等形式保障贫困人群的基本生活水平。

世界卫生组织在《世界卫生组织组织法》中提出，促进人民健康为政府之职责；完成此职责，唯有实行适当的卫生与社会措施。改善社会脆弱人群健康水平，是政府义不容辞的责任。因此，政府应当对那些在健康获取等方面处于弱势的人群实施必要的帮助，以保障他们的健康需要，其中就包括对贫困人群等实施医疗救助。

医疗救助（medical assistance）是指政府通过提供财务、物质、技术、服务等方面的支持，对贫困人群或妇女儿童、老年人、残疾人等社会脆弱人群中患病而无经济能力接受医疗卫生服务的人群，或者因支付数额庞大的医疗卫生费用而陷入困境的人群实施专项帮助，使他们获得必要的医疗卫生服务，维持基本的生存能力，缓解疾病对家庭生计造成的负担，改善目标人群健康状况的一种干预方式，体现了对公民健康权和生存权的保护。虽然政府为人们提供的帮助不局限于财务方面，但从本书医疗保障体系的角度而言，医疗救助在多数情况下指为贫困及脆弱人群接受医疗卫生服务所提供的经济支持或补贴，因此本章将主要从这一角度对医疗救助进行进一步阐述。

二、定位与功能

医疗救助是医疗保障体系和社会救助体系中不可或缺的一环，在其中发挥着重要作用。医疗救助与其他社会救助政策、其他医疗保障制度之间难以相互取代，唯有相互协同共同发展，才能保障“人人享有基本医疗卫生服务”目标的实现，不断增强困难群众的获得感、幸福感、安全感。

（一）医疗救助在社会救助体系中的定位

社会救助（social assistance）与社会保险、社会福利等共同构成了社会保障体系，它是指通过立法由国家或者政府对由于疾病、失业、灾害等原因所造成收入中断或收入降低并陷入贫困的人员或者家庭实施补偿的一种社会保障制度。社会救助是当前绝大多数国家保障公民最基本的生存与发展权利的政府公共管理行为，它在社会保障体系中往往处于最底层，承担着最后一道防线的功能，因此经常被称作安全网（safety net），其作用不可替代。

医疗救助是社会救助体系中一个重要的专项，是使贫困家庭阻断因病致贫返贫的恶性循环链，最终摆脱贫困、重返主流社会的治本之策。当公民由于疾病难以维持最低生活水平时，由国家和社会按照法定程序和标准，向其提供保障其基本权益的医疗专项财务援助，即为医疗救助。医疗救助的作用是社会救助体系中的生活救助和其他专项、临时救助制度无法取代的，完善的医疗救助制度对于健全社会救助体系具有重要意义。

（二）医疗救助在医疗保障体系中的定位

医疗救助也是医疗保障体系的重要组成部分，是一种主要针对贫困人群，以减免医疗费用为主要形式的医疗保障。国际经验表明，任何一个国家无论选择怎样的医疗保障模式，对困难人群进行医疗救助都是不可缺少的。在具体形式上，医疗救助的运行方式有所不同，如美国建立了相对独立的医疗救助制度，与国家基本医疗保障制度并行；英国、德国等则是在基本医疗保障制度中融入医疗救助功能；澳大利亚和新加坡则建立了独立的医疗救助制度与基本医疗保障制度纵向衔接。但在定位上，各国均将医疗救助定位为实现托底保障的作用，即在基本医疗保障制度的基础上通过医疗救助进一步提升基本医疗保障水平，将个人经济负担降到救助对象可负担得起的较低水平，从而最终实现保障救助对象基本医疗卫生服务可及，提升健康公平性的目标。

（三）医疗救助的功能与意义

1. 促进社会公平　一般来说，在公平和效率两个方面，医疗救助往往更多从公平角度考虑。医疗救助能够保障贫困人群的就医问题，具有促进公平性的社会功能，具体体现在以下三个方面。

（1）有利于医疗卫生服务公平：一个健全的医疗救助体系，能够使那些虽然有医疗保险覆盖但仍无力支付自付费用或其他相关费用的弱势群体及时得到基本医疗卫生服务，不因支付能力限制而使其医疗服务可及性受阻。

（2）有利于卫生筹资公平：医疗救助旨在增加对贫困人群的财务风险保护，缓解其医疗费用负担，降低了支付能力较低的群众的筹资水平，减少因病致贫、因病返贫的情况，促进了卫生筹资的公平性。

（3）有利于健康结果公平：医疗救助促进基本医疗卫生服务的可及性，减少筹资的不公平，有利于贫困居民健康水平的改善，从而促进人群中的健康公平。

2. 提高社会效率　医疗救助不仅符合公平原则，而且也符合效率原则，具体表现为以下两方面。

（1）维持劳动力再生产：医疗救助在促进贫困人群身体健康、恢复和保护劳动力、稳定其家庭经济生活方面都起着重要的作用，有利于维护和促进劳动力的再生产。

（2）合理分配卫生资源：相较于均匀地配置公共资金，对贫困人群实施医疗救助意味着将公共资源优先配置给医疗弱势人群，这在缓解他们的健康支出压力的同时，全社会总的健康获益也往往会有更大的提升，即单位资金投入得到更高的边际健康获益和边际效用。因此，有效的医疗救助不仅可以保证贫困居民获取基本医疗卫生服务，促进健康公平，还能在一定程度上提高有限卫生资源的配置效率。

3. 维护社会稳定　政府和社会对贫困人群实施专项帮助和支持，使经济困难、遭遇不幸的居民能维持基本生活水平、享有基本医疗卫生服务、满足基本健康需要，可以消除社会成员的不安全感，减少社会发展的不和谐因素，维护社会稳定。

4. 消除贫困，保护人权　健康是公民生活幸福的基本保障，获得基本医疗卫生服务是公民的基本权利。经济困难是贫困人群患病就医的核心障碍之一，国家、政府和社会应保证贫困人群有权利获得必要的医疗救助，使其生命权和健康权得以保证。对贫困人群进行医疗救助是各国政府人道主义和人权保护的充分体现。

三、理论基础

（一）贫困理论

医疗救助可以被视为一种贫困治理机制，在有关贫困治理的各种研究中，贫困的概念是关键议题。我们可以从不同视角对贫困进行界定和测量。

1. 绝对贫困 研究绝对贫困的学术传统是由查尔斯·布思（Charles Booth）和西伯姆·朗特利（Seebohm Rowntree）所开创的。绝对贫困是指在某一时期个人或家庭依靠劳动收入或其他合法收入，不能维持其基本生存需要的生活状态。绝对贫困通常从维持生计的角度出发，对维持最低生活所必需的经济资源或收入水平加以界定和测度。许多国家采用绝对贫困线（生存线）作为衡量指标。绝对贫困线是根据维持生理效能的最低需要而确定的生活标准，主要测算依据为基本食品支出，或食品合并主要的非食品支出（如住房、衣服、能源等）。绝对贫困线的计算方法包括预算标准法、马丁法、恩格尔系数法等。世界银行最新以"每人每天收入 2.15 美元（根据 2017 年购买力平价）"作为全球赤贫的界定标准，并将"每人每天 3.65 美元"和"每人每天 6.85 美元"分别列为中等偏低收入国家和中等偏高收入国家的绝对贫困线。在消除绝对贫困前的中国，国家贫困线为按照 2010 年的不变价格划定的人均年纯收入 2300 元，相当于 2019 年的 3218 元的标准。在医疗救助领域，我国长期以来将低保、特困人员等纳入救助范围，即从绝对贫困的角度界定救助对象。

2. 相对贫困 第二次世界大战后，西方国家进入"丰裕社会"，极端贫困人数逐年减少，甚至在某些地区已基本消除绝对贫困现象。相对贫困理论与实践的开拓者彼得·汤森（Peter Townsend）认为，基于人的生理需要而定义的贫困导致贫困发生率被低估。为此，汤森基于社会视角将贫困定义为个人、家庭和群体缺乏足够的资源获得社会习惯的或至少广泛认可的饮食、活动、生活条件及设施的一种状态。相对贫困的本质特征既有不平等，也包含了"贫困"内核。一般通过相对贫困线确定相对贫困状态，即低于社会所认定的一般生活水平的状况。相对贫困线是根据社会平均生活水平确定的贫困标准，经济学家提出按收入比例法（如中位收入的 60%）或人口比例法（最低的 20%或 10%）作为相对贫困划分依据。在医疗救助领域，一些地区已将救助对象从低保人员扩大到低收入家庭，即将人均收入高于当地低保标准但低于当地最低工资标准的家庭划入低收入家庭，不仅从整体上提升困难群众的生活水平，也有利于改善相对贫困中的底层收入分配结构。

3. 支出型贫困 在国内外的政策实践中，以往关于专项救助对象的界定大多基于收入标准来确定，而近年来，"支出型贫困"的情况逐渐得到人们的关注。支出型贫困指因重大疾病、子女上学、突发事件等原因造成家庭刚性支出过大，实际生活水平处于绝对贫困状态下的困难群体。确保这些人能够维持基本的日常生活是精准扶贫和防贫所要面对的基本问题。在医疗救助领域，国内很多地方制定了关于医疗支出型贫困家庭认定和救助的办法，能够确保因病致贫家庭得到相应保障，从而实现更加精准的救助。

4. 多维贫困 长期以来，贫困被视为一维概念，仅指经济上的贫困。但随着理论与实践的发展，人们逐渐认识到：贫困是一种复杂而综合的社会现象，除了收入以外，贫困还涉及教育、健康、住房以及公共物品等多个维度的缺失。较早明确提出从多维角度来认识贫困问题的学者是阿马蒂亚·森（Amartya Sen），其创建的"可行能力理论"被公认为是多维贫困（multidimensional poverty）的理论基础。

"可行能力理论"认为人的发展是享有实质自由的过程，"可行能力"就是指"人们能够做自己想做的事情、过上自己想要的生活的实质自由"，综合反映了个人内在能力（包括品性特点、智力情感、身体状况、内在学识）及其实现的外部条件（社会、政治、经济条件）。基本"可行能力"包括免受饥饿、营养不良、过早死亡、疾病等困苦，平等地享有教育、医疗、安全饮用水、住房等资源，进而获得良好的健康状态、教育水平以及较高的生活水平的能力。

"可行能力理论"作为用于个人福利的评价框架和工具，提供了分析贫困以及不平等的理论基础：贫困不仅是收入低下，更是对人的"可行能力"的剥夺，能力上的贫困才是真正的贫困。例如，难以借助教育、信息、社会资本等来提高自己的发展能力，导致知识水平、技能水平、经济水平、应对风险能力等方面处于劣势。可行能力的缺失会使人们陷入多维贫困状态中，成为社会中的弱势人群。这一对贫困的界定方法被称为可行能力方法（capability approach）。在医疗救助领域一些国家和地区除了以收入界定贫困人群之外，也会借助特殊人群身份认定（如高龄无保障老人、患有重特大疾病的人群等）确定救助对象，某种程度上就是从能力角度界定贫困。

（二）福利经济学发展与医疗救助

福利经济学在长期发展过程中形成的一些基本精神，如社会中的贫困者需要救助、公民的生存与发展应该有所保障、社会的潜在危险应该排除、由于非自我原因的损害应该得到补偿等，不仅为人们普遍认可，也为包括医疗救助在内的社会救助制度的存在及不断完善提供了理论支撑，并且在实践中对救助政策的实施提供了价值规范。

1. 旧福利经济学思想与医疗救助 皮古（Pigou）的《福利经济学》著作中采用了边际效用分析法，在理论上论证了社会救助在增进一国福利方面的作用。他认为国民收入水平越高，社会福利就越大；国民收入分配越平均，社会福利越大。穷人1英镑收入的效用大于富人1英镑收入的效用，所以政府应当干预经济，将富人的一部分收入转移给穷人，促进“收入均等化”。其收入均等化、政府干预论等观点及转移支付主张，对世界各国以社会公平为出发点，实行有利于穷人的社会救助政策具有相当大的影响。在现代社会中，尤其是在经济、社会转型的变革时期，从总体上看，造成贫困的原因中社会因素大于个人因素，所以，对于国家和社会来说，社会救助是其不容推卸的社会责任，社会救助制度通常被视为纯粹的政府行为，是一种完全由政府运作的最基本的再分配或转移支付制度。因此，社会救助是每个公民应该享有的受法律保护的基本权利，受助者不应该受到任何歧视和惩罚。此外，庇古反对对穷人实行无条件的补贴，认为最好的补贴是那种“能够激励工作和储蓄”的补贴，因此社会救助制度提供的仅仅是满足最低生活需要的资金和实物，采用“家庭经济调查”等手段找到真正有需要的公民，将有限的资源用到最需要的人身上而不被滥用。

2. 新福利经济学思想与医疗救助 虽然新福利经济学更多关注效率研究，但它与强调公平分配的社会救助不仅不矛盾，而且新福利经济学能从更为宏观的角度为医疗救助等社会救助提供理论支撑。以效率为目标，从宏观经济稳定和经济增长的角度来研究社会救助问题，进一步揭示了社会救助政策的经济意义。由于价值规律的作用及资源的稀缺性，在市场经济进程中及社会转型变革时期产生了收入分配不公、贫富两极分化、贫穷等社会现象，并且市场在资源配置上强调物质资源的配置，而忽视了人力资源的配置，社会救助作为一种补救模式与手段是一种帕累托改进，可以弥补市场分配的缺陷，提供安全稳定的保障机制，对摆脱贫穷进行帮助，同时社会救助对提高经济效益起独特的作用，是从人力资本数量和质量两个方面来保障对经济发展必要的要素投入，在更宏观的意义上促进人力资源的有效配置。因此，社会救助制度不仅有助于实现收入再分配中的公平问题，而且还有助于提高经济发展中的效率问题。另外，新福利经济学同样支持社会救助制度的设立应防止“养懒汉”和国家应当承担社会救助责任的思想。

3. 阿马蒂亚·森的福利经济思想与医疗救助 阿马蒂亚·森认为传统福利经济学理论过分强调经济的一面，认为财富的增长可以解决社会中出现的贫困、不公平等问题。实际上，经济增长之所以重要并不是因为增长本身，而是因为增长过程中所带来的相关利益。因此，经济学不应只研究总产出、总收入，而应关注人的权利和能力的提高。阿马蒂亚·森的能力福利理论试图把贫困与能力结合到福利经济学的框架中来，根据他提出的新福利经济学，我们不仅可以分析出传统社会救助的缺陷，且能为社会救助制度的改革提出新的方向。现实中，贫困者的问题不仅仅是收入低下，他们还可能面临许多其他问题：一定程度上失去了决策自由，丧失了其他人可以享受的一些机会，包括经济和参与社会活动的机会；由于长期脱离工作造成技术生疏和信心低下；体弱多病甚至死亡；丧失积极性；人际关系及家庭生活损失；社会价值与责任感下降；等等。社会参与能力的下降实际构成了社会排斥，并有可能陷入长久的恶性循环。因而十分有必要区别收入贫困与能力贫困的差异，实行具有“选择性”和“瞄准性”的救助政策，将社会救助的目标从克服收入贫困上升到消除能力贫困，救助与发展相结合，提升救助对象的社会参与能力，协助他们自立、自强，最终消除社会排斥。

第二节 国际医疗救助模式

一、与基本医疗保障制度并行的独立保障制度模式

独立医疗救助制度的代表国家为美国，在此种模式下，政府针对贫困人群建立专门的医疗救助制度，从组织管理、资金来源、服务提供到费用支付都自成一体，与国家基本医疗保障制度平行运作。

（一）并行独立制度模式典型国家介绍

美国实行以商业医疗保险为主的医疗保障体系，商业医疗保险大约覆盖 66%的人群。同时美国联邦政府建立主要针对 65 岁及以上老年人的医疗照顾计划，联邦政府与州政府合作建立医疗救助计划、儿童健康保险计划等。其中医疗救助计划根据 1965 年《社会保障法修正案》制定，针对低收入家庭、符合条件的孕产妇和儿童等特殊困难群体建立独立的保障制度，提供全面的医疗补助，以保障其在无力购买商业医疗保险的情况下获得基本的医疗卫生服务。

（二）美国医疗救助制度模式的主要安排

1. 筹资渠道 美国医疗救助计划的资金主要来源于联邦政府与州政府的联合筹资，两者按比例筹集资金、支付费用，通常情况下联邦政府筹资占比更高。此外，各州也有权利向医疗救助计划覆盖对象收取一定的自付费用。

2. 覆盖对象 美国医疗救助计划救助对象分为强制性保障和选择性保障两种类别。强制性医疗救助对象标准由联邦政府规定，主要包括收入低于联邦贫困线家庭，符合条件的孕妇、儿童、老人、失明或残疾人口，以及其他特殊受保护群体。选择性医疗救助对象标准由各州自行决定，通常覆盖收入较高不符合联邦贫困标准或无法达到强制性救助对象标准，但仍处于相对弱势或有重大健康需要的人群。

2010 年的《平价医疗法案》为各州扩大医疗救助计划创造了机会，使之覆盖几乎所有 65 岁以下的低收入人群。在每个州，儿童的资格至少扩大到联邦贫困线的 133%，大多数州将儿童覆盖到更高的收入水平；对于成年人，大多数州也已经将其资格扩大到联邦贫困线的 133%。各州可以选择将资格扩大到收入等于或低于联邦贫困线的 133%的成年人。此外，美国设置救助对象审核制度，州政府每年审核申请人的收入和资产状况，以保留或取消其救助资格。

3. 救助内容及标准 美国医疗救助计划以补偿医疗费用为主，涉及少量预防保健服务的提供。其待遇范围包含联邦强制性待遇和各州自选性待遇。强制性待遇主要包括医院门诊、住院服务，诊所服务，疾病的早期和定期筛查、诊断和治疗服务，护理院服务，家庭服务，实验室和影像服务，注册儿科和家庭护士执业服务，孕产妇分娩、产前产后护理、戒烟咨询，等等。自选性待遇则主要包括处方药、病例管理、物理治疗、职业治疗、听力及语言障碍服务、牙科服务等。作为两个独立的系统，医疗救助计划和医疗照顾计划之间存在交叉，对于部分同时满足参加医疗救助计划和医疗照顾计划条件的人群，医疗救助计划还可以补贴其医疗照顾计划保费及相关自付费用，实现两者的衔接。

美国医疗救助计划由联邦政府和州政府按比例免除或补助救助对象的自付医疗费用。救助资金不发给救助对象，直接支付给医疗服务提供方。

各州可以对收入较高（如家庭收入高于 150%联邦贫困线）但仍有资格享有医疗救助计划的家庭收取保费，同时可以对上述大多数被医疗救助计划覆盖的项目（包括门诊、住院等服务）设置起付线、共付比例或额度等自付费用，可收取的金额因家庭收入而异，但费用上限不超过家庭收入的 5%。对于紧急服务、计划生育服务、与怀孕有关的服务或儿童预防性服务等特殊项目不得收取自

付费用。18 岁以下儿童、接受临终关怀患者、居住在医疗机构并耗费所有收入人群、部分癌症人群和原住民则可以完全免除所有自付费用。

二、基本医疗保障制度的延伸保障模式

大部分发达国家将医疗救助作为基本医疗保障制度的延伸，补充制定专门的救助方式和内容，实现对贫困及弱势人群的托底保障，以英国、德国等为典型代表。这种模式不仅体现了系统性思想，而且在充分利用现有体系资源和条件的基础上，降低救助成本，提高整个体系的效率。

（一）延伸保障模式典型国家介绍

英国建立了覆盖全体国民的国家卫生服务制度，全体国民都有权通过国家卫生服务制度获得免费或低收费的卫生服务。但随着英国医疗卫生服务的改革，个人逐渐需要承担部分不在国家卫生服务制度免费范围内的费用，如处方药、牙科护理、眼科护理等。尽管国家卫生服务制度覆盖较为全面，未满足需求水平较低，但仍然存在经历灾难性卫生支出的家庭，对于部分困难人群来说额外的自付费用仍然造成严重的经济负担。英国并没有单独建立医疗救助制度，而是通过国家卫生服务制度对特殊人群的倾斜来解决其就医经济负担。

德国是典型的社会医疗保险国家，建立了以法定医疗保险为主体、商业医疗保险为辅助，“双轨运行”的全民医疗保险体系。德国以工资水平作为是否强制参与法定医疗保险的依据，2022 年凡收入低于 64 350 欧元的职工自动加入法定医疗保险，而收入高于此的职工、公务员等则可以选择商业医疗保险。德国也没有建立独立的医疗救助制度，而是在主体医疗保险框架内进一步延伸解决贫困弱势人群的医疗保障问题，且医疗救助作为社会救助的重要组成部分，与生活救助、住房津贴等一起共同保障公民获得最低生活水平的权利。

（二）英国医疗救助主要安排

1. 筹资渠道 英国医疗救助资金包含在国家卫生服务制度资金中，而国家卫生服务制度筹资主要依靠一般性税收和社会保险费（national insurance contribution，NIC）的筹集。

2. 覆盖对象 英国主要从年龄、收入和特殊需要三个方面界定救助对象，救助对象包括儿童、学生、青少年、老年人、低收入者、享受特定政府补贴者、税收抵免者、孕产妇、身体欠佳者等。英国针对医疗救助的申请程序制定了严格的法律规范，如申请人出现冒用、欺诈等违法行为，有关部门会给予经济处罚。

3. 救助内容及标准 国家卫生服务制度主体已对大部分医疗服务实施免费，在医疗救助方面，国家卫生服务制度根据不同人群的特点详细规定了各类救助对象及其享受的救助内容，通过免除救助人群医疗过程中的自付费用达到医疗救助的目的（表 9-1）。除了根据年龄、收入、健康需要确定对象免除其处方费之外，国家卫生服务制度还为需要大量处方药的患者设置了处方费预付款计划（Prescription Prepayment Certificate，PPC），以限定其个人自付药品费用的上限。2015 年，处方费预付款计划的上限为 3 个月 29.1 英镑，12 个月 104.0 英镑，即当患者购买了此预付款计划后，在上述有效期内，无论实际发生多少张处方，患者都无须支付额外费用。儿童、学生、低收入者、战争养老金获得者在接受牙科、眼科、配镜服务时都是免费的，此外还可以获得往返于医疗服务提供地点的交通费。其余人群的特定救助项目见表 9-1。

表 9-1 英国国家卫生服务制度救助人群免费项目

类别	救助对象类别	处方费	牙科	视力检查	配镜	假发、术后支架与交通费等
年龄	儿童（16 岁以下）	*	*	*	*	*
	学生（16～18 岁全日制）	*	*	*	*	*
	老年人（60 岁以上）	*		*		

续表

类别	救助对象类别	处方费	牙科	视力检查	配镜	假发、术后支架与交通费等
收入	低收入者①	*	*	*	*	*
特殊需要	战争养老金获得者/退伍军人	*	*			*
	孕产妇（过去 12 个月）	*	*			
	重大疾病或特殊疾病患者②	*		*		
	处方费预付款计划	*				

资料来源：英国国家卫生服务制度卫生费用指南 https://www.nhs.uk/nhs-services/help-with-health-costs/。

注：①低收入者包括：求职者津贴（JSA-IB）、就业和资助津贴（ESA-IR）、退休金信用（guarantee credit）、通用信用（universal credit）、税收抵免（tax credits）、国家卫生服务制度低收入计划（Low Income Scheme，LIS）。②重大疾病患者要求获取有效的医疗豁免证明，主要包括免除处方费和免除眼科检查费用两类。免除处方费的疾病主要包括永久性瘘、肾上腺功能减退、尿崩症、糖尿病、甲状腺或甲状旁腺功能低下、重症肌无力、癫痫或癌症患者等；免除眼科检查费的疾病主要包括青光眼及其高风险人群、糖尿病、失明或者视力障碍和需要复杂镜片人群等。

（三）德国医疗救助主要安排

1. 筹资渠道 德国医疗救助资金主要来源于政府财政，其中联邦政府承担 25%的救助资金，市政府承担 75%。近年来，由于经济下行等原因，贫困人口规模扩大，医疗救助资金的增加使国家财政负担过重，为了减少财政负担，同时确保救助资金供给平衡，政府也从养老金中提取部分用于医疗救助。

2. 覆盖对象 德国的医疗救助对象根据家庭收入和医疗费用支出来确定，分为三类：贫困人群以及因医疗支出而陷入困境的低收入家庭和特困家庭。另外，对高龄、残疾、生育阶段等特殊弱势人群也会提供救助。其中贫困人群的确定按欧盟标准，即家庭可支配收入低于全国平均水平（中位数）的 60%。

德国对医疗救助对象实行动态管理，按照家庭人数、年龄和收入等进行审核。当该家庭收入发生变化，超过标准后，会及时将其移出名单。另外，德国与英国一样建立了申请人的规范制度，当申请人出现虚假材料、欺诈等行为将偿还救助金。

3. 救助内容及标准 德国医疗救助形式主要包括资助参保、提高报销水平、设置自付上限和临时性救助。

资助参保是指政府为那些因为经济原因加入医疗保险有困难的人群出资，帮助其支付法定医疗保险费。不同类型的困难人群由不同机构给予支持：失业者保险费由联邦就业中心承担，退休人员保险费由养老基金为其缴纳，儿童保险费由政府财政预算资助，学生保险费由联邦政府承担应缴费用的一半，雇员的子女和无工作的配偶不需要交保险费，也可以享受医疗保险待遇。

德国医疗救助内容涉及广泛，同社会医疗保险覆盖的服务相一致，包括预防性服务救助、疾病救助、生育孕产救助、长期重症护理救助等。对于疾病救助，所有处方药品、急救用品以及辅助用品的费用由医疗机构首先承担，再由医疗机构与疾病基金进行结算。对于特殊困难家庭，高龄、残疾、生育等特殊需要者，救助标准比一般人员报销水平高 30%～50%。此外，救助对象可以享有医疗自付费用的免除或封顶，18 岁以下的儿童和青少年无须自付（假牙、正畸治疗和交通除外），家庭共付额封顶上限通常为家庭年总收入的 2%，为了鼓励疾病预防行为，有严重慢性疾病的患者如在生病前接受过筛查或相关咨询，其上限则为家庭总收入的 1%，上限以上部分不需要个人或家庭承担。困难人群发生突发事件需支付巨额医疗费用时也可以申请临时性救助。

三、与基本医疗保障制度纵向衔接的独立制度模式

在一些国家，从整个医疗保障体系来看，医疗救助也是基本医疗保障制度的纵向延伸，但与前

面一种模式相比稍有不同的是，在这些国家，医疗救助形成了一项专门的制度。在这种模式下，其医疗救助的定位更加制度化、清晰化，但也更需要重视医疗救助制度与基本医疗保障制度及整个保障体系中其他制度的衔接，典型的国家包括澳大利亚和新加坡。

（一）衔接独立制度模式典型国家介绍

澳大利亚是国家医疗保险体系国家，于 1984 年建立了医疗保险制度。在此制度安排下，全体澳大利亚居民在公立医院住院、在全科或政府签约的诊所就诊享受免费或高额报销的医疗服务。然而该体系有严格的保障覆盖范围，医疗保险制度只会根据事先确定的清单价格（schedule fee）支付被列在医疗保险福利计划清单上的基本医疗服务项目，一般支付比例为 85%～100%，通常不支付救护车、牙科服务、家庭护理等服务；且由于公立体系资源有限，患者有时候会使用私立机构的服务，私立机构可以采取高于清单价格的收费，而医疗保险制度只会按照清单价格的 75%报销，此时则需要患者更高的自付。此外，澳大利亚还建立了药品福利计划为参加医疗保险制度的居民报销药品费用，药品福利计划下的药品通常需要患者共付。因此无论是医疗服务还是药品费用，都存在需要居民自付的部分，可能造成医疗支出过高的风险。据此，澳大利亚政府还分别设立了医疗照顾安全网（Medicare Safety Net）和药品福利计划安全网（Pharmaceutical Benefits Scheme Safety Net）两套补充性倾斜政策，对弱势人群实施医疗救助。

新加坡是采用储蓄型医疗保险的典型国家。1984 年，新加坡政府设立强制性个人医疗储蓄计划，体现了个人对自身健康负责的原则。然而，对于低收入人群来讲，个人的医疗储蓄是有限的，无法完全应对灾难性卫生支出。因此，1990 年新加坡政府推出强制性医疗保险，即医疗护盾计划（后升级为终身健保计划），覆盖新加坡公民和永久居民，用于支付大额医疗费用和部分高昂的门诊治疗费用，如肾透析或癌症化疗，即用于重病与大病的补助。医疗储蓄计划和医疗护盾计划构成了新加坡的主体医疗保障体系。此外，政府还推出了各种补贴项目，比如对在公立医院接受急性住院服务的低收入患者根据其不同收入水平提供不同程度的补贴，为透析患者提供社区透析补贴等，但即便这样，一些贫困患者的保障仍然不足。1993 年新加坡政府又推出医疗基金计划，承担医疗保障体系中的托底职责，分为针对 65 岁以上老年贫困患者的银发医疗基金计划（MediFund Silver）和针对贫困家庭 18 岁以下少儿的少儿医疗基金计划（MediFund Junior）两种计划，为那些在接受政府补贴并利用其他方式[包括终身健保（MediShield Life）、医疗储蓄计划和现金]支付后仍面临财务困难的患者提供了一张安全网。医疗储蓄、医疗护盾、医疗基金和公立医院补贴共同构成了新加坡的医疗保障制度，合称“S+3M”制度。

（二）澳大利亚医疗救助主要安排

1. 筹资渠道 澳大利亚和英国相类似，医疗救助资金涵盖在医疗保险制度总医疗资金之中，主要来自政府一般性税收和特定税种补充。澳大利亚建立了针对医疗保险的特定税种，包括公民缴纳的医疗保险税（medicare levy）和医疗保险附加税（medicare levy surcharge）两类。

2. 覆盖对象 澳大利亚医疗照顾安全网和药品福利计划安全网对所有在医疗保险制度注册的人员适用，参加医疗保险制度的人员将被安全网自动登记在册，并实时记录其自付的医药卫生费用。同时，人们也可以以家庭为单位在安全网进行登记，此时安全网会将家庭成员的医疗卫生费用合并记录。此外，澳大利亚政府还根据人员的年龄、健康、家庭、收入等基本情况发放各种福利优惠卡，获得这些福利优惠卡以及部分享受税收福利政策的人员及家庭可以进一步享有更优惠的救助政策。

3. 救助内容及标准 澳大利亚医疗照顾安全网主要减免的是患者接受院外服务时的自付费用，院外服务主要包括：全科医师和专科服务、私人诊所和私人急诊科提供的服务，以及相关检查（如血液检查和 CT 扫描等）等。医疗照顾安全网并不补偿患者的住院自付费用，因为公立医院住院全部由医疗保险制度负担，而患者在私立医院住院服务自付与医疗照顾支付的差额则由商业保险公司承担。医疗照顾安全网进一步分为医疗照顾初始安全网（Original Medicare Safety Net，OMSN）和医疗照顾扩展安全网（Extended Medicare Safety Net，EMSN）。所有在医疗保险制度注册的人员享受 OMSN 的门槛是一致的，但弱势人群进入 EMSN 的门槛会进一步降低。一旦进入安全网，患者超过救助门槛的自付费用可以享受更高水平的报销甚至完全减免（表 9-2）。此外，对低收入人群和部分福利优惠卡持有者，联邦政府或地方政府还会免费提供急救、牙科、眼科等服务，从而进一步扩大了对弱势人群的救助范围。

表 9-2　澳大利亚医疗照顾安全网待遇标准（2023 年）

制度名称	安全网门槛（计算标准）	享有人群	待遇标准
医疗照顾初始安全网	531.7 澳元（已获得医疗照顾报销费用与清单价格的差额累积）	医疗照顾参保人员	院外服务清单价格 100%报销/减免
医疗照顾扩展安全网：一般人群（general）	2414.0 澳元（累计自付费用）	医疗照顾参保人员	减免 80%的院外自付费用或享受扩展安全网院外服务福利上限（两者中就高）
医疗照顾扩展安全网：特定人群（concessional and family tax benefit part A）	770.3 澳元（累计自付费用）	联邦老年人健康卡持有人 医疗保健卡持有人 养老金优惠卡持有人 享受家庭税收福利政策 A 部分的家庭	减免 80%的院外自付费用或享受扩展安全网院外服务福利上限（两者中就高）

资料来源：澳大利亚政府服务网（Services Australia）https://www.servicesaustralia.gov.au/what-are-medicare-safety-nets-thresholds?context=22001。

注：清单价格指澳大利亚政府制定的医疗保险福利计划清单上的基本医疗服务项目费用。

在药品费用方面，一般人群同样都能获得药品福利计划安全网的兜底保障，而对于弱势人群则通过降低其进入药品福利计划安全网的门槛和提供免费药品的方式实施进一步救助。

药品福利计划规定患者就诊后自行购买药品福利计划目录内的药品，每种药品最多自付 30 澳元，持有福利优惠卡的人群则仅需自付 7.3 澳元。当个人或家庭一年内的药品自付费用超过一定额度后，就进入了药品福利计划安全网的保障范畴，当其继续购买药品时，一般人群每种药品只需自付 7.3 澳元，福利优惠卡持有者则可免费获得药品直至该自然年结束（表 9-3）。

表 9-3　澳大利亚药品福利计划安全网报销标准（2023 年）

分类	安全网门槛（自付费用）	未到门槛时	超过门槛时
一般人群	1563.5 澳元	每种药品 30.0 澳元封顶	每种药品 7.3 澳元封顶
弱势人群（福利优惠卡持有人）	262.8 澳元	每种药品 7.3 澳元封顶	免费获取药品

资料来源：澳大利亚政府服务网（Services Australia）https://www.servicesaustralia.gov.au/pbs-safety-net-thresholds?context=22016。

（三）新加坡医疗救助主要安排

1. 筹资渠道　新加坡医疗基金计划是政府设立的，其资金主要来自捐赠项目。每年，捐赠资金的利息收入被批准拨付给经过认证的医疗机构，用以帮助有需要且符合条件的患者支付医疗费用。2019 财年，医疗基金计划共支付 1.59 亿新加坡元开展救助。

2. 覆盖对象　要获得医疗基金计划救助，必须符合以下条件：①是新加坡公民；②已申请并获得政府医疗补贴；③已在或将在医疗基金计划批准的医疗机构就医；④在享受政府补贴及其他支付（包括终身健保、医疗储蓄计划、现金等）之后，仍存在支付医疗费用的困难。还专门设立银发医疗基金计划和少儿医疗基金计划专项资金，针对老年人和儿童进行更有针对性的资助。

3. 救助内容及标准　医疗基金计划主要针对定点公立医院中的住院及专科门诊服务等，但没有明确的救助标准，采用“一事一议”的方式。每家被医疗基金计划批准的医疗机构均设有独立的医疗基金计划委员会，负责审批申请，并决定提供的救助金额。实际救助金额取决于患者及其家庭的经济、健康和社会情况，以及所发生的医疗费用的大小。2019 年，医疗基金计划对住院服务的资助额度约为 900 新加坡元/次，门诊为 90 新加坡元/次。

四、其他医疗救助模式

20 世纪 90 年代以来，受发展型社会政策和人力资本投资理论等理论的影响，国际社会广泛掀起了基于“发展”视角的社会救助改革，从政府的角度，通过经济政策和社会政策的相互融合，促进贫困人群人力资本的积累和提升。这些改革包括发放公共服务类票券、无条件现金转移支付（unconditional cash transfer，UCT）、有条件现金转移支付（conditional cash transfer，CCT）等。这些改革项目已成为中低收入国家或地区特定弱势人群接受医疗救助的重要方式。以下重点介绍发放“医疗券”和有条件现金转移支付的救助模式。

（一）发放“医疗券”

“医疗券”是指政府发放给特定人群用于医疗卫生服务的一种有价凭证。这一模式是在诺贝尔奖得主米尔顿·弗里德曼于 1955 年提出的“教育券”（education voucher）基础上引申而来的。20 世纪 90 年代以来，教育券先后在美国威斯康星州（1990 年）、俄亥俄州（1995 年）和佛罗里达州（1999 年）付诸实践。目前，教育券制度及其改良模式已在几十个国家和地区得到广泛应用，被公认为是引入竞争、促进公平、转变政府管理方式的有效手段。

同样的，“医疗券”制度主要依靠政府部门推动，其资金通常来自地方或中央政府的财政投入和（或）民间机构的捐助，主要用于为特定人群提供医疗保障性服务，比如赞比亚发放“医疗券”旨在提高水痘接种率、坦桑尼亚用于对抗疟疾、尼加拉瓜用于防治性传播疾病、中国香港用于加强老年人的基层医疗服务。大多数“医疗券”项目使用经济状况调查或地理定位等方式来确定贫困或其他弱势人群，从而将资源投向最需要补贴的人。

“医疗券”模式不仅有利于保障弱势人群，对医疗资源配置也有积极作用。政府将原本拟拨给公立医疗机构的公共经费直接发放给特定人群，由其根据服务的效率、质量、价格及自身经济能力，自主选择医疗机构，并用“医疗券”支付医疗服务费用，医疗机构凭券向政府兑现收入。对于医疗机构而言，要在竞争中取得优势，提高患者的忠诚度，就必须在服务质量和管理水平上不断改进。“医疗券”模式通过增强需方的力量，实现了需方对供方的约束与引导，从而优化资源配置。

（二）有条件现金转移支付

有条件现金转移支付是指以目标群体达到指定要求为前提条件的现金转移支付项目，要求受助人在接受救助前必须履行某些职责或作出某种努力。有条件现金转移支付作为国际社会安全网的重要内容，诞生于 20 世纪 90 年代的拉丁美洲，经过 20 多年的发展，已扩展至亚洲、非洲以及欧洲等地的发达和发展中国家。世界银行《社会安全网 2018》（*The State of Social Safety Nets 2018*）显示，全球共有 63 个国家开展了至少 63 项有条件现金转移支付项目，且主要集中在中低收入国家（表 9-4），有条件现金转移支付作为救助措施已成为缓解贫困和不平等的重要手段。

表 9-4　全球有条件现金转移支付项目地区分布

	拉丁美洲	亚洲	非洲	欧洲/大洋洲	合计
国家数量/个	20	16	21	6	63
覆盖人口/百万人	99.53	62.78	19.09	1.56	182.96

资料来源：世界银行《社会安全网 2018》报告。

有条件现金转移支付由无条件现金转移支付发展而来。在救助项目发展过程中，研究发现无条件现金转移支付在促进公平的同时，可能难以保证转移支付资金的使用效率。由于贫困家庭的有限理性，接受无条件现金补贴的贫困家庭可能将更多的经济资源用于商品消费，而非家庭成员健康状况改善、儿童人力资本投资等，因而难以达到长期减贫的最佳效果。

有条件现金转移支付项目更多在中低收入国家以及欠发达国家和地区实施，作为主体社会保障制度的补充。当前全球比较流行的有条件现金转移支付项目是政府（或非政府公益组织）向贫困群体提供现金补贴，前提是受益家庭接受预先设定的卫生保健服务要求或儿童人力资本投资要求。以墨西哥的“繁荣”计划（1997 年建立，是世界上第一个有条件现金转移支付，之前名为“进步”计划和“机会”计划）为例，政府每个月向失业的贫困妇女支付约 147 美元，接近墨西哥全国最低工资的两倍，但享受救助必须同时满足三个条件：①保证其子女接受教育；②必须参加规定的健康教育培训；③保证其子女定期接受政府组织的体检并及时注射疫苗。“繁荣”计划通过补贴母亲，不仅改善了贫困儿童的营养健康状况，而且改善了家庭内部资源和收入的分配，提升了妇女的家庭地位。该项计划使得墨西哥农村人口患病天数减少了 18%，城市人口患病天数减少了 25%；儿童上学率提高 24%，辍学率下降了 6%。埃塞俄比亚于 2005 年实施了名为生产性安全网计划（Productive Safety Net Programme，PSNP）的有条件现金转移支付项目，2011 年该国还启动了社区医疗保险。研究发现，参与 PSNP 使得户主参加社区医疗保险的概率增加，很大一部分原因是当地政府将参加社区医疗保险作为 PSNP 的受益条件，该做法为在其他类似国家的农村弱势人群中提升整合性社会保护提供了参考。

第三节　我国医疗救助制度的发展

我国医疗救助制度经过近 20 年的不断发展与完善，救助的定位、对象、内容、范围、水平都有较大的提升和拓展。《2020 年全国医疗保障事业发展统计公报》显示，全国医疗救助基金支出 546.84 亿元，资助参加基本医疗保险 9984 万人，实施门诊和住院救助 8404 万人次，全国平均次均住院救助、门诊救助分别为 1056 元、93 元。2020 年全国农村建档立卡贫困人口参保率稳定在 99.9% 以上。2018 年以来各项医保扶贫政策累计惠及贫困人口就医 5.3 亿人次，助力近 1000 万户因病致贫家庭精准脱贫。

一、我国医疗救助制度的定位

（一）我国医疗救助在社会救助体系中的定位

我国的社会救助是保障基本民生、促进社会公平、维护社会稳定的兜底性、基础性制度安排。2020 年，中共中央办公厅、国务院办公厅《关于改革完善社会救助制度的意见》提出，以基本生活救助、专项社会救助、急难社会救助为主体，社会力量参与为补充，建立健全分层分类的救助制度体系。构建综合救助格局，打造多层次救助体系，创新社会救助方式，促进城乡统筹发展。

各种专项社会救助制度的有效实施，不仅对基本生活救助制度形成了有效的补充，而且由于专项救助制度的针对性强，操作相对简单，还可以扩大覆盖范围到低收入人群。医疗救助作为专项救助之一，是社会救助体系的重要组成部分，其功能主要是保证少数贫困人口和其他困难群体基本医疗服务需求，缓解特殊群体的疾病经济负担，提高其健康水平。因此，医疗救助制度与其他医疗保障制度、社会救助制度一起，发挥制度合力，减轻困难群众就医就诊的后顾之忧，保障人民生活安居乐业。

（二）我国医疗救助在医疗保障体系中的定位

我国提出到 2030 年，全面建成以基本医疗保险为主体，医疗救助为托底，补充医疗保险、商业健康保险、慈善捐赠、医疗互助共同发展的医疗保障制度体系，即多层次医疗保障体系。其中，基本医疗保险是主体，是由政府制定，用人单位、就业或非就业人口共同参加的一种社会保险，具有广泛性、共济性和强制性的特点。我国基本医疗保险覆盖城乡全体就业和非就业人口，公平普惠地保障人民群众基本医疗需求。基本医疗保险讲求权利与义务的对等，必须先缴费才能受益，但一些困难群众实际难以缴纳基本医疗保险费用；同时，医疗保险为了防范道德风险和基金风险，设置了补偿的起付线、共付比和封顶线，造成一部分收入相对低下的贫困人群或者身患重病、疾病经济负担较重的人群即使被医疗保险制度覆盖，也无法承受自付费用，致使他们无法获得必要的医疗卫生服务，或者因病致贫，影响全民健康覆盖目标实现。此外，贫困人群也往往无力参加补充医疗保险，再缴纳额外的保费。

2021 年，《国务院办公厅关于健全重特大疾病医疗保险和救助制度的意见》（国办发〔2021〕42 号）提出，聚焦减轻困难群众重特大疾病医疗费用负担，建立健全防范和化解因病致贫返贫长效机制，强化基本医保、大病保险、医疗救助（以下统称三重制度）综合保障，实事求是确定困难群众医疗保障待遇标准，确保困难群众基本医疗有保障，不因罹患重特大疾病影响基本生活，同时避免过度保障。相对于基本医疗保险和补充医疗保险，医疗救助是由政府主导，保障少数困难群体基本医疗服务需要的制度安排，它旨在解决医疗保险由于制度性质和基金能力限制无法解决的问题。医疗救助帮助困难群众获得基本医疗保险服务并减轻其医疗费用负担，在整个医疗保障体系中处于最底层，起到“托底”的作用。可见，医疗救助制度的完善程度，对于满足少数困难群体的医疗服务需求，缓解困难群众“看病难、看病贵”具有重要作用。

（三）我国医疗救助在健康扶贫行动中的作用

脱贫攻坚是我国实现全面建成小康社会目标的重大任务，健康扶贫是打赢脱贫攻坚战的关键战役。在健康扶贫行动中，我国积极推动疾病预防关口前移，支持开展贫困地区地方病防治措施落实、患者救治救助、健康教育以及能力建设等工作。

2017 年《健康扶贫工程“三个一批”行动计划》印发，针对重点地区、重点人群、重点病种，进一步加强统筹协调和资源整合，提升贫困地区县域医疗卫生服务能力。2018 年 3 月，国家医疗保障局成立，将民政部的医疗救助职责整合至国家医疗保障局，进一步完善城乡医疗救助体系。同年 9 月，国家医疗保障局、财政部、国务院扶贫办联合制定了《医疗保障扶贫三年行动实施方案（2018～2020 年）》，提出“医疗救助托底保障能力进一步增强，确保年度救助限额内农村贫困人口政策范围内个人自付住院医疗费用救助比例不低于 70%，对特殊困难的进一步加大倾斜救助力度”的任务目标。在医疗救助制度方面，主要提出了以下重点措施。

1. 稳步提高城乡居民医保筹资水平和医疗救助政府补助水平 合理提高城乡居民医保政府补助标准和个人缴费标准。省级财政要加大对深度贫困地区倾斜力度，按照规定足额安排补助资金并及时拨付到位。加大对城乡医疗救助的投入，2018 年起中央财政连续三年通过医疗救助资金渠道安排补助资金，用于提高深度贫困地区农村贫困人口医疗保障水平，加强医疗救助托底保障。

2. 救助对象与内容 将农村建档立卡贫困人口作为医疗救助对象，实现农村贫困人口基本医保、大病保险和医疗救助全覆盖，其中对特困人员参保缴费给予全额补贴、对农村建档立卡贫困人口给予定额补贴，逐步将资助参保资金统一通过医疗救助渠道解决。

3. 加大医疗救助托底保障力度 完善重特大疾病医疗救助政策，分类分档细化农村贫困人口救助方案，确保年度救助限额内农村贫困人口政策范围内个人自付住院医疗费用救助比例不低于 70%；有条件的地区，可在确保医疗救助资金运行平稳情况下，合理提高年度救助限额。在此基础上，对个人及家庭自付医疗费用负担仍然较重的，进一步加大救助力度，并适当拓展救助范围。

全国健康扶贫动态管理信息系统显示，贫困人口医疗费用的自付比例明显下降，重点疾病患者自付比由 2016 年的 15%～80%，收窄至 2018 年的 6%～22%[①]。贫困人口的常见病、慢性病和大病重病医疗费用负担均得到有效减轻，助力了脱贫，缓解了贫困。我国医疗保障扶贫政策以保障基本服务和基本需要为主，为群众守好了“健康底线”。目前，我国已构建起参保缴费有资助、待遇保障有倾斜、基本保

① 数据来源：https://www.gov.cn/xinwen/2021-02/25/content_5588718.htm。

障有边界、管理服务更高效、就医结算更便捷的政策体系，初步建立起“及时发现、精准救治、有效保障、跟踪预警”防止因病致贫返贫工作机制，累计使近千万因病致贫返贫的贫困户成功摆脱了贫困。

二、我国当前医疗救助制度的特点及发展

医疗救助制度是实现我国居民重特大疾病医疗保障，进一步减轻困难群众和大病患者医疗费用负担、防范因病致贫返贫、筑牢民生保障底线的重要举措。我国医疗救助制度当前的工作特点和未来发展方向主要如下。

（一）筹资渠道：拓宽筹资渠道，动员社会力量

在确保医疗救助基金安全运行的基础上，拓宽筹资渠道，动员社会力量，通过慈善和社会捐助等多渠道筹集资金，统筹医疗救助资金的使用。我国医疗救助基金来源主要包括：各级财政根据医疗救助实际需要和财力状况，在财政预算中合理安排用于医疗救助的资金；每年从彩票公益金中按照一定比例或一定数额提取用于医疗救助的资金；鼓励社会各界自愿捐赠用于医疗救助的资金；医疗救助基金形成的利息收入；按规定可用于医疗救助的其他资金。以下分为政府筹资、彩票公益金和慈善捐助金三个方面阐述。

1. 政府筹资 我国医疗救助基金的主要来源是政府财政预算拨款。2011 年以来，中央财政投入医疗救助资金占医疗救助筹资总额的比例呈快速下降趋势。在地方各级政府财政拨款方面，地方财政投入主要以县级为主。我国县域财政能力往往较为有限且地区间差距较大，特别是贫困地区县级政府的医疗救助需求最大，但其财政补助能力却又最弱，亟须建立稳定的政府筹资渠道，加大中央财政对医疗救助的投入力度，发挥中央政府在医疗救助中投资主体的作用。同时中央转移支付要从单纯的政府补助转向政策激励的方式，激励各级地方政府加大配套资金财政投入力度，缩小区域差异，以提高医疗救助筹资的稳定性和可持续性。

2. 彩票公益金 由于政府财政能力限制，从相对稳定的彩票公益金中拿出一定比例的资金投入到医疗救助中，能够扩展医疗救助筹资渠道，提高医疗救助基金规模，弥补政府财政能力的不足。

3. 慈善捐助金 相对前两种渠道，慈善捐助金缺乏稳定性，但在前两者相对不足的情况下能够起到一定弥补作用。比如部分地区医疗机构自愿减免医疗费用，设立爱心医院，发动社会力量资助；部分地区协调市慈善总会和区县慈善机构，从募集资金中安排一定比例用于医疗救助；部分地区还积极引导和支持红十字会和慈善协会等社会团体以各种形式参与医疗救助工作。

（二）救助对象：及时精准确定救助对象

我国医疗救助长期覆盖医疗费用负担较重的困难职工和城乡居民，根据救助对象类别实施分类救助。对低保对象、特困人员、低保边缘家庭成员和纳入监测范围的农村易返贫致贫人口，按规定给予救助。

近年来，医疗救助政策不断优化，在原有低保、低保边缘家庭等标准的基础上，加入“医疗支出型贫困”“因病致贫”等救助对象，更加科学地确定医疗救助对象范围。对不符合低保、特困人员救助供养或低保边缘家庭条件，但因高额医疗费用支出导致家庭基本生活出现严重困难的大病患者（即因病致贫重病患者），根据实际给予一定救助。一些地区开始综合考虑家庭经济状况、医疗费用支出、医疗保险支付等情况，更加科学合理地确定因病致贫重病患者认定条件。

（三）救助重点：强调资助参保与医疗费用保障

1. 确保困难群众应保尽保 对于困难群众，资助其依法参加基本医疗保险，通过城乡居民基本医疗保险参保财政补助政策的落实，对个人缴费确有困难的群众给予分类资助，使救助对象按规定享有三重制度综合保障权益。全额资助参保的救助对象包括特困人员，定额资助参保的救助对象包括低保对象、返贫致贫人口。

2. 确保困难群众基本医疗有保障 确保困难群众基本医疗有保障，不因罹患重特大疾病影响基本生活，同时避免过度保障。促进三重制度互补衔接，按照“先保险后救助”的原则，对基本医疗保险、大病保险等支付后个人医疗费用负担仍然较重的救助对象按规定实施救助，合力防范因病致贫返贫风险。完善农村易返贫致贫人口医疗保障帮扶措施，推动实现巩固拓展医疗保障脱贫攻坚成果同乡村振兴有效衔接。

（四）救助内容与标准：明确托底保障功能

1. 明确救助费用保障范围 坚持保基本，妥善解决救助对象政策范围内基本医疗需求。救助费用主要覆盖救助对象在定点医药机构发生的住院费用、因慢性病需长期服药或患重特大疾病需长期门诊治疗的费用。由医疗救助基金支付的药品、医用耗材、诊疗项目原则上应符合国家有关基本医疗保险支付范围的规定。基本医疗保险、大病保险起付线以下的政策范围内个人自付费用，按规定纳入救助保障。

2. 合理确定基本救助水平 根据国家当前政策，按救助对象家庭困难情况，分类设定年度救助起付标准。对低保对象、特困人员原则上取消起付标准，暂不具备条件的地区，其起付标准不得高于所在统筹地区上年居民人均可支配收入的 5%，并逐步探索取消起付标准。低保边缘家庭成员起付标准按所在统筹地区上年居民人均可支配收入的 10%左右确定，因病致贫重病患者按 25%左右确定。对低保对象、特困人员符合规定的医疗费用可按不低于 70%的比例救助，其他救助对象救助比例原则上略低于低保对象。具体救助比例的确定也需要适宜适度，防止泛福利化倾向。国家要求各统筹地区根据经济社会发展水平、人民健康需求、医疗救助基金支撑能力，合理设定医疗救助年度救助限额。

3. 统筹完善托底保障措施 加强门诊慢性病、特殊疾病救助保障，门诊和住院救助共用年度救助限额，统筹资金使用，着力减轻救助对象门诊慢性病、特殊疾病医疗费用负担。对规范转诊且在省域内就医的救助对象，经三重制度综合保障后政策范围内个人负担仍然较重的，需要给予倾斜救助。同时国家还提出要通过明确诊疗方案、规范诊疗等措施降低医疗成本，从而合理控制困难群众政策范围内自付费用比例。

（五）建立健全防范和化解因病致贫返贫长效机制

1. 强化高额医疗费用支出预警监测 实施医疗救助对象信息动态管理。分类健全因病致贫和因病返贫双预警机制，结合实际合理确定监测标准。重点监测经基本医疗保险、大病保险等支付后个人年度医疗费用负担仍然较重的低保边缘家庭成员和农村易返贫致贫人口，做到及时预警。要做到上述这些，需要加强部门间信息共享和核查比对，协同做好风险研判和处置。加强对监测人群的动态管理，符合条件的及时纳入救助范围。

2. 依申请落实综合保障政策 全面建立依申请救助机制，畅通低保边缘家庭成员和农村易返贫致贫人口、因病致贫重病患者医疗救助申请渠道，增强救助时效性。已认定为低保对象、特困人员的，直接获得医疗救助。进一步强化医疗救助与其他救助如临时救助、慈善救助等综合性保障措施的衔接，精准实施分层分类帮扶。

（胡 敏）

参考文献

唐丽娜. 2020. 社会福利与社会救助[M]. 北京：清华大学出版社.

郑功成. 2005. 社会保障学[M]. 北京：中国劳动社会保障出版社.

钟仁耀. 2019. 社会救助与社会福利[M]. 4 版. 上海：上海财经大学出版社.

Fiszbein A, Schady N R. 2009. Conditional Cash Transfers: Reducing Present and Future Poverty[M]. Washington: World Bank Publications.

World Bank. 2018. The State of Social Safety Nets 2018[M]. Washington: World Bank Group.

第十章　商业健康保险

商业健康保险是医疗保障体系的重要组成部分，是满足人民群众多样化健康保障需求的重要形式。本章将介绍商业健康保险的相关概念及其特征、国际上不同商业健康保险模式、商业健康保险实务以及我国商业健康保险发展现状。

第一节　商业健康保险概述

一、商业健康保险概念与特征

（一）商业健康保险概念

商业健康保险（commercial health insurance）是由商业保险公司主办，参保人员自愿缴费参加，以购买保险的参保人员的身体状况为保险标的，对参保人员在发生疾病或意外事故所导致伤害的直接费用以及间接损失进行补偿的保险产品。2019 年，中国银行保险监督管理委员会发布《健康保险管理办法》，将我国的商业健康保险定义为：保险公司对被保险人因健康原因或者医疗行为的发生给付保险金的保险。依据保险责任的不同，可以将其划分为医疗保险（medical insurance）、疾病保险（disease insurance）、失能收入损失保险（disability income insurance）、护理保险（nursing care insurance）以及医疗意外保险（medical accident insurance）等五种形式。

（1）医疗保险是指按照保险合同约定为被保险人的医疗、康复等提供保障的保险。

（2）疾病保险是指发生保险合同约定的疾病时，为被保险人提供保障的保险。

（3）失能收入损失保险是指以保险合同约定的疾病或者意外伤害导致工作能力丧失为给付保险金条件，为被保险人在一定时期内收入减少或者中断提供保障的保险。

（4）护理保险是指按照保险合同约定为被保险人日常生活能力障碍引发护理需要提供保障的保险。

（5）医疗意外保险是指按照保险合同约定发生不能归责于医疗机构、医护人员责任的医疗损害时，为被保险人提供保障的保险。

（二）商业健康保险特征

1. 自愿参保原则　商业健康保险是在平等互利、等价有偿原则基础上，采取自愿方式签订保险合同而建立的一种保险关系。筹资方式为个人缴费，强调自愿、有偿。投保人可以自行决定是否参加保险、保什么险、投保金额多少和起保时间；保险人可以决定是否承保、承保条件以及保费多少。

2. 承保标准严格，风险较大　保险公司对参保人员的健康状况除了要根据其病历了解既往病史、现病史，还要了解家族病史，并对其所从事的职业、居住环境及生活方式进行评估。由于存在信息不对称和逆向选择，商业保险公司的承保风险相对较高，所以其对参保人员“健康告知”条款要求严格，以此来排除带病投保的群体，降低经营风险。

3. 保险期限较短，不保证续保　商业健康保险的保险期限一般较短，除大病保险、特殊疾病保险和长期护理保险外，绝大多数商业健康保险尤其是医疗保险的保险期限均为一年。因参保人员年龄或身体状况变化，以及医疗技术进步导致医疗费用增加，保险公司通常会及时调整费率或有条件续保，从而达到规避风险、提高盈利水平的目的。

4. 保险费率厘定复杂 商业健康保险通常是依据平均保额损失率来厘定保险费率，但同时要考虑疾病发生率、疾病持续时间、残疾发生率、死亡率、续保率、附加费用、利率、保险公司展业方式、承保理赔管理、公司目标以及道德风险、逆向选择等因素对费率的影响，保险费率厘定比较复杂。

5. 遵循契约性保障和损失补偿原则 商业健康保险遵循契约原则，在参保人员发生合同约定范围内的保险责任时，由保险公司补偿医药服务费或给付保险金。商业健康保险的核保条件严格，且补偿金额不得超过保险事故造成的实际损失金额。

6. 实行成本分摊，设置免赔额 由于商业健康保险有风险大、不易控制和难以预测的特性，因此保险人对所承担的医疗保险金的给付责任往往带有很多限制或制约性条款，以使参保人员与保险人共同承担所发生的医疗费用支出，进行成本分摊。常用方法是在合同中规定免赔额条款、比例给付条款和给付限额条款。

二、商业健康保险地位与作用

（一）商业健康保险地位

商业健康保险作为医疗保障体系的重要组成部分，可以缓解参保人员医疗费用压力，在卫生资源配置中也发挥重要作用。

1. 商业健康保险是医疗保障体系的重要组成部分 医疗保障体系的功能不仅在于共担疾病经济风险、转移医疗费用损失，同时还发挥着国民收入再分配和维护社会稳定的作用。商业健康保险可与基本医疗保障制度配合，满足社会日益丰富的疾病保障和健康服务需求，实现医疗保障体系的可持续发展。目前，很多国家和地区都已建立了政府与市场相结合的多层次医疗保障体系，推进管理机制多元化、保障层次多样化的改革。

2. 商业健康保险是缓解参保人员医疗费用负担的助推器 由于经济发展和医疗技术进步等原因，特别是人们对健康追求的无限性，医疗费用呈现长期“刚性”上涨的特点，个人难以负担。商业健康保险是一种市场化的卫生筹资机制，可以调动企业、个人等社会资源，有利于形成稳定、多样化的筹资来源。

3. 商业健康保险是高效率卫生资源配置的承担者 随着人口老龄化、科学技术进步和医疗需求提高，不同模式的医疗保障制度被一些普遍性问题所困扰，这些问题包括资金短缺、管理效率低下等。商业健康保险公司可利用自身丰富的专业管理知识、众多营业服务网点、灵活的经营机制等特点承接包括基本医疗保险等社会保障项目的管理和服务工作，实现商业保险与社会保障的衔接。从而实现保险服务与社会治理的交融，商业机制与政府管理的结合，提高卫生资源的配置效率。

（二）商业健康保险作用

商业健康保险不仅可以满足人们对不同层次医疗服务的需求，也承担着医疗费用风险分担与控制的作用。

1. 提高保障水平 对于基本医疗保险参保人员，商业健康保险是其有益补充，可以弥补对高额医疗费用保障的不足等。只有将两者有效结合，才能为个人提供全面而充分的医疗保障。

2. 扩大医疗保险覆盖范围 可以让商业健康保险覆盖基本医疗保险尚未覆盖的人群，如城镇职工的直系家属、经济较发达农村地区居民。商业保险公司在自己的经营范围内将不同地区基本医疗保险参保人员纳入同一风险池，与属地原则下由地方政府管理的基本医疗保险基金对比存在优势。

3. 加强医疗风险管控 商业健康保险具有专业的人才队伍和精算技术优势，具有丰富的医疗风险管控经验。商业健康保险介入医疗行为，可以平衡“医、患”之间的地位不平等和信息不对称问题，发挥第三方制约作用，加强医疗行为管控，缓解医疗费用快速上涨问题。

三、商业健康保险与社会医疗保险

社会医疗保险由国家组织和强制实施，其称谓各国不尽相同，比如有些国家称之为“公共健康保险”（public health insurance），我国习惯上称之为“社会医疗保险”。商业健康保险由商业保险公司提供，在国外也被称为“私立健康保险”（private health insurance，PHI）或自愿健康保险（voluntary health insurance，VHI）。前者属于政府行为，后者属于商业行为。

（一）商业健康保险与社会医疗保险的联系

1. 实施方式互补 社会医疗保险是强制实施，而商业健康保险是自愿参加，社会医疗保险和商业健康保险实施方式的互补，既满足维护社会稳定的要求，又充分尊重社会成员的保险意愿。

2. 保障对象互补 社会医疗保险覆盖面较窄，除非有政府财政补贴，非正规部门职工和非就业人员基本上被排除在社会医疗保险之外。商业健康保险没有严格的对象限制，以全体社会成员为覆盖对象，是一种自愿选择的商业活动。商业健康保险的经营扩大了保险覆盖面，社会成员可以通过自由选择商业健康保险来规避疾病经济风险。

3. 资金来源互补 社会医疗保险基金由国家、企业和个人三方共同负担。商业保险公司是一种自主经营、自负盈亏的经济实体，保险费主要来自投保人自愿缴纳的保费。

4. 医疗保障互补 社会医疗保险通过国民收入再分配为社会成员提供基本医疗保障，商业健康保险则承担着满足人们对不同层次医疗服务的需求，是社会医疗保险的重要补充。

（二）商业健康保险与社会医疗保险的区别

社会医疗保险和商业健康保险都对人们因疾病或意外等因素导致的经济损失予以补偿。社会医疗保险和商业健康保险可互为补充，社会医疗保险是一种基础性保障，难以满足不同人群的多种需求，而商业健康保险则可以满足不同人群、不同层次的保险需求。社会医疗保险和商业健康保险也存在着明显区别（表 10-1）。

表 10-1 社会医疗保险与商业健康保险的区别

类别	社会医疗保险	商业健康保险
保险性质	强制性、公益性	商业性、自愿性
保险对象	所有社会劳动者	自愿投保的个人或团体
保障水平	相对保基本、低水平	补充、较高层次保障
经办主体	政府或委托第三方机构	商业保险公司
资金来源	个人、企业和政府三方筹资	投保人缴费
经营目的	促进社会和谐稳定	利润最大化

第二节 商业健康保险模式

在不同的医疗保障体系中，商业健康保险呈现出不同的发展模式。根据商业健康保险在各国医疗保障体系中发挥的作用，国际上一般将其分为基本型（primary）、重复型（duplicate）和补充型（complementary）三种模式五种类型（表 10-2）。

表 10-2 商业健康保险不同模式比较

类型	定义	特征	代表国家
基本型	商业健康保险成为其医疗保障的主渠道，乃至唯一的渠道（基本主导型）	在公共医疗保障体系未实现全民覆盖的国家，个人通过购买商业健康保险来获得医疗保障	美国

续表

类型	定义	特征	代表国家
基本型	将商业健康保险作为获得医疗保障的基本途径（基本替代型）	在公共医疗保障体系全民覆盖的国家，特定群体可以退出或不纳入公共医疗保障体系，而选择参加商业健康保险以获得医疗保障	德国
重复型	在公共医疗保障范围内提供内容重叠但保障水平更高的医疗保险	部分人（一般是高收入人群）在享有公共医疗保障的条件下，为了享有更好或更方便的医疗服务自愿选择参加商业健康保险	英国
补充型	对公共医疗保障项目中需要个人自付或共付的部分提供补充保障（费用补充型）	通过补充性医疗保险产品，为客户的自付费用提供保障	法国
	对公共医疗保障体系不予保障的项目提供保障（项目补充型）	为公共医疗保险的例外项目或不予保障的项目提供补偿	加拿大

一、基本型商业健康保险

在基本型商业健康保险（primary commercial health insurance）模式中，商业健康保险是部分人群唯一或主要的医疗保障形式。它又可以分为两类：基本主导型（principal）和基本替代型（substitutive），两者的区别主要取决于参保人员是否有权在公共医疗保障和商业健康保险之间进行选择。

（一）基本主导型商业健康保险

在采用基本主导型商业健康保险模式的国家，商业健康保险在国家医疗保障体系中起主导作用。医疗保障制度的准则是将公共资源集中投向最需要帮助的人群或市场供给不足的健康服务，公共保障体系仅覆盖弱势群体或特殊医疗项目，而大部分国民则依靠商业健康保险获得对一般诊疗服务及产品的保障。这一类型的代表国家有美国、荷兰、瑞士等。

美国的商业健康保险更侧重于与医疗机构签约、打包提供医疗服务业务，通过深入参与医疗服务管理和健康管理，达到提升服务水平、加强费用控制的效果。由于不存在由政府税收或社会保险筹资的基本医疗保障体系，因此由雇主和个人购买的商业健康保险便充当了国民基本医疗保障的核心。从筹资角度看，美国医疗保险筹资以个人自愿缴纳为主，市场化为主要特征。从人群覆盖程度看，美国商业健康保险覆盖人群高于公共医疗保险覆盖人群，2018 年，美国商业健康保险覆盖率为 54.5%。从医疗服务管理模式看，美国采用医疗服务提供与商业保险筹资相结合的管理型保健。商业保险公司通常提供不同模式的管理型保健计划，参保人员可以根据财力和健康状况选择参保，促进了医疗服务效率和资源有效利用。

美国医疗保障体系由私营保险公司经营的商业保险、政府主办的公共保险项目及医疗救助项目等组成，美国是世界上商业健康保险最发达的国家，也是唯一一个没有全民医疗保险覆盖的 OECD 国家。美国公民是否有医疗保险或获得哪种形式的医疗保险与其年龄、收入及就业状况有直接关系。老年人、重大疾病患者、低收入人群等弱势群体由政府公共医疗保障计划覆盖，大部分成年人须自行为本人及家庭成员购买商业健康保险。

美国商业健康保险由雇主、工会或个人从私营保险公司购买，保险提供方包括著名的蓝十字和蓝盾等健康保险组织以及其他商业保险公司。商业保险公司从个人和企业那里获取保费，然后再补偿为参保人员提供医疗服务的医疗机构和医师，保障内容不仅包括住院和急诊、全科医师诊疗、专科医生诊疗、处方药、牙科、眼科、体检和筛查等一般性服务，还包括精神健康服务、妇产科、理疗和康复治疗、家庭治疗和护理保障等项目。蓝盾和蓝十字协会为约 1 亿人提供健康服务，占美国人口的 1/3，覆盖了 50 个州，包含了全美 96%以上的医院和 91%以上的注册医师，规模远超其他健康保险公司，创造了全美范围最广的就医网络。

（二）基本替代型商业健康保险

基本替代型商业健康保险是对社会保险的替代，即部分人群可自愿选择不参加社会医疗保险而购买商业健康保险。替代型商业健康保险作为特定人群的主体保险，通常覆盖选择退出法定医疗保险的高收入者或可以自由选择参加公共医疗保险或不具备获得公共医疗保险资质的人群。这一类型的代表国家有德国、西班牙和奥地利等。

德国的医疗保障体系主要由法定医疗保险和商业健康保险组成。德国的法定医疗保险保障程度相对较高，商业健康保险可起到替代法定医疗保险的作用。特别是随着2007年德国颁布《法定医疗保险竞争加强法》，商业健康保险与法定医疗保险能够发挥相同的保障作用。德国《社会保险法》明确规定税前年收入超过一定标准的人不被强制参加法定医疗保险，可自愿在法定医疗保险和商业健康保险中进行选择。

在德国，只有专业健康保险公司才可以经营商业健康保险。商业健康保险一般为个人购买，团体险占商业健康保险市场的份额很小。商业健康保险主要由个人商业医疗保险和长期护理保险构成，个人商业医疗保险由个人综合型医疗保险和个人补充型医疗保险组成，其中个人综合型医疗保险作为法定医疗保险的替代品，主要为不参加法定医疗保险的人群提供全面优质的医疗保障，而个人补充型医疗保险是为满足参保人员对法定医疗保险以外的医疗保障需求而设计的。

德国实行“双轨制”医疗保险体系，即法定医疗保险与商业健康保险并存。2020年，德国总人口约8320万人，法定医疗保险覆盖约7330万参保人员，共有105家经办法定医疗保险的疾病基金和42家商业健康保险公司。

二、重复型商业健康保险

重复型商业健康保险（duplicate commercial health insurance）与公共医疗保障并行，通常存在于公立和私立医疗机构混合型的卫生体制中。它与基本替代型商业健康保险模式的不同在于投保人既可以享受公共医疗保险提供的服务，也可以接受商业健康保险覆盖的医疗服务。有些国家的公共医疗保险体系虽已实现全民覆盖，但为缓解公共体系的压力，增加医疗服务的选择性和便捷性，允许国民在参加公共医疗保险的基础上，购买商业健康保险以获得内容重复但水平更高的保障，在私立医院获得更便捷的医疗服务。这种模式的代表国家有英国、澳大利亚、爱尔兰等。

商业健康保险在英国卫生体制中的角色以重复型为主，兼具补充型功能。参保人员仍缴纳国家健康保险税，支付商业健康保险的保费也不能抵税，相当于购买商业健康保险的人有双份卫生保健支出。由于参加商业健康保险的人群仍然能够享用国家卫生服务制度提供的全民医疗，商业健康保险往往被认为是“额外的”或“奢侈的”项目。这种定位使得商业健康保险面临的监管相对较少，市场呈现出垄断竞争特征。

英国的商业健康保险并没有完全独立于公共医疗服务体系，不论是商业健康保险筹资还是公共筹资，都作用于相同的医疗服务提供体系。因此，无论是哪一个筹资方的改变都会影响到另一方。从某种角度讲，商业健康保险的存在释放了公共部门资源，因为商业健康保险的参保人员放弃了自己原本可以行使的权力；但因为商业健康保险往往更容易和私立医疗服务提供方签约，且往往支付水平更高，使得优质的医疗资源，尤其是医疗人力资源向私立部门集中，公共部门丧失了一部分利用这些优质资源的机会。

20世纪90年代之前，英国商业健康保险主要由互助协会提供。到了90年代，商业保险公司开始进入该领域，商业健康保险的筹资水平有了较大幅度的提高，从80年代初期占卫生总费用的1.5%左右上升到90年代中期的3.5%左右。1997年英国工党执政后，税收政策的变化对商业健康保险的参保率产生了较大影响，商业健康保险的发展较为稳定。2018年，英国商业健康保险的覆盖人群为10.4%。

三、补充型商业健康保险

补充型商业健康保险主要是配合公共医疗保险，提高医疗费用偿付水平，提供公共医疗保险保障范围外的高质量健康服务和产品，满足健康需求的特殊性和多样性，促进商业健康保险在产品设计、支付方式等方面的创新。补充型商业健康保险又可分为费用补充型商业健康保险（complementary commercial health insurance）和项目补充型商业健康保险（supplementary commercial health insurance）两种类型。

（一）费用补充型商业健康保险

费用补充型商业健康保险主要是对公共医疗保险范围内的个人自付费用进行补偿，降低疾病为参保人员带来的经济风险，提高医疗服务可及性。但这一类型的保险可能会弱化医疗费用对医疗服务利用行为的约束，削弱公共医疗保险通过费用共担减小参保人员道德风险的初衷。具有代表性的国家有法国、比利时等。

法国实行的是覆盖全民的社会医疗保险，合法居民可根据自己的职业参加不同的医疗保险基金。在社会医疗保险范围内，参保人员须承担一定的自付费用，主要来自两个方面：一是大部分诊疗项目的自付费用，例如住院服务自付比例为 20%，医生诊所服务自付比例为 30%，处方药根据其分类自付比例为 0、35%、65%和 100%不等；二是个人执业的医生收费高于社会保险支付标准的部分。为降低自付费用支出，大部分法国人都会购买商业健康保险。大多数补充型商业健康保险都为第一类自付费用提供补偿，也有一小部分覆盖第二类自付费用，但相应保费较高。

法国补充型商业健康保险为社会医疗保险参保人员自付部分及公共保障不足的医疗用品和服务提供补充保障。社会医疗保险覆盖 70%的医疗费用，剩下 30%的医疗费用由补充保险覆盖，参保人员可根据自身情况选择参保。大部分法国人通过非营利性互助组织、非营利性民间共济会或商业保险公司这三类机构参加补充医疗保障，其中互助组织的市场份额超过一半，商业保险提供的保障占医疗费用总支出的 18%左右。2018 年，法国商业健康保险覆盖了 95.5%的人口。

（二）项目补充型商业健康保险

项目补充型商业健康保险，也称为奢侈型商业健康保险，是指商业健康保险在医疗保障体系中所起的作用较小，仅对一些高端自费医疗服务项目进行补偿的保险模式。项目补充型商业健康保险的主要功能是提升医疗保障层次，对公共医疗保险不覆盖或保障不全的医疗服务项目进行补偿，满足消费者不同层次的特殊或多样化需求。但同时，由于公共医疗保险与商业健康保险在保障范围上存在互补关系，资源竞争和交叉需求等因素可能导致商业健康保险对公共医疗保险造成不利影响。具有代表性的国家有加拿大、澳大利亚等。

加拿大实行覆盖全民的公共医疗保障制度，公共医疗保险体系的筹资与管理由省区地方政府各自承担。加拿大监管部门立法将商业保险公司排除在基本医疗保险市场之外，商业保险公司只被允许参与补充型医疗保险的运作，不得介入公共医疗保险已经覆盖的医疗服务。鉴于加拿大公共医疗保险并不覆盖眼科手术、诊断造影、处方药、尖端癌症治疗等服务项目，政府鼓励商业健康保险对以上服务项目提供补充性保障。

加拿大政府对商业健康保险的产品设计、费率厘定、承保政策等方面干预较少。从人口覆盖率来看，约有 68%的加拿大人选择购买商业健康保险。

第三节　商业健康保险实务

一、商业健康保险合同

（一）商业健康保险合同概念

保险合同（insurance contracts）又称保险契约，是指保险关系双方当事人之间订立的在法律上具有约束力的关于各自权利和义务的一种协议。根据当事人双方的约定，一方向另一方支付保险费，另一方在保险标的发生约定事故时承担经济损失补偿责任，或者当约定事件发生时承担和履行给付保险金义务。

商业健康保险合同是个人或团体为了分散疾病所带来的经济损失而采取的自愿签约、具有法律约束力的协议。

（二）商业健康保险合同特征

商业健康保险合同作为一种特殊的经济合同，其特征是单务、条件性、射幸性和附和性。

1. 单务合同 合同有双务合同和单务合同之分。单务合同是只对当事人一方发生权利，对另一方只发生义务的合同。双务合同则是当事人双方都在法律上享有权利并承担义务，一方的权利即为另一方的义务。

2. 有条件合同 合同的条件性是指只有在合同所规定的条件得到满足的情况下，合同当事人才履行自己的义务，反之，则不履行其义务。商业健康保险合同是有条件的，因为只有在参保人员防范的事件发生的条件下，保险人才会履行保单提供的保障。

3. 射幸性合同 射幸是指碰运气、赶机会，射幸性特点来源于保险事故发生的偶然性。射幸性特点是指保险合同履行的结果建立在事件可能发生也可能不发生的基础之上。

4. 附和性合同 附和性合同是指一方当事人就合同的主要内容事先印好标准合同条款，供另一方当事人选择，另一方当事人只能作取舍决定，无权拟定合同条文。但是，保险合同也并非全部采取标准合同形式，不能说所有的保险合同均为附和性合同，有些团体险的合同内容是双方商定的。

（三）商业健康保险合同要素

任何法律关系都包括主体、客体和内容三个不可缺少的要素。保险合同的主体为保险合同的当事人和关系人，保险合同的客体为可保利益，保险合同的内容为确立保险合同当事人和关系人的权利与义务。

1. 合同主体 商业健康保险合同主体包括保险人、投保人、参保人员、保单所有人、经纪人、代理人等。保险合同和其他合同一样，必须有订立合同的当事人作为合同规定的权利和义务承担的主体。保险合同的当事人就是投保人和保险人。受益人、参保人员和保单所有人是保险合同的关系人。

2. 合同客体 商业健康保险合同的客体是可保利益。可保利益是指投保人或参保人员对保险标的所具有的法律上承认的利益。保险标的则是保险合同中所载明的投保对象，是保险事故发生所在的本体，即作为保险对象的身体和健康。

3. 合同内容 商业健康保险合同的内容包括当事人的姓名和住所、保险标的、保险金额、保险费、保险期限。其中保险金额的确定应当既考虑保险人的利益，也考虑参保人员的保障程度和合理负担。具体来说，应当依据“不超过保险标的的价值”和“严格遵循可保利益”两个原则。

（四）商业健康保险合同形式

一般的保险合同包括五种书面版式。

1. 投保单 投保单是投保人向保险人申请订立保险合同的书面要约，投保单由保险人准备，通常有统一格式。投保人依照保险人所列项目逐一填写。不论是出于投保人的主动还是保险人（代理人或经纪人）的邀请，投保单的填写均不改变其要约性质。

2. 暂保单 暂保单是保险单没有发出之前，保险人出具给投保人或者参保人员的一种临时凭证，具有与正式的保险单同样的法律效力，但有效期较短，大多由保险人具体规定，当正式保单交付后，暂保单即自动失效。

3. 保险单 保险单简称保单，它是投保人与保险人之间保险合同行为的一种正式书面形式。

保险单必须明确、完整地记载有关保险双方的权利和义务，它所记载的内容是双方履约的依据。

4. 保险凭证 保险凭证是保险人向投保人签发的证明保险合同已经成立的书面凭证，是一种简化了的保险单，与保险单具有同等法律效力。

5. 批单 批单是对保险合同进行修改、补充或者增删内容，由保险人出具的一种凭证。

（五）商业健康保险合同的订立、生效与履行

1. 保险合同的订立 所有合同必须包含对价（consideration）、合意（consensus）、要约（offer）和承诺（commitment）四个要素才具有法律约束力。

（1）对价是指合同一方承诺和让步以换取合同另一方的承诺和让步。在保险合同情况中，投保人（申请人）的对价是承诺遵守保险申请条款和缴纳保费。保险人的对价是承诺支付保单描述的保障利益。一份合同有效，必须由一方当事人向另一方当事人作出对价。

（2）合意是指合同双方当事人对协议以及合同约定的各自权利和义务的理解必须相同。合意要求双方当事人都有诚信。如果发现任何一方当事人不按诚信行事，合同可被宣布无效或废除（解除）。

（3）要约亦称“提议”，它是指当事人一方以订立合同为目的而向对方作出的意思表示。一个有效的要约要明确表示订约愿望，须具备合同的主要内容和在其有效期内对要约人具有约束力这两个条件。

（4）承诺是指当事人另一方就要约方的提议做出的意思表示。作出承诺的人即为承诺人或受约人。合同当事人一方一经作出承诺，合同即告成立。需要注意的是，承诺须由受约人本人或其合法代理人作出，承诺须在要约的有效期内作出。

2. 保险合同的生效 保险合同的成立是指投保人与保险人就保险合同条款达成协议。保险合同的生效是指保险合同对当事人双方发生约束力，即合同条款产生法律效力。一般来说，合同一经依法成立即具有法律效力。

3. 保险合同的履行 商业健康保险合同一经成立，投保人与保险人都必须各自承担自己的义务。保险合同的权利和义务是对等的，只有一方履行其义务，他方才得以享受其权利。

投保人的义务包括缴纳保费义务、通知义务（“危险增加”的通知义务和保险事故发生的通知义务）以及避免损失扩大的义务。

保险人的义务是在商业健康保险合同成立后，一旦保险事故发生，保险人即要按照保险合同规定赔偿或给付保险金。一般需要经过确定损失赔偿责任和履行赔偿给付义务两个程序。

（六）商业健康保险合同的变更与终止

1. 合同的变更 商业健康保险合同的变更主要表现在以下几个方面。

1）合同主体的变更

商业健康保险合同主体的变更是指保险合同当事人的变更。一般来说，这主要是指投保人、参保人员的变更。

在包括商业健康保险在内的人身保险中，保单一般不需要经过保险人的同意即可转让，但在转让后必须通知保险人。保险合同转让一经确认，原投保人与保险人的保险关系即行消亡，受让人与保险人的保险关系随即建立。在合同主体变更以后，原投保人的权利与义务也一同转移给了新的合同主体。

2）合同内容的变更

商业健康保险合同内容的变更是指在主体不变的情况下改变合同中约定的事项，包括参保人员地址、职业、工种的变更；保险期限、保险金额的变更；保险责任范围的变更等。这些变更都会影响保险人所承担的风险大小。

3）合同效力的变更

（1）合同的无效指合同虽已订立，但在法律上不发生任何效力。按照不同的因素来划分，合同

的无效有根据不同原因划分为约定无效与法定无效，根据不同范围划分为全部无效与部分无效以及根据时间划分为自始无效与失效三种形式。

（2）合同的解除指当事人基于合同成立后所发生的情况使合同无效的一种单方面行为，即当事人一方行使解除权（法律赋予或合同中约定），使合同的一切效果消失并恢复到合同订立前的状态。

（3）合同的复效指保险合同的效力在中止以后又重新开始。商业健康保险合同生效后，由于某种原因合同效力终止。投保人可以在一定条件下提出恢复保险合同的效力，经保险人同意，合同的效力即可恢复，即合同复效。已恢复效力的保险合同应视为从未失效的原保险合同。

2. 合同的终止 合同的终止指当事人之间由合同所确定的权利和义务，因法律规定的原因出现而不复存在。导致保险合同终止的原因很多，主要有以下几种。

（1）合同因期限届满而终止：保险合同关系是一种债权、债务关系。任何债权、债务都是有时间性的。保险合同订立后，虽然未发生保险事故，但如果合同的有效期已届满，则保险人的保险责任即自然终止。

（2）合同因解除而终止：解除是较为常见的保险合同终止的另一类原因。在实践中，保险合同的解除分为法定解除、约定解除和任意解除三种。

（3）合同因违约失效而终止：因参保人员的某些违约行为，保险人有权使合同无效。一般来说，人寿保险、简易人身保险以及健康保险因不能如期缴纳保险费而被暂时中止效力的，参保人员可以争取合同复效。

（4）合同因履行而终止：保险事故发生后，保险人完成全部保险金额的赔偿或给付义务之后，保险责任即告终止。

二、商业健康保险核保

（一）商业健康保险核保概念

核保（underwriting）是保险人对申请保险保障的准参保人员的风险程度进行选择或评估，并决定是否承保和确定承保条件的过程，即保险公司对健康风险决定是否接受要约，对风险进行评判与分类，进而决定以什么样的条件接受风险的过程。因此，核保又称为风险评估，是保险公司风险管理的重要环节之一。

商业健康保险核保是指保险核保人对投保的保险标的（身体或健康）的风险程度进行评估与分类，并作出承保决定的过程，即是否承保、如何承保的过程。

（二）商业健康保险核保意义与原则

1. 核保意义 核保是商业健康险公司经营业务中极为重要的一个环节，其结果的好坏直接影响到保险经营其他环节的运作，也直接关系到保险经营的盈亏。核保的目的在于有效控制承保质量，使承保的保险事故实际发生率维持在精算预定的范围内，从而确保公司持续稳健和安全地经营。核保的意义主要在于维护保险方案的公正性、风险的预防性和保险经营的安全性等方面。

2. 核保原则 商业健康保险承保的主要目的是满足消费者的需求，但是作为商业保险公司都有其经营原则。

（1）最大安全原则：在实务经营中，保险人事先向投保人收取一笔保险费，同时对参保人员提供承担风险的承诺，即事后的理赔。因此，在保险期间内所收到的保险费形成一笔数额庞大的集中资金归保险人运用，如不能妥善运用，则将影响保险人本身的清偿能力及经营上的安全。

（2）最低成本原则：保险的目的在于参保人员以公平合理的保费获得最大的保险保障。保费成本过高不仅不利于市场竞争，也得不到客户的认可。而为求合理的保费水平，必须经过数理精算才可使保险人的收支保持平衡。

（3）最佳服务原则：服务好、信誉佳的保险人易吸引业务来源，产生良性循环。特别是商业健康险种的特殊性，最能体现保险公司服务品质。

（三）商业健康保险核保流程

1. 收集投保客户资料　投保资料是核保人员进行准确核保的重要依据，一般核保员需要了解的基本投保资料有投保单、销售人员报告书、体检报告书、补充告知、财务报告、财务证明资料、健康及疾病问卷、职业及驾驶问卷、既往病史及住院病历、生存调查报告、高额件（累计风险保额大于50万元）财务状况报告书、同业资料等。

2. 初步审核　核保人员在收到投保人、业务员所提供的基本资料后，即可按照有关要求，根据公司的投保规则及经营政策对基本资料进行检查核对，以确定资料是否齐全，是否需进一步补充资料，客户的投保需求是否超出了公司有关规定和承受能力。

3. 投保资料进一步收集　在投保金额较高，告知声明有异常、不全面或核保员在初步审核过程中发现有疑点时，有必要进一步收集有关资料。

4. 综合分析，查定核保手册　核保人员根据投保资料，对影响参保人员疾病风险的有利及不利因素进行综合分析，依据核保手册，运用数理查定方法，以标准体的疾病风险为基准，查定参保人员的额外疾病风险，并依次确定参保人员所处的风险等级，确定承保条件。

5. 确定承保条件　核保人员依参保人员的风险程度，把参保人员划分为标准体、次标准体、拒保体。对于次标准体，核保人员依据其风险程度，作出加费、附加承保条件、限额、缩短保险期限、改变缴费方式等决定，以达到风险评估的目的。

6. 作出核保决定　根据投保申请书、业务人员报告书、体检报告书、生存调查所提供的有关投保人、参保人员的信息资料，由核保人员进行综合分析，运用数理查定法对参保人员的风险加以量化，依其风险程度作出是否承保以及以何种条件承保的决定，这个决定就是核保结论。

三、商业健康保险理赔

（一）商业健康保险理赔概念

保险理赔（claim）是当参保人员发生医疗费用支出后，保险人对参保人员提出的属于保险责任的索赔要求进行处理的行为。参保人员发生保险事故后或保险期限届满时，受益人要求保险人承担赔偿或给付保险金的责任，这一过程要经过一定的程序，这个过程被称为商业健康保险理赔。

（二）商业健康保险理赔的意义与原则

1. 理赔意义　商业健康保险理赔是保险人履行健康保险合同的过程，直接体现了健康保险的基本职能，其意义可以归纳如下。

（1）兑现承诺、实现经济补偿功能：健康保险合同是一种健康保障性合同，客户缴付保险费后，获得的是保险公司为其提供的一个保障，在约定的事件发生后，可以得到约定的保险金，解除了人们的后顾之忧，使人们的生活和工作不至于因为各种疾病风险而导致较大的经济损失。

（2）规范和完善健康保险经营管理：保险经营中各方面的问题往往要在理赔环节中才能暴露出来。通过理赔，可找出保险经营中的漏洞和需要改进的重点，从而进一步提高经营管理水平和业务质量，防范业务风险，为将来决策提供依据。

（3）保证经营稳健性和连续性：理赔是对承保质量最有效的检验，它不仅可以促使保险人不断改善承保质量，还有利于保证良好的偿付能力，维持经营的稳健和连续。

（4）树立公司良好社会形象：保险公司的经营要以赢得保户的信赖为基础。良好的理赔工作可赢得保户信赖，提升公司形象，为公司持续健康发展奠定基础。

2. 理赔原则　理赔一般包括以下原则。

（1）重约守信原则：重约守信原则是理赔必须坚持的最高原则。保险人与参保人员之间的权利义务关系是通过保险合同来实现的。保险合同中的各项条款，保险人都应该严格遵守，恪守信用，既不要夸大保险责任范围，也不要惜赔。

（2）效率原则：理赔必须注重时效性，即在合理期限内尽快审定索赔材料是否完备、事故是否属保险责任等，避免积压和拖延赔案，以最大限度地满足参保人员的合理需求。

（3）从实原则：要求保险理赔人员明察秋毫，按实事求是原则对保险事故所造成的损失不夸大、不缩小、不惜赔、不错赔、不滥赔，根据保险合同约定进行赔偿。

（4）公正原则：要求理赔人员在理赔处理时采取公正立场，不偏不倚摆正公司和客户的利益关系。

（5）回避原则：如果理赔人员与案件有利害关系，可能影响到该案的公正处理，则理赔人员应该回避。回避也包括理赔人员自动回避和保险关系人申请回避两种。

（三）商业健康保险理赔过程

商业健康保险理赔的工作程序主要包括报案与登记、立案审核、单证审核、现场调查、审理、理算、复核以及赔付结案等基本环节。健康保险的理赔关系到合同双方当事人的切身利益，具有很强的政策性，因而应制定出一整套严密的工作流程并严格遵照执行，才能保证工作质量。

（1）报案与登记。保险事故发生后，投保人、参保人员或受益人将事故发生的时间、地点、原因等有关情况通知保险人，然后提出索赔申请。保险人须向参保人员提供索赔申请书，并询问相关信息。

（2）立案审核。接到上述报案内容后，保险公司理赔人员将告知索赔申请应提供的证明材料，然后在合同约定的时间内由索赔权利人（参保人员或受益人）向保险公司提出索赔申请。

（3）单证审核。理赔人员在接到索赔申请后应对案件性质、合同有效性、索赔材料等进行初步审查。

（4）现场调查。现场调查是指保险公司在受理案件后，派人到医疗机构进行实际调查，以了解并核实与理赔相关的事实。现场调查是保险公司对案情判断的根据。

（5）审理。审理是理赔人员通过上述对各项单证的审查和对案件事实的调查，确定保险公司应否承担责任及承担多大的责任，即作出理赔结论的过程。审理是理赔过程中极为关键的一个环节。审理内容包括审核保险合同的合法性和有效性、审核保险关系人情况、审核保险事故的经过以及审核所有证明材料的真实性。

（6）理算。理赔人员在核定保险责任基础上，对于应承担保险责任的，应当根据保单规定的保障项目、给付额度和赔偿比例准确计算保险金数额。

（7）复核。复核是理赔处理的把关环节，是较高级别的理赔人员对下级理赔人员经办的案件再次进行审核，是理赔的必经程序，目的是及时发现和纠正理赔过程中的疏忽和错误，保证理赔处理的客观性和公正性，以防范内部风险。

（8）赔付结案。当案件处理准确无误并经有相应权限的理赔人员签署同意后，即应作出给付或拒赔的决定。给付完成则视为结案，之后理赔人员须将理赔案件资料装订并归档。

四、商业健康保险风险控制

（一）商业健康保险风险概念和分类

商业健康保险风险是指参保人员发生疾病或意外伤害及其程度的不确定性和由此给保险人带来的所需要补偿的费用或损失的不确定性，可分为外部风险和内部风险两类。

（1）外部风险指商业保险公司外部因素的变化所导致其保险经营管理的风险（逆向选择、道德风险等）。逆向选择是指身体健康的人不愿意参加医疗保险，而身体不健康者、老弱病残者更多地投保的现象。道德风险是指从事经济活动的人在最大限度地增进自身效用的同时做出不利于他人的行为。

（2）内部风险指商业保险公司内部因素的变化所导致其保险经营管理的风险，包括非专业化经营风险、产品开发设计风险、专业人才不足风险、服务不佳风险等。

（二）商业健康保险风险管理与控制

1. 外部风险管理与控制　外部风险管理与控制主要有以下措施。

（1）优化商业健康保险业发展的外部环境：通过改革创新、扩大开放、健全市场、优化环境、完善政策等途径，完善保险经济补偿机制、强化风险管理核心功能和提高保险资金配置效率等，优化商业健康保险业发展的外部环境，实现制度创新，减少其经营管理风险。

（2）加强保险业基础设施建设：加快建立健全保险业务所需的各类风险数据库，修订保险业经验生命表、疾病发生率表等。此外，还需要组建或完善保险业防灾防损中心、保险资产交易平台、保险资产托管平台、再保险交易平台等基础平台，以促进保险业风险管理水平的提升。

2. 内部风险管理与控制　内部风险管理与控制主要有以下措施。

1）经营条件风险管控

建立相对独立的专业化健康保险业务经营管理组织系统和信息管理系统。配备具有相关专业知识的核保人员与核赔人员，对从事健康保险的核保、理赔以及销售等工作的从业人员进行健康保险专业知识和技能培训。

2）产品开发风险管控

建立完善的健康保险产品体系是商业健康保险风险管控的重要内容。为规避产品开发与设计风险，可以在健康保险合同中设定以下特殊条款。

（1）“观察期”条款，即在保险的责任条款中规定该保单对生效后的一定时期内（比如 90 天或者 180 天内）所发生的疾病事故不予以赔偿，不承担保险责任。设立“观察期”，对于减少投保人的带病投保或逆向选择、控制道德风险，进而控制健康保险经营管理风险有着重要作用。

（2）“免赔额”条款，免赔额，顾名思义，是免赔的额度，即在一定金额以下的医疗费用支出由参保人员自理，保险人不予以赔偿的额度。免赔额有“相对免赔额”和“绝对免赔额”两种方式。相对免赔额是保险合同中规定保险人承担赔偿责任的起点限额。在保险标的发生损失的时候，一定要达到规定的金额，保险人才对全部损失承担赔偿责任，还没有达到规定金额的时候，保险人就不需要进行赔付；绝对免赔额其实就是保险合同中规定的保险人对约定数额以下的损失绝对不承担赔偿责任的免赔限额。在保险标的发生损失的时候，一定要超过一定金额或比率，保险人才对超过部分承担赔偿责任，损失在规定限额以下的，保险人就不需要进行赔偿。

（3）“共保比例”条款，又称为“比例给付”条款。“比例给付”是保险人与参保人员按一定比例来共同分摊参保人员的医疗费用，这实际上相当于保险人与参保人员的共同保险。

（4）“给付限额”条款，即在具有补偿性质的健康保险合同中，保险人可以设定医疗费用补偿的最高限额，比如设定门诊费用补偿的最高限额、住院费用补偿的最高限额、手术费用补偿的最高限额等。

（5）“既存状况”条款指在保险单生效的约定期间内，保险人对参保人员的“既往症”将不予给付保险金。“既往症”是指参保人员在健康保险的保险单签发之前就已患有但却未在其投保单中对保险人进行如实告知的疾病或伤残。

第四节　我国商业健康保险

一、我国商业健康保险发展历程

近年来，随着我国基本医疗保障制度改革的逐步深入，商业健康保险的重要作用逐渐为人们所认识。从 1982 年我国保险业恢复发展以来，商业健康保险的发展有了约 40 年的历史。按照社会经济改革的历程，可以将商业健康保险的发展大概分为商品经济萌芽阶段、市场经济起步阶段、社保改革中壮大发展阶段、专业化经营与发展阶段和新医改后定位转型阶段五个阶段。

（一）商品经济萌芽阶段

1982～1993 年是我国商品经济发展阶段及社会主义市场经济转型阶段，也是商业健康保险的萌芽阶段。1982 年，中国人民保险公司上海分公司经办了“上海市合作社职工医疗保险”，经试点后于 1983 年 1 月正式实施。资料显示，这是我国恢复保险业务后第一笔健康保险业务。1985～1993 年，个人健康险种类逐渐增加。这一阶段健康险业务较为单一，保障责任有限，人民保险意识淡薄，商业健康保险作为一种附加险进行经营。

（二）市场经济起步阶段

随着 1992 年党的十四大提出发展社会主义市场经济的战略规划，国家开始进行市场经济改革，我国经济开始进入高速增长期，人民生活水平不断提高，社会大众越来越关注自身健康。1994～1997 年是我国商业健康保险百花初放的发展时期，中国人民保险公司一枝独秀的格局不复存在。1991 年太平洋人寿保险公司、1996 年泰康人寿保险公司和新华人寿保险公司等先后开业。随后，各家寿险公司相继推出了各具特色的大病保险产品，使大众有了更多选择。

（三）社保改革中壮大发展阶段

1998 年 12 月《国务院关于建立城镇职工基本医疗保险制度的决定》吹响了全面推行社会基本医疗保险制度改革的号角。我国的新社会医疗保险采用社会统筹和个人账户相结合模式，贯彻“低水平、广覆盖”原则，而有待满足的“高水平、高保障”需求为商业健康保险提供了发展空间。

（四）专业化经营与发展阶段

2002 年，中国银行保险监督管理委员会提出了商业健康保险专业化经营理念，随后一年正式颁布《关于加快健康保险发展的指导意见》，并于 2004 年开始批准专业健康保险公司的筹建。一年后，中国人民健康保险股份有限公司、中国平安保险（集团）股份有限公司、瑞福德健康保险股份有限公司、昆仑健康保险股份有限公司四家专业商业健康保险公司顺利开业，迈出了商业健康保险专业化经营的实质性步伐。2006 年 6 月《国务院关于保险业改革发展的若干意见》和中国银行保险监督管理委员会出台的《健康保险管理办法》确立了健康保险专业化经营的基本思想，设定了经营健康保险的专业化条件，促进了商业健康保险的发展。

（五）新医改后定位转型阶段

2009 年，《中共中央 国务院关于深化医药卫生体制改革的意见》正式启动新一轮医药卫生体制改革。改革的焦点集中于如何解决“看病难、看病贵”问题，范围涉及医保、医疗、医药等领域全方位。商业健康保险凭借自身的专业化特点也参与承接基本医疗保险的经办业务。同时，国家为了促进商业健康保险的发展，鼓励商业健康保险公司与医疗机构、健康产业相关企业开展合作，融入健康产业链之中。

2014 年，《国务院办公厅关于加快发展商业健康保险的若干意见》明确指出，要大力发展商业健康保险，完善我国多层次医疗保障体系。2015 年，《关于开展商业健康保险个人所得税政策试点工作的通知》使个人在购买商业健康保险时享受税收优惠。2016 年，《“健康中国 2030”规划纲要》明确提出要健全以基本医疗保障为主体、其他多种形式补充保险和商业健康保险为补充的多层次医疗保障体系。2020 年 1 月，中国银行保险监督管理委员会等 13 部委联合下发《关于促进社会服务领域商业保险发展的意见》，提出扩大商业健康保险供给、加快发展商业长期护理保险、促进健康服务业发展。

国家政策的重磅落地是保险行业的重大利好消息，明确的政策导向要求商业健康保险着力满足人民群众日益增长的健康保障需求，不断推动商业健康保险助力"健康中国"建设和多层次医疗保障体系建设，商业健康保险将迎来更多的发展机遇。

二、我国商业健康保险发展现状

（一）我国商业健康保险模式

1. 独特的商业健康保险产品 商业保险公司为基本医疗保险之外的健康风险提供保障，以提升居民健康风险的保障水平。近年来，我国商业保险公司独立承办了许多具有中国特色的新型商业健康保险产品类型，如普惠型商业医疗保险、大病保险以及百万医疗险等，为广大居民提供更高赔付和更高质量的健康保险服务，助力多层次医疗保障体系建设。

（1）普惠型商业医疗保险是指由商业保险公司主办，以"政府引导、保险公司市场运营、居民自愿参保"为主要特点，具有"低门槛、低保费、高保额"等普惠特征的商业医疗保险。这一类商业医疗保险也被称为"惠民保""城市定制型商业医疗保险"等。普惠型商业医疗保险参保前置条件限定较少、覆盖人群广泛，对参保人员年龄、职业和既往病史无特别限制。保费较低，不设风险保费，大多数产品的保费为50～100元。保障范围与基本医疗保险相衔接，重点保障基本医疗保险支付范围内的自付费用以及支付范围外的特定高额药品费用，通常对不同保障范围设定分项或总额起付线和封顶线，累计保障额度通常高达百万元以上。许多地方政府对普惠型商业医疗保险给予产品设计指导、宣传推广、数据支持等方面的支持，部分地区还允许职工使用个人账户历年累积余额购买"惠民保"。

自2020年以来，普惠型商业医疗保险在我国呈现出爆发式增长，全国各地密集推出上百款"惠民保"，发展迅猛。据中国再保险（集团）股份有限公司发布的《惠民保的内涵、现状及可持续发展》报告，截至2022年12月31日，"惠民保"已累计上市408款（同一城市在不同年度的产品算为不同的产品），覆盖29个省（自治区、直辖市），共计150个城市。累计实现2.8亿投保人次（同一被保险人在不同年度投保同一产品的次数累计计入），累计保费收入约307亿元。普惠型商业医疗保险弥补了基本医疗保障和传统商业健康保险之间的保障空白，成为我国多层次医疗保障体系建设的重要切入点。

（2）大病保险，重大疾病是指具有对人民生命危害大、治疗费用高、康复难度大等特点的疾病，如恶性肿瘤、失明、器官移植等。大病保险就是以合同约定的重大疾病为保险标的，当参保人员不幸罹患合同约定的重大疾病时，保险公司根据合同约定的保险金额进行赔付的一种商业保险。其特点是：①定额给付，不设免赔额。大病保险产品在参保人员确诊了合同约定的病种后，以约定的保险金额为给付标准，不以实际发生的医疗费用为限，故一般没有免赔额设定。②保障范围广泛。当前市场上在售的大病保险产品保障超过百种疾病，且主流的大病保险产品还为参保人员提供特定重大疾病、中度疾病等病种的保障。③非"确诊即赔"。大病保险并不是确诊即赔，而是当参保人员的病情达到合同规定的标准时，参保人员才可获得合同约定的赔付。

1995年，大病保险产品被引入我国，因其针对性强、保障程度高而深受大众的欢迎，不但发展迅速，并且还有很大的市场潜力。2015～2020年，大病保险的保障需求在供给端的推动下被激发，其保费收入从2015年的1027亿元增长到2020年的4904亿元，占到健康险保费收入的60%，成为健康险发展的主力军。2020年12月28日《中国人身保险业重大疾病经验发生率表（2020）编制报告》正式发布，可以更准确地划分疾病等级，合理区分疾病严重程度，使大病保险的理赔更加精准合理。

（3）百万医疗险是指保险金额可以达到百万的一种商业医疗保险，属于商业健康险大类下医疗费用险中端系产品的一类险种，也是一款保额较高（200万元至600万元不等）、保费较低（100元至2000元浮动）、免赔额较高（6000元至10000元不等）、针对住院费用实报实销的医疗险产品。基于其"保费较低且承诺百万级保额"的特性，故称之为"百万医疗险"。最初由众安在线财产保险股份有限公司于2016年8月推出我国第一款百万医疗险——“众安尊享e生”。发展初期百万医疗险是不保证续保的个人短期医疗险产品，随着产品创新迭代，市场中也出现了少数长期百万医疗险产品和百万医疗险团体险产品。

自百万医疗险产品问世以来，其保费规模一直维持着高速增长态势。《2021年中国百万医疗险行业发展白皮书》显示，2020年百万医疗险保费收入规模为520亿，较2019年增长了50.7%。同时，百万医疗险的参保人员数量也在快速增长，但覆盖率仍然较低。2020年百万医疗险参保规模约9000万人，在0～65岁人群中的覆盖率仅为7.4%，与商业健康险在全体人群中26.4%的覆盖率相比，百万医疗险在参保增长方面仍有较大潜力。

2. 社商合作型商业健康保险 我国社会医疗保险和商业健康保险的合作也经历了不同的发展阶段。2012年之前，全国多地开展商业保险机构参与大病保险经办试点以及商业保险机构参与新型农村合作医疗及城镇居民基本医疗保险经办项目；2012～2020年，商业健康保险全方位参与社会医疗保险，以2012年开始实施城乡居民大病保险制度为主要标志；2020年以来，《中共中央 国务院关于深化医疗保障制度改革的意见》的发布，对多层次医疗保障体系建设提出明确要求，社商融合发展进入新阶段。

在我国医疗保险体系建设的过程中，商业健康保险通过与社会医疗保险的合作、共享、共生，起到提升效率、深化保障、强化医保体系稳定性的作用。根据其与社会医疗保险的关系，我国典型实践可总结为承办型、合作型和补充型三类。

（1）承办型（委托模式）：商业保险公司接受社保部门的委托，承办基本医疗保险的支付与监督工作，是“管办分离”原则的具体体现。其中，支付工作是指由商业保险公司支付医疗费用或补偿参保人员；监督工作是指由商业保险公司负责对参保人员是否冒名顶替及是否存在不当医疗或过度医疗进行审查，以控制医疗支出的浪费。如江苏江阴，以支付改革为突破口，形成“事前-事中-事后”的管理闭环，在社商合作基础上，通过制度嵌套，推广补充商业医疗保险，在保基本的基础上进一步提高了保障程度。河南洛阳也是商业保险承办基本医疗保险和医疗救助业务委托的代表，利用商业保险的支付平台，使用患者自己在保险公司的保单额度，来支付患者在医疗过程中产生的费用。北京、上海等地实现异地结算，成为社商合作探索异地就医结算的先驱。

（2）合作型（风险模式）：商业保险公司与社保部门合作承保。在基本医疗保险层面，商业保险公司与社保部门通过保费分享、风险分担的共同保险方式合作承保。具体来说，社保部门用征缴的一定比例的基本医疗保险保费向商业保险公司购买风险保障服务，商业保险公司按同样的比例承担基本医疗保险的补偿责任。此外，政府可设定激励机制，规定当基本医疗保险基金出现盈余或亏损时，向商业保险公司给予一定比例的奖励或处罚，以北京平谷区为典型代表。平谷首创合作型“共保联办”模式，以社会保险和商业保险按比例共保形式进行合作。在此模式下，商业保险公司可以借助政府部门的名义对医院服务质量和诊疗行为进行全方位监管；政府部门又可以依靠商业保险公司的专业人才，提高基金管理效率，降低行政成本，实现了政府、商业保险公司、医院和群众的四方共赢。

（3）补充型（参与模式）：商业健康保险为基本医疗保险提供补充。商业保险公司接受社保部门投保，保障已被基本医疗保险纳入保障范围但适合以商业保险模式承保的重大疾病风险。如江苏太仓，在城乡“三保合一”（城镇职工医疗保险、城镇居民医疗保险及新型农村合作医疗）的基础上，通过购买再保险方式构建了大病保险的二次补偿机制。2011年，太仓市人力资源和社会保障局与中国人民健康保险股份有限公司签订合作协议，购买“社会医疗保险大病住院补充医疗保险”，对基本医疗保险报销范围之外的住院费用进行二次补偿，2015年，门诊费用也纳入了保障范围。该模式实施后，参保人员医疗负担明显减轻，均等化水平有所提高，自付费用的累退补偿和分段结算制使医疗资源向大病患者倾斜，实现了基本医保“普惠”基础上的“特惠”保障。

（二）我国商业健康保险市场

我国商业健康保险自 2011 年开始进入了快速发展期。我国有三大类商业健康保险经营公司，其中寿险公司占据大部分业务，市场份额高达 75%，专业健康保险公司占 15%，还有 10%来自财险公司。

1. 商业健康保险保费收入　据统计，2021 年我国保险全行业保费收入为 44 900 亿元，人身保险市场保费收入 33 229 亿元，其中商业健康保险 8447 亿元，较 2017 年分别增长 22.7%、24.2%和 92.4%。商业健康保险行业取得了迅速增长，2017～2021 年保费收入增加了近一倍（图 10-1）。

近年来，我国商业健康保险市场一直保持增长趋势，但波动性较大，增速呈现反市场周期状态：在整体保险市场高速增长时期，商业健康保险增速相对缓慢，而当整体市场低迷时，商业健康保险增长较快。自 2018 年以来，商业健康保险发展速度持续高于市场整体，但 2019～2021 年增速放缓。

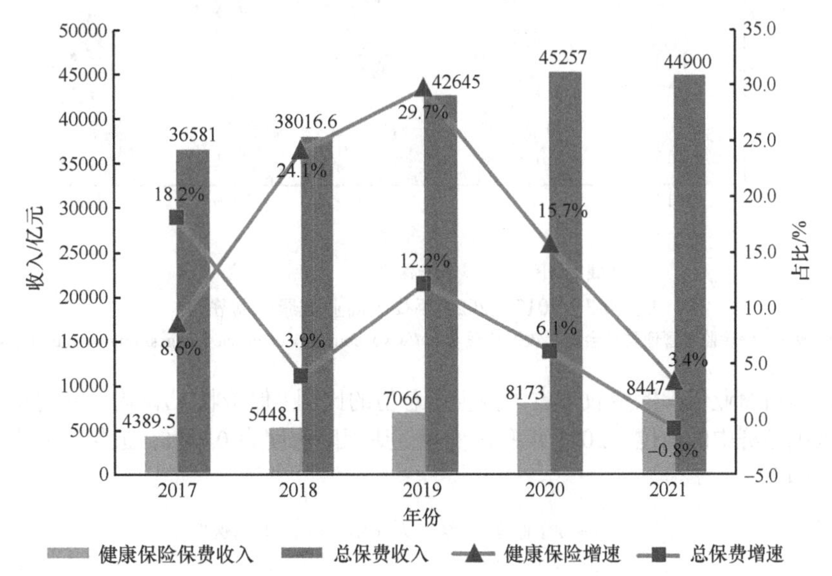

图 10-1　2017～2021 年我国商业健康保险市场发展情况

数据来源：中国银行保险监督管理委员会统计数据整理 http://www.cbirc.gov.cn/cn/view/pages/tongjishuju/tongjishuju.html。

2. 商业健康保险赔付支出　2017～2021 年我国商业健康险的赔付支出快速提升，年均增长 32.8%。截至 2021 年，商业健康险赔付金额占卫生总费用的比例为 5.3%（图 10-2）。

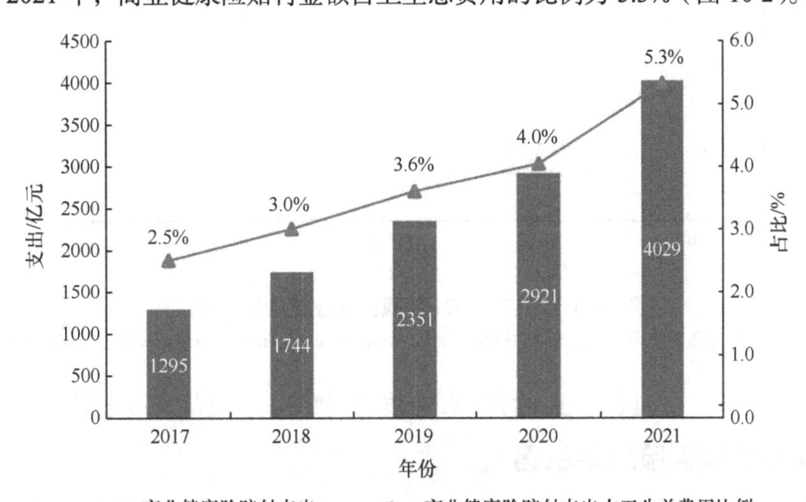

图 10-2　2017～2021 年我国商业健康险赔付支出情况

数据来源：中国银行保险监督管理委员会统计数据整理 http://www.cbirc.gov.cn/cn/view/pages/tongjishuju/tongjishuju.html。

3. 商业健康保险密度及深度 保险密度是指按照一个国家全国人口计算的人均保费收入（保险密度=保费收入/总人口），反映其国民参加商业保险的程度。2021年，我国商业健康保险密度为人均保费598.2元，是2017年315.8元的近2倍（图10-3）。

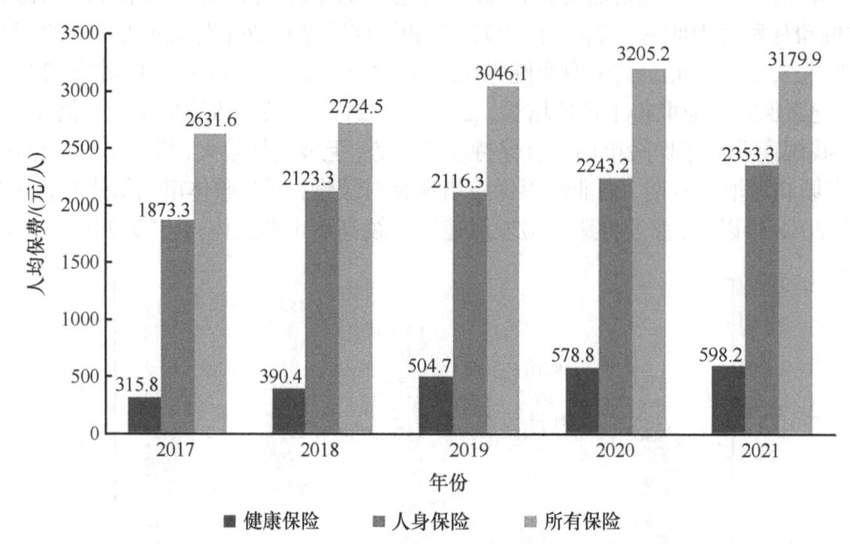

图10-3 2017～2021年我国商业健康保险密度

数据来源：中国银行保险监督管理委员会统计数据整理 http://www.cbirc.gov.cn/cn/view/pages/tongjishuju/tongjishuju.html。

保险深度是指商业保险保费收入占国内生产总值的比例（保费收入/国内生产总值），反映了保险业在整个国民经济中的地位。2021年我国商业健康保险深度为0.74%，近年来一直徘徊在0.7%的水平（图10-4）。

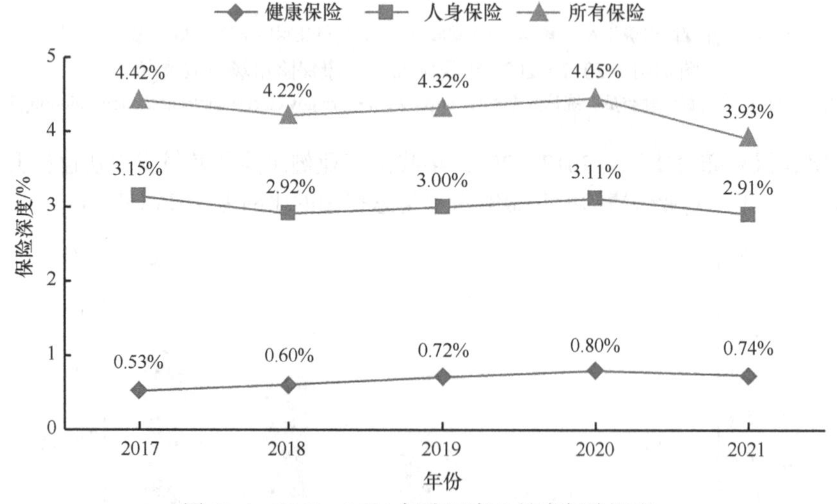

图10-4 2017～2021年我国商业健康保险深度

数据来源：中国银行保险监督管理委员会统计数据整理 http://www.cbirc.gov.cn/cn/view/pages/tongjishuju/tongjishuju.html。

三、我国商业健康保险发展机遇、挑战与展望

（一）商业健康保险发展机遇

1. 政策红利持续释放 党中央和国务院高度重视人民健康事业，全面建设“健康中国”成为国家2035年远景目标，积极应对老龄化上升为国家战略，长期护理保险被正式纳入社会保障制度

顶层设计，商业健康保险成为重点发展领域。《“十四五”全民医疗保障规划》提出要进一步加强基本医疗保险与商业保险合作，鼓励商业保险公司开发商业长期护理保险产品。当前及未来一段时期，有利于商业健康保险发展的政策红利仍将不断释放。

2. 保险需求不断扩大　《2021 年我国卫生健康事业发展统计公报》显示，2021 年全国卫生总费用达 75 593.6 亿元，其中个人卫生支出占 27.7%。2 万多亿元的个人卫生支出在人口老龄化的大背景下会进一步放大，长期来看将给商业健康保险的“补位”留下较大空间。消费者对保险的理解和认识不断加深，健康风险保障与财富管理需求将逐步分离。随着人口老龄化、慢病人群快速增加，人们的保险意识将进一步增强，通过购买商业保险抵御健康风险的目的将更加明确。

3. 功能定位更加清晰　2020 年 2 月，《中共中央 国务院关于深化医疗保障制度改革的意见》进一步明确了基本医疗保险坚持“保基本”，商业健康保险与补充医疗保险、慈善捐助、医疗互助共同作为基本医疗保险补充的角色定位。商业健康保险将在基本医疗保险基础上，提供包括目录外创新药等在内的更高层次的保障，更好地针对基本医疗保险的薄弱环节进行补充，重点满足基本医疗保险之上差异化的保障需求。

4. 产业融合日益明显　随着大健康产业的发展，产业链上下游企业融合发展的意愿提升，互联网机构、健康管理机构、大数据公司、医疗保险第三方管理公司等多方主体积极谋求与商业保险机构深化合作。同时，移动互联网、云计算、医疗新技术、大数据、人工智能等新技术浪潮正在改变健康保险和健康管理的业务模式，健康保险产品的服务链条将从诊治后赔付延伸到诊治前健康管理、诊治后康复和护理关怀等，进一步参与到公众健康管理全过程中去，推动构建由健康管理、健康产品、管理式医疗、药品供应、体检等多产业组成的健康产业链。

（二）商业健康保险发展面临的挑战

1. 商业健康保险供给不足　商业健康保险密度和深度呈现出不断增长趋势，但水平仍较低，与发达国家相比仍有相当差距，与财产险、人身险、寿险、意外险等相比，健康保险市场份额相对较小。

2. 产品结构较为单一　疾病保险和医疗保险占市场主导地位，护理保险、失能收入保险的供给严重不足。此外，商业健康保险产品结构呈现“寿险化”特征，即产品以附带理财功能的储蓄型产品为主。从销售渠道上看，健康保险产品多以附加险形式提供或进行“捆绑式”销售，健康保险发展受制于主险的设置，保障功能有限。

3. 保障力度有限　2021 年我国健康保险赔付支出仅占全国卫生总费用支出的 5.34%，相比于德国、加拿大、法国等发达国家，商业健康保险赔付支出在卫生总费用中所占的比例偏低。

4. 专业化经营不足　从供给主体来看，健康保险产品绝大部分由寿险企业、财险企业提供，专业健康保险公司发挥作用有限。我国有资格经营商业健康保险业务的保险机构有 100 多家，专业健康保险公司仅有 8 家。

（三）商业健康保险发展展望

1. 健康中国建设的贡献力量　健康中国建设是我国在健康领域作出的战略安排，对经济发展和社会和谐具有重大的战略意义。一方面，商业健康保险逐渐成为我国多层次医疗保障体系的重要组成部分，是民众健康保障不可或缺的资源；另一方面，通过强化商业健康保险对基本医疗保险的补充作用，可以提高医疗保险体系的保障水平，为健康中国建设贡献力量。

2. 社会保障体系的重要支柱　2009 年新医改提出“积极发展商业健康保险”，并提倡“以政府购买医疗保障服务的方式，探索委托具有资质的商业保险机构经办各类医疗保障管理服务”。2014 年 8 月，发布《国务院关于加快发展现代保险服务业的若干意见》，提出要“把商业保险建成社会保障体系的重要支柱”。商业健康保险正逐步成为个人和家庭保障计划的主要承担者、企业发起的养老健康保障计划的重要提供者、社会保险市场化运作的积极参与者。

3. 健康产业的有力支撑 商业健康保险能够更好地与健康管理服务结合，通过商业健康保险的自身发展与专业化经营，带动健康管理服务的专业化发展。我国商业保险机构正在积极尝试各类健康管理服务，保险公司向客户提供健康服务的普及度较高，未来通过对健康产业上下游服务商的整合，逐步建立全产业链深度合作，充分发挥专业化健康保险公司金融平台作用，健康管理与健康保险充分融合并形成高度一体化的服务模式。

（江启成）

参考文献

许苹，马玉琴. 2017. 医疗保障学[M]. 上海：复旦大学出版社.

姚岚，熊先军. 2013. 医疗保障学[M]. 2 版. 北京：人民卫生出版社.

于莹，阎建军. 2021. 中国健康保险发展报告（2021）[M]. 北京：社会科学文献出版社.

中国保险行业协会. 2015. 商业健康保险国别研究报告[M]. 北京：中国金融出版社.

中国发展研究基金会. 2017. 中国商业健康保险研究[M]. 北京：中国发展出版社.

第十一章 长期护理保险

本章将介绍长期护理保险的概念、功能及相关理论，总结国际长期护理保险体系，并介绍我国长期护理保险试点情况。

第一节 长期护理保险概述

人口老龄化已经成为世界各国都要面对的挑战，由老龄化造成的人口结构改变和老年人失能情况不容忽视。失能群体的连续性医疗、护理和照护服务需求不断增加，给家庭及社会带来了沉重负担与压力。长期护理服务既不同于养老服务，也不同于医疗护理服务。养老服务强调对老年人的生活照料，医疗护理服务强调疾病的专业临床护理。长期护理服务介于两者之间，强调对失能群体提供全方面持续性护理和照料服务。面对日益增加的照护需要和传统家庭照护功能的弱化，建立长期护理保险是补全社会保障体系的重要一环。针对老龄化带来的失能和照护需求，国外一些国家已经开始通过全社会合作来满足失能群体的长期护理需求。这些国家普遍通过建立长期护理计划来应对失能风险，以此促进社会和谐发展。

一、长期护理保险概念

长期护理保险，又称长期照护保险，是指对经评估达到一定照护需求等级的长期失能人员，为其基本生活照料和全方面持续性照护提供服务或资金保障的保险。

长期护理保险以解决失能群体长期护理保障问题、提高失能群体生活质量和提供人文关怀为基本原则。失能群体的照护时间一般比较长，可能是几年甚至十几年，因此建立长期护理保险的目的主要在于提供照护服务保障、分担照护费用风险，以及缓解失能群体家庭照护和经济压力。长期护理保险的资金筹集是其可持续发展的关键和物质基础。由于长期护理保险的待遇包括提供服务或资金，因此对参保对象进行照护需求和失能等级评估至关重要。另外，长期护理保险还需要向服务提供方支付照护服务费用。

二、长期护理保险的功能和意义

（一）长期护理保险能够有效应对老龄化带来的失能风险和社会风险，有利于减轻医疗负担和养老负担

长期护理保险是老龄化时代探索创新的产物，是应对人口老龄化带来的失能风险和社会风险、减轻医疗与养老负担的重要举措。长期护理保险为参保对象提供生活照料和医疗护理等照护服务，一方面有利于解决老年人的养老问题，另一方面有效应对了失能人员日益增多带来的巨大照护需求问题，有利于化解失能风险扩大所造成的社会风险。同时，长期护理保险将养老、照护和医疗服务区分开来，有助于解决参保对象引发的过度医疗问题，缓解失能带来的医疗成本过快增长的问题，有利于减轻医疗负担，节约医疗资源。

（二）长期护理保险有利于提高参保对象长期护理服务的可及性，改善参保对象的身体状况和生活质量

长期护理保险旨在为因年老、疾病、伤残等引发失能的参保对象提供生活照料、医疗护理、设施服务、功能维护和临终关怀等服务保障，并提供资金保障和支持。这不仅有利于提高参保对象长

期护理服务的可及性，有效满足参保对象的照护需求；还能够通过提供功能维护等训练和指导服务，预防和延缓失能，改善参保对象的身体功能和健康状况，并提高参保对象的生活质量，有利于健康老龄化的实现。

（三）长期护理保险有利于减轻参保对象及其家庭经济负担，促进家庭和谐

长期护理保险制度不仅能够为失能失智人员分担照护费用，还能够对参保对象及（或）其家庭照护者进行补偿，有利于减轻参保对象个人及家庭因长期护理而产生的经济压力。长期护理保险还能够在一定程度上解放家庭成员，避免占用家庭劳动资源和影响家庭成员的生活质量，有利于促进参保对象家庭和谐。

三、长期护理保险相关理论

长期护理保险最常见的理论有自我损耗理论（ego depletion theory）、奥瑞姆自护理论（Orem self-care theory）和福利多元主义理论（welfare pluralism theory）。自我损耗理论从人类生理损耗角度阐述了长期护理服务存在的前提，正是由于年龄增加、生理性衰老、功能下降引发失能，才需要长期护理服务。奥瑞姆自护理论从个体角度说明了长期护理保险存在的必要性，由于自理能力的缺陷，个体必须寻找专业性照护作为补充，从而满足日常生活需要。福利多元主义理论则不再将人们日益增长的需求仅视为政府责任，国家、市场和家庭都需要加入长期护理服务提供和风险共担的队伍中。从自我损耗理论到奥瑞姆自护理论再到福利多元主义理论，长期护理保险设立的生理基础、照护服务与失能等级评定、资金筹集和待遇保障等方面有了明确的科学性、有效性和实践性。

（一）自我损耗理论

1998 年，罗伊・鲍梅斯特（Roy Baumeister）等人正式提出自我损耗理论。该理论认为人类机体在成年后随着年龄的增长以相对恒定的速度不断被损耗，并不断逼近生命的上限和生理系统的极限。由于这种机体的损耗和衰竭是无法避免的客观事实，最终机体衰老达到个体不能承受时，会出现自主活动能力或认知功能下降的情况，如反应迟缓、日常动作完成困难、记忆力下降等。随着个体逐渐失去生活自理能力，甚至造成失能时，就会迫切需要长期护理服务。自我损耗理论解释了长期护理保险产生的生理必然性。

（二）奥瑞姆自护理论

奥瑞姆自护理论由美国护理理论学家多罗西・奥瑞姆（Dorothea Orem）首次提出，该理论认为自我护理是个体为保证生存、维持生命和增进健康而做出的行为。奥瑞姆自护理论的核心是个体因自理缺陷而产生照护需求，即当个体自理能力不能满足自理需求时，会产生自理缺陷，从而必须寻找专业性照护作为补充。

奥瑞姆依据个体自理缺陷的程度设计了三种补偿系统，分别为全补偿系统、部分补偿系统和支持教育系统。全补偿系统指个体完全没有自理能力，需要护理人员给予全面帮助，来满足其所有的基本需要。部分补偿系统指个体自理能力部分缺陷，需要护理人员给予适当帮助，双方均需参与自理活动，护理人员一方面补偿个体的自理缺陷，另一方面需要发挥个体的主动性，帮助自身提高自理能力。支持教育系统指当个体通过学习才能具备完成某些自理活动的能力时，护理人员需为个体提供教育、支持与帮助，以促进个体自理能力的提高。奥瑞姆自护理论为长期护理保险的评估指标体系构建提供了理论基础。

（三）福利多元主义理论

20 世纪 70 年代，英国学者罗斯（Rose）最早系统地分析了福利多元主义理论并进行阐述。他明确指出了福利多元主义理论中的核心内涵之一是多元化，即福利供给主体的多元化。福利多元主

义不再将公民的福利需求仅视为政府责任，不再仅限于国家供给，而是引入多元主体参与，打破了完全由国家提供福利的做法，建立了多元福利供给的基本分析框架。

福利多元主义理论将福利的提供主体分为国家、市场和家庭，即“三分法”。福利是全社会的产物，任何一个单一的主体都不能满足社会福利的需求，国家、市场和家庭作为单独的社会福利提供者都存在一定的缺陷，三个主体应互相补充，扬长避短。家庭和市场的参与能够减轻国家的财政负担，同时家庭和国家的参与也将市场风险进行分化，家庭参与社会福利的供给也可以加强自我保障。福利多元主义内含的多元化、主体间协同合作、良性平衡互动的核心原则已得到广泛认可。与其他社会保险和社会福利政策相比，长期护理保险的理念与规则定位以及实施执行都更为复杂，因此采用国家、市场和家庭多元主体提供长期护理服务的方法来解决失能人群长期护理需求的保障问题是目前最有效的方法。福利多元主义理论为长期护理保险在资金筹集、待遇保障等方面的设计与运行提供了理论基础。

第二节　国际长期护理保险体系

一、国际长期护理保险运行模式

随着长期护理实践的深入，一些国家已逐步建立较为完善的长期护理保险，其中德国、日本、新加坡、英国和美国的长期护理保险较为完善。

（一）德国

德国于1994年出台《长期护理保险法案》，通过立法确立了长期护理保险，独立于医疗保险之外。在运行方面，联邦卫生部是长期护理保险的监管机关；联邦政府和州政府负责完善长期护理服务的基础设施以及对服务效率和服务质量进行监管；长期护理保险基金会和公营保险公司负责长期护理保险的具体运营，包括征缴保费、待遇标准等。德国政府将长期护理保险的运营权力下放给国家投资或参与控制的公营保险公司，政府仅承担长期护理保险的决策和监管，这样既减轻了政府负担，也可以增加长期护理保险市场的活力。

（二）日本

日本在2000年正式实施介护保险（养老照护保险），目的是将老年群体的照护服务从医疗服务中分离出来，降低社会医疗保险的支付压力，从而减轻政府的财政负担。介护保险由厚生劳动省、都道府县和市町村共同负责，其中厚生劳动省和都道府县作为介护保险的协助者，分别负责制定政策和协助业务进行；市町村是介护保险的实际运作主体，负责征收保险费、管理和运营资金、进行护理等级认定、审核判断照护需求和待遇标准等。介护保险作为一个独立运行的险种，经历了2005年、2008年、2011年和2014年4次主要改革，并始终坚持动态调整的发展策略。

（三）新加坡

新加坡在2002年针对失能人群推出了长期护理保险计划——乐龄健保计划（ElderShield 300）。乐龄健保计划是一项以中央公积金制度为依托，面向全体居民的基础性社会保障计划。2007年，新加坡又推出了加强版乐龄健保计划（ElderShield 400），该计划在保障金额和保障时间方面都较前一版乐龄健保计划有所增加。2020年新加坡再一次进行改革，乐龄健保计划变更为终身护保计划（CareShield Life），要求年满30岁的新加坡公民全部自动加入该计划。新加坡卫生部与私营保险公司展开合作，对长期护理保险采用政府总体管理、护联中心（Agency for Integrated Care，AIC）整合服务、私营保险公司具体运营的公私合作经营模式。同样是将运营权力下放给保险公司，但新加坡与德国不同的是，德国负责运营的保险公司主要为国家投资或参与控制的公营保险公司，新加坡则是与私营保险公司以合作方式进行。

（四）英国

英国长期护理保险依托于国家卫生服务制度，是社会照护的一部分，旨在为具有最迫切需求和最少资源的人提供照料服务，有"社会救助"特性。在运行方面，卫生和社会保障部作为主管机构负责制定和实施政策，就业与养老金部负责发放照护津贴；地方政府是长期护理保险实际运营主体，负责购买照护服务、评估照护需求以及提供给付；照护质量委员会则是长期护理服务的监管机构，负责管理、监督和提升医疗和照护服务质量。

（五）美国

美国长期护理保险主要有两种运行模式，分别是私营保险公司运营的商业长期护理保险和地方政府运营管理的公共长期护理保险。商业长期护理保险是作为一个独立的险种来销售的，而公共长期护理保险属于医疗照顾计划和医疗救助计划的一部分。其中医疗照顾计划负责为 65 岁以上或不到 65 岁但身体有残疾的人支付医疗性护理费用，长期护理项目主要由住院保险和补充性医疗保险部分负责。医疗救助计划则负责为低收入者偿付长期护理服务。美国各州的卫生部门负责长期护理保险的具体运营，包括制定补助标准与待遇、资格审定、报销给付等。

二、国际长期护理保险覆盖人群与资金筹集

（一）覆盖人群

1. 全民参保 部分国家要求所有公民必须参加长期护理保险。例如德国的长期护理保险是一种义务保险，所有公民必须按照法律规定强制参加。参加公立医疗保险的成员自动加入公立长期护理保险，未成年子女及配偶（失业）跟随主要收入者加入保险。对于无力参保的贫困人群，由长期护理保险基金会承担其参加公立长期护理保险的保费。私营医疗保险的参保对象必须购买长期护理商业保险，也可以自愿注册参加公立长期护理保险。德国通过全民参保方式扩大了照护保险的筹资来源，同时也为老年参保人员（主要为 65 岁以上的老年人）提供了长期护理的保障。

2. 特定人群参保 基于长期护理保险设立的初衷，一些国家设置了加入长期护理保险的门槛，主要是年龄限制。例如日本介护保险规定 40 岁及以上的人可以参加长期护理保险，并且从年龄上将参保人员划分为 65 岁及以上的参保人员和 40～64 岁的参保人员。两者都有缴纳保险费的义务，但被保障对象原则上只是 65 岁及以上的参保人员，40～64 岁的参保人员仅在因老化引起的疾病（指定的 16 种疾病，如脑血管疾病等）而通过失能认定的情况下才能成为服务对象。新加坡则规定 2020 年后年满 30 岁的新加坡公民自动加入终身护保计划。

（二）筹资来源与标准

1. 雇主、雇员与政府财政拨款 德国和日本是典型的三方筹资国家，其长期护理保险资金由雇主、雇员双方按比例缴纳保险费，政府给予财政拨款（包括政府补贴和税收）。德国公立长期护理保险费是与医疗保险费一起缴纳的，其中长期护理保险缴费率从 2019 年起为参保人员月工资的 3.05%，由雇主和雇员各负担一半，即 1.525%；同时联邦政府从 2022 年起每年为长期护理保险提供 10 亿欧元补贴。

日本的介护保险首先在各地区由市町村进行实地调查以确定 5 年内该地区所提供的服务目标数量，计算出各服务单价并估算出 3 年内所需要的总费用。基于预计的地区介护服务总费用，不同地区参保人员定期缴纳的保险费占总费用的 50%，中央政府、都道府县、市町村按照 2∶1∶1 的比例以税金形式分别承担总费用的 25%、12.5%、12.5%。2020 年，40～64 岁参保人员总计缴纳总费用的 27%，个人长期护理保险费与其参加的医疗保险一起被征收，雇员和雇主各承担一半；65 岁及以上参保人员总计缴纳总费用的 23%，原则上从养老金中扣除，对于没有养老金的人员，市町村会通过寄送保险费缴纳通知书通知参保人员转账缴费。

2. 政府财政拨款　救助型长期护理保险是为了帮助无力支付照护费用的人群而设立的，通常以税收作为主要筹资来源。如英国长期护理服务的资金主要来源于一般性税收（所得税、营业税等），由国家卫生服务制度负责筹集，各级政府负担具体收支，实行中央政府财务预算方式。英国公共长期护理费用除了来源于地方税收，还有部分来源于中央政府拨款，这部分拨款专款专用，由中央政府制定用途建议。

3. 个人缴费与政府财政拨款　美国商业长期护理保险由参保人员根据自身条件与各州的政策自行付费购买。公共长期护理保险属于医疗照顾计划和医疗救助计划的一部分，由政府财政拨款作为主要筹资来源。医疗照顾计划的住院保险是强制性保险，资金来源于工资税、联邦政府其他税收（如联邦个人所得税、信托基金投资利息等）以及没有资格享受免费住院保险部分的人缴纳的保费。补充性医疗保险是对符合住院保险条件的参保人员的补充保险，参保人员可以自愿选择是否投保。补充性医疗保险需要参保人员按月缴纳保费，同时联邦政府会给予税收补贴。医疗救助计划则由美国联邦政府和州政府共同筹资，采取的是联邦财政补贴、地方财政配套的筹资方式。

4. 个人缴费　新加坡的长期护理保险主要筹资来源是参保对象缴纳的保费，参保对象可以通过医疗储蓄计划来缴纳长期护理保险费，如果医疗储蓄计划资金不足也可以自行缴纳保费。2021年，乐龄健保计划根据参保对象初次参保的年龄和性别确定保费，保费以参保年龄为标准，年龄越大，保费越高，且男女不同，保费须缴纳至65岁。2021年起终身护保计划保费是每年285新加坡元，保费须缴纳至67岁，参保首5年内，保费每年增加2%，参保5年后保费由终身护保理事会决定。表11-1为德国、日本、英国、美国和新加坡长期护理保险筹资来源与标准。

表 11-1　部分国家长期护理保险筹资来源与标准

国家	筹资要求	筹资来源与标准
德国	强制	①月工资的3.05%（雇主和雇员各负担1.525%） ②联邦政府从2022年起每年为长期护理保险提供10亿欧元的补贴
日本	自愿	40～64岁 ①税收：中央政府、都道府县、市町村按照2∶1∶1负担地区总费用的50% ②总计缴纳地区总费用的27%，雇员和雇主各承担个人保费的一半（营业者、自由职业者和失业者全额自付） 65岁及以上 ①税收：中央政府、都道府县、市町村按照2∶1∶1负担地区总费用的50% ②总计缴纳地区总费用的23%（养老金自动扣除），没有养老金的人，通过保险费缴纳通知书转账缴费
英国	强制	①一般性税收，由国家卫生服务制度负责筹集 ②中央政府拨款，专款专用
美国	商业长期护理保险自愿购买；公共长期护理保险由政府财政拨款	①个人缴费购买商业长期护理保险 ②医疗照顾计划：住院保险部分资金来源于雇主与雇员支付的工资税（2018年的工资税率为2.9%，个人和雇主各交1.45%）、联邦政府其他税收（如联邦个人所得税、信托基金投资利息等）以及没有资格享受免费住院保险部分的人缴纳的保费。补充保险部分来源于参保人员按月缴纳的保费与联邦政府税收补贴 ③医疗救助计划：美国联邦政府和州政府财政补贴
新加坡	乐龄健保计划可自愿参保或退出；2020年后年满30岁的新加坡公民强制加入终身护保计划	①乐龄健保计划：医疗储蓄计划或个人缴费，不同年龄、性别缴纳不同的固定保费 ②终身护保计划：医疗储蓄计划或个人缴费，保费为每年285新加坡元（2021年标准）且保费每年增加2%（首5年）

三、国际长期护理保险享受待遇的资格认定与待遇标准

（一）长期护理保险享受待遇的资格认定

1. 资格认定方式　长期护理保险生效的第一步是对参保人员享受待遇的资格进行认定，符合

规定的参保人员才可以享受长期护理待遇。很多国家会通过特定医疗服务中心或指定第三方评定机构来对参保人员享受待遇的资格、照护需求与等级进行评估，从而确定参保人员的保险资格与可以享受的待遇。表 11-2 汇总了德国、日本、英国和新加坡长期护理保险资格认定方式。

表 11-2　部分代表国家长期护理保险资格认定方式

代表国家	资格认定
德国	由疾病基金的医疗服务中心通过新型评估工具对申请者是否失能和失能程度提供医疗及护理领域的专业鉴定，确认申请者无法自理需要帮助且持续 6 个月以上时，才能享受长期护理保险待遇
日本	一次认定由市町村主管机构派员（通常是照护专员）通过介护认定调查表对申请者进行认定调查和需求评估（74 个基本项目与 12 项特别项目），结合主治医生意见，提出需要接受支援或介护的等级、时间等意见。二次认定由介护认定审查会审定，通过后组织实施介护服务
英国	由综合护理委员会组织，由至少 2 名来自不同护理专业的专业人员组成多学科小组，通过决策支持工具对申请人进行照护需求的综合评估。如果申请人在包含身体状况、心理认知、药物行为等 12 项指标中至少存在 1 个优先需求指标，或至少存在 2 个严重需求指标，通常有资格获得持续医疗保健与护理。如果不符合持续医疗保健与护理的资格，但被评估为需要注册护士的照护且住在养老院，可以获得照护服务，包含由注册护士提供的监测护理、保健服务和直接照护。申请者需要通过日间或夜间的照护需求测试才可以享受到照护津贴
新加坡	申请人首先向护联中心提交申请，其次由卫生部认证的评估员进行失能评估，申请人如果无法自理 6 项日常活动中的任何 3 项，包括进食、洗浴、更衣、如厕、走动和移动，可以享受长期护理保险待遇

在进行了保险资格认定后，各国通常根据参保人员照护需求和身体失能程度综合制定不同的护理等级，即长期护理服务等级，目的是更有效地利用长期护理保险。

2. 失能评定工具　准确评定被评估人员的失能与护理等级至关重要，它关系着被评估人员可以享受到的待遇水平。日常生活活动能力（activities of daily living，ADL）量表最初由美国的迪弗（Deaver）和布朗（Brown）研制，是衡量被评估人员健康状况的重要指标，ADL 量表通过设置的洗澡、穿衣、上厕所、移动、控制大小便和吃饭 6 项评估项目，反映了被评估人员在家庭（或医疗机构）中最基本的生活活动能力。由于项目单一，在此基础上劳顿（Lawton）和布罗迪（Brody）引入了工具性日常生活活动能力（instrumental activities of daily living，IADL） 量表。IADL 量表是衡量被评估人员借助外部力量帮助完成基本的社会性活动（如使用电话、购物、乘坐交通工具、服药、管理财务和家务劳动等）能力，反映被评估人员的社会功能，IADL 量表受损说明被评估人员的社会参与活动能力下降。

多位学者对日常生活活动能力的测定进行了系统深入的研究，并制定了一系列可操作性量表，如卡兹（Katz）指数分级法、巴塞尔（Barthel）指数等。借助各量表可以综合构造一个指数来反映被评估人员的自理能力，进而评估其失能程度。根据不同 ADL/IADL 量表的失能状况，有针对性地提供长期护理服务是服务等级划分的依据。目前 ADL/IADL 量表及其可操作性的量表已被广泛应用于各国失能评定与照护标准的制定中，例如德国就是在 ADL/IADL 量表标准的基础上自行开发符合本国国情的失能评定工具的。

（二）长期护理保险待遇标准

长期护理保险待遇形式分为服务给付和现金给付（照护津贴）。服务给付是指为参保对象提供生活照护、医疗护理等具体照护服务，具体的服务方式主要包括居家照护、机构照护和社区照护服务。现金给付是指为参保对象提供现金补贴或照护津贴，一般按照护理等级或者服务方式对参保对象进行支付。大部分国家对参保对象的支付标准都按照其护理等级或照护需求制定，照护需求越高，支付标准越高。其中日本的介护分级方式比较独特，是以照护时间、照护强度为依据来对被评估人员的长期护理进行分级，并不是单纯地依靠躯体指标，它的合理性已得到国际上的广泛认可。一些国家会同时提供服务和现金给付，二者互为补充；还有部分国家仅提供其中一种给付形式，服务给付和现金给付存在替代关系。表 11-3 汇总了德国、日本、英国与新加坡的长期护理服务分级与待遇标准。

表 11-3　部分代表国家长期护理服务分级与待遇标准

国家	分级标准	分级结果	待遇标准
德国	由结构化信息收集系统通过 6 个模块进行统一护理等级评估，各个结果合并到 5 个维度后进行加权计算总分，根据总分确定护理等级	①12.5 分≤总分<27 分（护理等级 1 级） ②27 分≤总分<47.5 分（护理等级 2 级） ③47.5 分≤总分<70 分及失智症初期（护理等级 3 级） ④70 分≤总分<90 分及失智症中期(护理等级 4 级) ⑤总分≥90 分及失智症晚期（护理等级 5 级）	①护理等级 1 级仅有资格获得 125 欧元/月的机构照护现金给付 ②护理等级 2～5 级可以获得护理津贴与门诊护理服务，并且随级别增加而增加。2017 年居家照护现金给付标准分别为 316 欧元/月、545 欧元/月、728 欧元/月和 901 欧元/月，完全机构照护现金给付标准分别为 770 欧元/月、1262 欧元/月、1775 欧元/月和 2005 欧元/月 ③残疾人在残疾人疗养院接受全天照护可以获得 10%的补贴（2017 年标准最高限额 266 欧元/月）
日本	依据被评估对象日常生活中对照护服务时间需求的程度确定护理等级	①自立 ②要支援 1 级：基本能够独立如厕、吃饭，但是部分日常生活需要一定帮助，且基准时间（服务时间）25～32 分钟 ③要支援 2 级：能够独立如厕、吃饭，但身边照顾及复杂动作需要帮助，且基准时间 32～50 分钟 ④要介护 1 级：部分日常生活需要一定帮助，身边照顾及复杂动作要介护帮忙，有时有问题行动及理解力低下，且基准时间 32～50 分钟 ⑤要介护 2 级：需要轻度介护，排泄、洗澡等需要部分或全面帮助，站立、步行需要支撑，可观察到健忘，且基准时间 50～70 分钟 ⑥要介护 3 级：需要中度介护，无法自主站立，穿衣脱衣需要全面帮助，且基准时间 70～90 分钟 ⑦要介护 4 级：需要重度介护，吃饭、排泄、洗澡、穿脱衣服等均需要全面帮助，或伴有痴呆症程度加深，且基准时间 90～110 分钟 ⑧要介护 5 级：卧床不起，无法自主排泄、餐饮，或伴有痴呆症状，且基准时间在 110 分钟以上	①要支援 1～2 级享受介护预防服务，包括介护预防访问看护、介护预防康复护理、介护预防居家护理指导。现金给付限额分别为 50 030 日元/月、104 730 日元/月（2020 年标准） ②要介护 1～5 级享受介护服务：入驻养老机构（特别养护院、使用介护老人保健设施、介护疗养型医疗设施）、家庭护理（上门访问、上门护理、日间护理、短期入驻）、社区服务（定期巡查、随时对应性访问介护、小规模多功能性居家护理、夜间对应性访问介护、认知症对应性共同生活介护）。现金给付限额分别为 166 920 日元/月、196 160 日元/月、269 310 日元/月、308 060 日元/月、360 650 日元/月（2020 年标准）
英国	根据老年人总体健康状况分级（伦敦西区）	①65 岁以上，基本健康为 0 级 ②65 岁以上，患有 1 种慢性疾病，且疾病得到良好管理为 1 级 ③65 岁以上，患有 2 种及以上慢性疾病，并有心理、医疗、社会照顾需要为 2 级 ④65 岁以上，患有 3 种及以上慢性疾病，并有心理、医疗、社会照顾需要为 3 级	①0 级老年人可以在家中自我管理 ②1 级老年人由医疗提供连锁协会管理并提供服务给付 ③2 级老年人由个案管理人（由全科医师、护理服务、医疗提供连锁协会构成）管理并提供服务给付 ④3 级老年人由护理服务团队（如护理之家）提供服务给付
新加坡	通过日常生活活动能力来判断护理状态	严重残疾：6 种日常生活活动能力中的日常活动（洗澡、穿衣、上厕所、移动、控制大小便和吃饭），无法自理至少其中 3 种活动	①乐龄健保和终身护保计划在确定处于严重残疾状态时给予现金给付。2022 年标准如下：乐龄健保计划为 300 新加坡元/月，持续 60 个月；加强版乐龄健保计划为 400 新加坡元/月，持续 72 个月；终身护保计划为 600 新加坡元/月，且每年增加 2%（2020 年起），没有时间限制 ②护理援助：包括 200 新加坡元/月的家庭护理津贴及 200 新加坡元/月的护理人员培训补助金

长期护理保险待遇的目标是为失能群体提供照护服务，服务给付能够保证政策目标更好地实现，因此服务给付是长期护理保险待遇的重点，也是提高失能群体生存质量的关键。接下来介绍三种服务给付方式，包括居家照护、机构照护和社区照护的具体内容。

1. 居家照护 居家照护指由家庭成员、收取酬劳的社工或专业照护人员在家中提供包括洗漱、如厕、做饭、清洁、专业护理等的照护服务。

居家照护服务项目主要包括生活照护、医疗照护、设施服务、康复训练、临终关怀 5 类。表 11-4 列出了德国、日本、英国、美国和新加坡居家照护服务项目。其中生活照护由居家照护服务人员提供，包括生活援助（打扫、洗衣、购物、做饭等）、身体照护（洗澡和排泄）、家庭照护管理指导等。医疗照护由专业机构提供，包括慢性病管理、访问护理（在医生的指导下，由护士进行健康检查等）、医疗护理团队定期巡诊、居家疗养管理指导（医生、牙医、药剂师、营养师上门访问指导）等。设施服务是指需使用规定设备的长期失能参保对象，可以使用或租赁定点服务机构提供的辅助器具。较少国家会直接提供辅助器具的使用或租赁，更常见的做法是为设备使用提供补贴。日本是少数提供辅助器具（包括护理床、轮椅等）租赁的国家之一，同时也会提供设备使用补贴，2022 年的标准是每年最高 10 万日元。康复训练是通过讲解知识、指导训练等方法提升身体机能的护理，包括由康复专家探视、上门康复治疗、康复支援等。临终关怀是指为临终患者及其家属提供伦理、心理、护理、医疗、社会照顾等多方面的服务，旨在减轻参保对象在生命终期因疾病带来的疼痛。

表 11-4 部分代表国家居家照护服务项目

服务项目	德国	日本	英国	美国	新加坡
生活照护	√	√	√	√	√
医疗照护	√	√	√	√	√
设施服务		√			
康复训练	√	√		√	√
临终关怀				√	√

2. 机构照护 机构照护指在长期护理机构，如养老院、护理院、日托中心等接受照护服务的照护形式。当参保对象在居家照护中得不到充分照护时，可以申请机构照护。与居家照护相比，机构照护可以提供更充分和专业的照护服务。同时参保对象也可以得到不等的现金给付。

与其他国家不同，德国的机构照护发展成了部分机构照护和完全机构照护两类。部分机构照护目前有短期照护（如紧急住院治疗后的照护）、日间照护及夜间照护三种，适用于居家照护在短期内无法满足照护需求的情况。护理等级在 2～5 级且居家照护不能满足照护需求时可以加入完全机构照护，获得基础生活照护和部分医疗照护。

3. 社区照护 社区照护指参保对象可以在所生活的社区中接受医疗照护、康复照护等照护服务。社区照护在居家照护的基础上增加了更多的专业照护，地域范围从家庭扩大到社区，不影响参保对象生活的同时整合了地域照护资源，并且可以减少机构照护。很多国家现在倾向于建立整合照护模式，社区照护就是一种典型方式。

日本厚生劳动省老健局在 2003 年提出了“社区综合照护系统”概念，其目的是在社区建构高效高质的医疗服务供给体系与社区综合照护体系。目前市町村指定的社区照护服务包括定期访问看护、夜间上门护理、社区门诊护理、痴呆症门诊护理、小规模多功能型居家护理、认知症共同生活看护（集体之家）、地区福利设施入住者生活护理以及居家看护支援等。

美国全方位养老服务计划（Program of All Inclusive Care for the Elderly，PACE）一般由日间健康中心、医院、康复中心、护理院等组成社区服务网络，在社区服务网络为参保对象提供全面的医疗服务、康复服务、初级保健服务、安宁疗护等服务。

无论是日本社区照护服务还是美国全方位老年人照护项目，都在社区范围内为参保对象提供了足够的照护服务，提升了照护服务质量并且促进了社会参与。另外，在地域照护服务资源的整合过程中，地方政府负责总体规划与管理，私营企业负责服务提供，参保对象社会参与能力得到强化，三方共同协作与进步。

四、国际长期护理保险支付方式

长期护理保险支付是指参保对象在获得照护服务后，由保险机构向长期护理服务提供方支付照护费用及参保对象分担照护费用的方式。长期护理费用支付的途径和方法称为长期护理保险支付方式。国际上长期护理保险的支付方式主要有按床日支付、按服务项目支付和按资源分组支付三种。

（一）按床日支付

按床日支付是指长期护理保险机构确定每一床日的支付标准，依照参保对象在护理机构内发生的床日数支付照护费用。德国和日本长期护理保险对机构照护服务主要采取按床日支付方式。

德国长期护理保险经办机构每年会与长期护理服务提供方进行谈判，根据当地照护行业价格、照护机构成本等情况，确定长期护理服务的每床日收费标准和服务价格。对机构照护，德国长期护理保险实行按床日支付，机构照护服务的价格与护理等级相关。日本长期护理服务的价格由中央政府确定，对于每项服务设置一定的单位数，并规定每一单位对应的金额数，各地区可在此基础上根据工资差异进行调整，由此得到各项照护服务的价格，机构照护服务的每日单位数按照机构类型和参保对象照护等级有所不同，基于以上确定的服务价格，长期护理保险对机构照护按床日支付。

德国和日本对机构照护采用按床日支付，其价格的确定与服务等级相关，能够确保长期护理费用的支付与参保对象的实际护理需求相关。但这种支付方式的缺点是会诱导照护机构选择性接受参保对象，可能导致服务质量下降。

（二）按服务项目支付

按服务项目支付是指对照护服务过程中供方所提供的每一个服务项目按项目的价格和数量支付费用的方式。德国和日本长期护理保险针对居家照护采取按服务项目支付。

德国长期护理保险通过与服务提供方谈判，确定长期护理服务价格，对于居家照护，采用按服务项目支付，并根据护理等级每月限额。在日本，居家照护的每项服务也设置了一定的单位数，如居家照护中“提供 30～60 分钟的身体协助”等于 402 个单位，每个单位为 10 日元，在此基础上根据工资差异调整得到各项照护服务价格，居家照护各项服务的单位数是统一的，最终确定居家照护服务价格，长期护理保险对其实行按服务项目支付。

按服务项目支付简单易行，能较为完全地对长期护理服务提供者进行补偿，有利于调动长期护理服务提供者的积极性；其缺点是容易使长期护理服务提供者通过增加照护服务数量来提高收入，容易发生诱导需求，难以约束供方行为、控制照护费用。

（三）按资源分组支付

按资源分组支付是指根据参保对象对资源的消耗向长期护理服务提供者进行支付的方式。这种支付方式主要是指美国的资源消耗分组（Resource Utilization Groups，RUGs）和居家医疗照护服务资源分组（Home Health Resource Groups，HHRGs）。

美国对机构照护服务采用按资源消耗分组支付的方式。资源消耗分组是依据参保对象的日常生活能力和临床特征，将其按照所需服务、资源利用情况分为不同组，每一个分组被赋予相应的权重，每一个权重对应一个全国基准的价格（可依据地域因素进行调整）。结合参保对象的权重价格，可以得出实际支付标准。对于居家照护，美国采用按居家医疗照护服务资源分组支付的方式。居家医疗照护服务资源分组是通过评估参保对象的临床特征与功能、服务和资源使用情况，将参保对象划分到不同群组中，在分组的基础上，定额支付居家照护服务的费用。支付标准也可根据不同地区进行调整。此外，对费用较高、资源消耗较多的参保对象，可采取“特例单议”方式确定照护费用。

按资源消耗分组支付和按居家医疗照护服务资源分组支付的优点是将照护费用与资源消耗量进行匹配，能够在一定程度上减少照护机构过度提供照护服务的行为，并激励供方主动控制成本；其缺点是精细化的分组与付费标准容易导致管理成本增加，也可能导致诊断升级行为。

第三节　我国长期护理保险试点

一、我国长期护理保险试点概况

为了应对我国人口老龄化，2016 年《人力资源社会保障部办公厅关于开展长期护理保险制度试点的指导意见》颁布后，开始在 15 个城市试点长期护理保险，主要保障长期处于失能状态的参保对象，着力解决重度失能人员基本生活照料与医疗护理问题。基于试点经验和成效总结，2020 年《国家医保局 财政部关于扩大长期护理保险制度试点的指导意见》，决定进一步扩大试点范围，不断探索适合我国国情的长期护理保险框架、政策标准、运行机制、管理办法等，为在全国范围内建立和推行长期护理保险积累经验。根据《2022 年全国医疗保障事业发展统计公报》，截至 2022 年底，全国 49 个试点城市长期护理保险的参保对象数达 16 990.2 万人，享受长期护理保险待遇人数累计达 120.8 万人。

经过多年的探索实践，长期护理保险试点工作成效明显。长期护理保险的实施初步建立了我国照护服务供给体系，降低了失能群体家庭照护的经济负担，提升了人民的获得感、幸福感和安全感；长期护理保险减少了失能群体过度医疗的情况，节约了医疗保险资金，改善了生活质量；初步探索建立了基本医疗保险统筹基金划转、个人缴费、单位缴费、财政补助等多渠道筹资机制，形成了比较稳定的资金来源；长期护理保险有效整合了照护资源，促进照护产业发展，培养专业照护人员。目前我国长期护理保险还存在一些问题，如筹资责任不明确、参保对象范围受限、服务提供不均衡、全国统一的失能评估标准尚未建立等。

长期护理保险的建立与发展是健全社会保障体系和促进健康老龄化的重点任务，需要积极探索符合国情、体现中国特色的照护模式和保险制度。未来我国将会继续探索长期护理保险多渠道筹资机制，推动建立全国统一的失能等级评估标准体系，建立失能等级、照护服务项目与待遇支付间的关联，最大限度地发挥保险基金的购买效能。

二、我国长期护理保险试点的覆盖人群与资金筹集

试点城市围绕长期护理保险的筹资机制进行了较多探索，但各地在筹资来源、筹资模式及筹资标准等方面存在较大差异。各试点城市长期护理保险筹资机制有以下四个特点：一是参保对象以职工基本医疗保险参保对象为主；二是对基本医疗保险基金存在不同程度的依赖；三是筹资模式存在逐渐转向比例筹资的趋势；四是职工和城乡居民筹资标准不一。

（一）覆盖人群

2020 年，国家医疗保障局针对长期护理保险保障对象提出总体意见：参保对象和保障范围要从职工基本医疗保险参保对象起步，重点解决重度失能人员基本护理保障需求，优先保障符合条件的失能老年人、重度残疾人。

从全国试点城市具体情况来看，主要保障人群为中重度生活不能自理的失能人员。不少城市也逐渐将失智人员纳入长期护理的覆盖范围，例如南通市、青岛市和上饶市。尽管如此，并不是所有生活不能自理的人员都可享受长期护理服务，比如因工致残的残疾人就不是长期护理保险的保障对象。

（二）筹资来源

试点城市已基本建立了多元筹资渠道，除了最常见的基本医疗保险统筹基金划转外，常见的筹资来源还有个人缴费（包括自付费用、职工基本医疗保险个人账户余额划转以及养老金划转）、单位缴费、政府补贴以及福利彩票基金划转等。表 11-5 总结了我国第一批 15 个试点城市的不同筹资来源。

1. 基本医疗保险统筹基金划转　基本医疗保险统筹基金划转指长期护理保险资金来源于职工基本医疗保险统筹基金。如广州市在试点开始阶段，长期护理保险资金主要从职工基本医疗保险统筹基金按照每人每年 130 元标准划拨。

2. 个人缴费　个人缴费指个人根据省市长期护理保险缴费标准缴纳保费，如安庆市长期护理保险基金除职工基本医疗保险统筹基金结余划转外还需要每人每年缴纳 10 元保费。

3. 单位缴费　单位缴费仅存在于职工长期护理保险，是指一部分保费由职工单位缴纳。如上饶市职工长期护理保险保费缴纳中，单位需要按每人每年 5 元标准缴费。

4. 财政补助/福利彩票基金划转　财政补助/福利彩票基金划转指由政府或基金组织为长期护理保险提供福利性补贴。如南通市职工及城乡居民长期护理保险由政府补助每人每年 40 元；石河子市由福利彩票基金每年划转 50 万元投入城乡居民长期护理保险。

表 11-5　第一批 15 个试点城市长期护理保险筹资来源（2022 年）

筹资来源	试点城市
基本医疗保险统筹基金划转	苏州市（职工和城乡居民）、上海市（职工和城乡居民）
个人缴费	石河子市（职工和城乡居民）
基本医疗保险统筹基金划转+个人缴费	宁波市（职工）、重庆市（职工和城乡居民）、长春市（职工）
个人缴费+单位缴费	广州市（职工）、齐齐哈尔市（职工）、承德市（职工）
个人缴费+财政补助	广州市（城乡居民）、宁波市（城乡居民）、青岛市（城乡居民）、长春市（城乡居民）、成都市（城乡居民）
基本医疗保险统筹基金划转+个人缴费+财政补助	安庆市（职工和城乡居民）、青岛市（职工）、南通市（职工和城乡居民）、荆门市、上饶市（城乡居民）、成都市（职工）
基本医疗保险统筹基金划转+个人缴费+单位缴费+财政补助	上饶市（职工）

（三）筹资模式

筹资模式是指确定各个筹资主体筹资数额的方式。受社会经济的影响，不同省市会选择不同的筹资模式。选择合理的筹资模式对于长期护理保险扩大覆盖面、筹集充足资金、促进筹资公平性以及实现最大的筹资效益具有重要作用。我国试点城市主要有三种筹资模式，包括定额筹资、比例筹资和混合筹资。

1. 定额筹资　定额筹资指筹资主体根据缴费规定缴纳固定金额的保费。试点开始阶段，安庆市、广州市、南通市、宁波市、齐齐哈尔市、上饶市、重庆市和石河子市 8 个城市采用该筹资模式。定额筹资模式计算简便，易于实施，但它也存在一些缺点，如灵活性差，需要经常调整。

2. 比例筹资　比例筹资指筹资主体基于缴费基数（如人均可支配收入、平均工资等）按一定比例缴纳保费。例如承德市、荆门市、苏州市及成都市 4 个城市采用此种模式。比例筹资模式纳入经济发展情况更能体现互助共济，但计算复杂且易受收入基数变动的影响。

3. 混合筹资　混合筹资指不同医保类型的参保对象缴费模式不同。例如青岛市、上海市和长春市 3 个城市采用此种模式。混合筹资模式在不同参保对象中筹资模式和标准不同，如职工以收入为基数按比例缴费，居民则按固定金额缴费，这不仅使得个人筹资能力利用率最大化，还能保证筹资的稳定性。

目前我国长期护理保险的资金筹集依然存在一些问题，比如一些城市仍以职工基本医疗保险参保对象为主，没有考虑到需求更为迫切的城乡居民；主要依靠基本医疗保险统筹基金筹资，筹资可持续性较差；筹资比例不合理；筹资标准不统一；筹资费率动态调整机制缺失；等等。未来需要继续探索独立、稳定、多元的筹资机制，建立动态的费率调整机制，推动长期护理保险的可持续发展。

三、我国长期护理保险失能等级评定与待遇标准

（一）长期护理保险失能等级评定

对于生活不能自理的失能人员，失能等级是评估参保对象能否享受长期护理保险待遇的重要标准。国内试点地区多采用日常生活活动能力量表及其测算工具巴塞尔指数、综合医院分级护理以及体力状况评分标准（卡氏评分）等一种或几种失能评定工具组合进行等级认定。国家统一标准之前，不少试点城市已经探索出自己的失能等级评估标准，比如《青岛市长期照护需求等级评估实施办法》《成都市长期照护保险成人失能综合评估规范》等，也有试点城市如广州、重庆等直接应用日常生活活动能力量表（巴塞尔指数评定量表）。

2021 年，《国家医保局办公室 民政部办公厅关于印发〈长期护理失能等级评估标准（试行）〉的通知》，明确了我国统一的失能评定工具：一级指标共 3 个，包括日常生活活动能力、认知能力、感知觉与沟通能力；二级指标共 17 个，包括进食、穿衣、面部与口腔清洁、大便控制、小便控制、用厕、平地行走、床椅转移、上下楼、洗澡、时间定向、人物定向、空间定向、记忆力、视力、听力、沟通能力。

《长期护理失能等级评估标准（试行）》明确了应用组合法确定评估对象长期护理失能等级的全国统一标准。长期护理失能等级分为 0 级（基本正常）、1 级（轻度失能）、2 级（中度失能）、3 级（重度失能Ⅰ级）、4 级（重度失能Ⅱ级）、5 级（重度失能Ⅲ级）共 6 个级别（表 11-6）。

表 11-6 我国长期护理失能等级划分标准

日常生活活动能力	认知能力/感知觉与沟通能力（以失能等级严重的判断）			
	能力完好	轻度受损	中度受损	重度受损
能力完好	基本正常	基本正常	轻度失能	轻度失能
轻度受损	轻度失能	轻度失能	轻度失能	中度失能
中度受损	中度失能	中度失能	中度失能	重度Ⅰ级
重度受损	重度Ⅰ级	重度Ⅰ级	重度Ⅱ级	重度Ⅲ级

针对认知功能障碍（也有地方称为失智），不是所有的试点地区都纳入长期护理保险的保障范围。试点地区针对认知功能障碍的人员，并没有统一的标准，一般根据专业医生出具的疾病诊断资料和病情判断书来决定参保对象是否可以享受长期护理待遇。

（二）长期护理保险待遇标准

我国长期护理保险的服务方式主要包括居家照护、机构照护和住院医疗护理三种（表 11-7），它们在服务环境、软硬件配置、照护人员资质和服务能力等方面存在差异，能完成的服务项目也有所不同。为应对老年人口数量与老年服务需求急剧增长的现状，长期护理服务供给已经逐渐由单一的政府提供向包含社会化和市场化提供的多元供给转变，家庭和市场的作用有所加强。

1. 居家照护 居家照护是我国照护服务体系的基础，《中华人民共和国国民经济和社会发展第十四个五年规划和 2035 年远景目标纲要》中的国家养老事业发展和养老服务体系规划也提出鼓励积极开展居家照护服务。

目前居家照护的服务项目以生活照料和专业医疗护理为主,各个试点城市根据自身资源配置还提供了设施服务、功能维护（康复训练）、临终关怀等照护服务。我国的服务项目和国外项目内容相差不多，主要区别在于我国设施服务是以使用或租赁辅助器具的形式开展的，国外更多以设施津贴形式给予现金给付。

2. 机构照护　我国长期护理机构主要有四类：营利性机构、民办非营利性机构、公办公营机构和公办民营机构。2016 年底，我国民办非营利性机构占比超过 70%，是当前长期护理服务的供给主体，公办公营机构占比 17.7%，营利性机构占比 3.5%（王震，2018）。以青岛市为例，截至 2022 年 9 月 30 日，青岛市纳入长期护理保险的定点照护机构共 816 家，其中民办机构占 87%，承担了 95%以上的服务量[①]。

机构照护相比居家照护可以提供更全面和专业的照护服务，但由于传统观念、管理问题和相对较高的收费，我国参保对象对机构照护的选择意愿不强。

3. 住院医疗护理　住院医疗护理指专业护理院、社区卫生服务中心和部分二级及以上医疗机构，为入住在其机构内护理性床位的参保对象，提供医疗护理服务。住院医疗护理在国外长期护理保险中较为少见。国家将支持各地通过将部分有一定规模但床位利用率不高的二级医院转型扩建，或者鼓励社会力量举办等方式增加护理机构数量，从而盘活老年照护服务的资源，扩大照护服务供给。

表 11-7　第一批 15 个试点城市长期护理保险服务方式

服务方式	试点城市
机构照护+居家照护	承德市、长春市、齐齐哈尔市、上海市、南通市、苏州市、宁波市、安庆市、上饶市、青岛市、荆门市、广州市、重庆市、成都市、石河子市
住院医疗护理	承德市、齐齐哈尔市、上海市、南通市、苏州市、安庆市、青岛市、荆门市

（三）长期护理保险待遇支付标准

长期护理保险基金还对参保对象符合规定的照护服务费用进行支付。根据基金承受能力和城市经济发展水平，各地待遇支付标准有所不同，但均不设置起付线。目前我国试点城市主要按照不同照护服务方式、参保人群，以及失能等级三种方式来确定待遇支付的标准（表 11-8）。

1. 服务方式　长期护理保险基金根据照护服务方式的不同，有不同的支付标准，即居家照护、机构照护和住院医疗护理三种服务方式有不同的报销水平。如上海市为鼓励居家养老，规定居家照护的基金报销比例为 90%，而机构照护和住院医疗护理的基金报销比例为 85%；上饶市规定由机构上门提供居家照护，支付标准为 900 元/月，自主照料为 450 元/月，机构照护为 1200 元/月；重庆市规定由机构上门提供居家照护，支付标准为 50 元/日，自主照料为 40 元/月，机构照护为 50 元/日。

2. 参保人群　根据参保人群不同，待遇支付标准不同，职工待遇支付标准一般高于城乡居民。如长春市和青岛市，职工的报销比例均高于城乡居民。长春市职工的支付水平为最高支付限额以下的 70%，城乡居民为 60%。青岛市职工的支付水平为 90%，同时根据缴费金额区分了居民的报销比例：一档缴费的成年居民、大学生、少年儿童报销比例为 80%，二档缴费的成年居民报销比例为 75%。

3. 失能等级　根据失能等级不同，享受的待遇不同，失能等级越高，报销比例或限额越高。例如宁波市规定重度失能Ⅰ级的参保对象在机构照护中的支付标准为 40 元/床日，Ⅱ级为 50 元/床日，Ⅲ级为 60 元/床日；在居家照护中重度失能Ⅰ级每月享受不超过 20 个小时的照护服务时间，Ⅱ级每月不超过 25 个小时，Ⅲ级每月不超过 30 个小时，服务价格为 65 元/小时，基金支付 80%。成都市规定居家照护待遇以失能等级对应的月照护基准费用为基数，按照 60%的比例，由长期护理保险基金实行定额支付，待遇标准为：重度失能Ⅰ级 434 元/月/人，重度失能Ⅱ级 578 元/月/人，

① 数据来源：http://ybj.qingdao.gov.cn/zfxxgk_117/qtzdgknr_117/jytabl_117/202212/t20221221_6580296.shtml。

重度失能III级 722 元/月/人。

表 11-8 第一批 15 个试点城市长期护理保险待遇支付标准

待遇支付标准	试点城市
服务方式	广州市、宁波市、承德市、上饶市、苏州市、成都市、重庆市、上海市、南通市、齐齐哈尔市、安庆市、荆门市、石河子市
参保人群	长春市、青岛市、广州市
失能等级	广州市、宁波市、承德市、苏州市、成都市、南通市、安庆市、荆门市

四、我国长期护理保险支付方式

我国长期护理保险支付方式主要有按服务单元支付、按服务项目支付和按病种支付。

（一）按服务单元支付

按服务单元支付（也有地方称为定额包干，比如按床日支付）是指长期护理保险机构根据过去的历史资料以及其他因素制定出服务单元费用标准，并根据护理机构实际发生的服务单元总数进行偿付的方式。

对于居家照护的支付，承德市、重庆市等城市采用按日/月定额支付。对于机构照护的支付，试点城市多采用按床日支付方式，如青岛市、南通市和承德市。

按服务单元支付可以防止过度照护和滥用长期护理保险基金，其缺点是会诱导照护机构选择性接受参保对象。

（二）按服务项目支付

广州市、青岛市和成都市等试点城市长期护理保险采取按服务项目支付。广州市长期护理保险规定，照护服务机构按规定提供的医疗照护费用，按照该市基本医疗服务价格进行项目结算。青岛市将服务费用分为医疗服务费用和照护服务费用，对于照护服务费用按服务项目限额支付。成都市将服务费用分为基础照护费和专业照护费，对于专业照护费用采用按服务项目限额支付。

按服务项目支付的优点是简单方便、购买与服务提供关系简单、有利于调动服务提供者的积极性。缺点是容易诱导需求，且对服务项目逐项审核的管理成本较高。

（三）按病种支付

按病种支付是指对覆盖一个特殊的病种或疾病所有照护服务按定额进行支付。按病种支付是以病例为基础的支付，它以每一个病种或疾病为支付单元，一般用于医疗机构照护费用的支付。

长春市对医院提供的短期照护服务采用按病种支付方式。长春市规定，参保对象入住定点医疗照护机构接受服务的费用，实行按病种支付方式。

按病种支付的优点是能够促使长期护理服务提供者在定额费用约束下进行合适的照护方案选择，加强成本管理，一定程度上能够控制照护费用的不合理增长；其缺点在于照护服务机构容易出现选择性接受参保对象的情况，同时按病种支付标准制定较难，管理成本较高。

（张　慧）

参考文献

陈文. 2017. 卫生经济学[M]. 4 版. 北京：人民卫生出版社.

戴卫东. 2014. 长期护理保险：理论、制度、改革与发展[M]. 北京：经济科学出版社.

刘远立. 2021. 中国老年健康研究报告（2020—2021）[M]. 北京：社会科学文献出版社.

王震. 2018. 我国长期照护服务供给的现状、问题及建议[J]. 中国医疗保险, (9): 26-30.

第十二章 我国医疗保障制度发展

本章重点介绍我国多层次医疗保障制度的发展状况。第一节主要介绍了我国多层次医疗保障制度的演变历程，重点介绍了基本医疗保险制度、医疗救助制度和补充医疗保障制度在不同时期的发展特点。第二节主要介绍了我国多层次医疗保障制度的运行现状与实施成效，主要从筹资、支付、待遇保障等方面展开。第三节主要分析了我国医疗保障制度发展面临的挑战与问题。第四节分析了我国深化医疗保障制度改革的现实环境，并对未来改革的关键路径与重点任务进行了介绍。

第一节 我国医疗保障制度的演变

新中国成立以来，医疗保障制度经过了从无到有、试点探索、全民覆盖、新一轮完善等发展阶段，体现了从最初的劳保医疗、公费医疗到日趋完善的全民医疗保障发展过程。医疗保障制度 70 余年的演变脉络表现为：制度架构从多元分割到逐步整合，保障体系从单一到多层次，保障责任从个人缺位到多方分担，保障对象从部分到全民普惠，管理体制从集体管理到社会化管理。2020 年 2 月，《中共中央 国务院关于深化医疗保障制度改革的意见》（中发〔2020〕5 号）正式发布，明确提出了我国多层次医疗保障体系的框架：到 2030 年，全面建成以基本医疗保险为主体，医疗救助为托底，补充医疗保险、商业健康保险、慈善捐赠、医疗互助共同发展的医疗保障制度体系。

在计划经济时期，城市的劳保医疗、公费医疗以及农村的合作医疗构成了医疗保障制度架构，在当时“一穷二白”的情况下为提高国民健康水平做出了突出贡献，体现了卫生领域的低投入与高产出。改革开放后，为适应从社会主义计划经济到市场经济的转型以及社会发展的要求，进一步确保和提高国民的健康权益，我国医疗保障制度进行了从试点探索到全面建立的改革与建设。总体来看，我国医疗保障制度的发展包括两个关键转折点：第一，1998 年发布的《国务院关于建立城镇职工基本医疗保险制度的决定》（国发〔1998〕44 号），确立了现行职工基本医疗保险制度的基本框架与实质内容，正式拉开了传统医疗保险制度向适应市场经济体制的社会医疗保险制度转型的序幕；第二，2018 年国务院组建国家医疗保障局，实现了全国医疗保障事业的集中统一管理，我国进入医疗保障治理新阶段。经济体制、卫生服务体系与医疗保障制度之间的协同发展构成了我国医疗保障变迁的内在规律，形成了以职工基本医疗保险和城乡居民基本医疗保险为主体的基本医疗保险体系。在基本医疗保险制度框架确立之下，伴随着新的医药卫生体制改革的契机，医疗保险有了新的发展和完善，逐步确立了覆盖全体国民的多层次医疗保障体系。同时，医疗保险的管理方式不断升级、制度功能也不断深化。

根据不同经济发展阶段和不同人群保障制度的建设情况，可以将新中国成立以来的基本医疗保障制度发展脉络总结如表 12-1 所示。

表 12-1 我国基本医疗保障制度发展脉络

年份	主要事件
1951	劳保医疗制度建立
1952	公费医疗制度建立
1955	合作医疗制度雏形出现
1968	人民日报刊登湖北长阳合作医疗经验
20 世纪 70 年代	合作医疗发展达到顶峰
20 世纪 80 年代	家庭联产承包责任制实施，合作医疗逐渐瓦解

续表

年份	主要事件
1994	镇江、九江试点城镇职工基本医疗保险制度
1998	建立城镇职工基本医疗保险制度
2002	中央决定试点新型农村合作医疗制度
2003	新型农村合作医疗制度正式试点，同年建立农村医疗救助制度
2005	建立城市医疗救助制度
2006	新型农村合作医疗制度加快推进
2007	城镇居民基本医疗保险制度试点
2009	城镇居民医疗保险制度和新型农村合作医疗制度全面推开
2010	农村儿童重大疾病医疗保障试点
2012	城乡居民大病保险制度试点
2015	城乡居民大病保险制度建立，城乡居民医疗救助制度整合
2016	城乡居民基本医疗保险制度整合
2018	组建国家医疗保障局，医保管理体制统一
2020	明确多层次医疗保障制度框架

一、城镇职工基本医疗保险制度演变

（一）起步与探索阶段（1998 年前）

1. 以劳保医疗和公费医疗制度为主体（1949～1977 年） 新中国成立之初，我国经济发展和各项事业处在一穷二白状态，但政府仍持续竭诚发展劳动者的健康保障事业。以企业为主要责任的劳保医疗和以财政为主要责任的公费医疗构成了城镇医疗保障体系。

劳保医疗是对城市企业职工（产业工人）医疗费用予以保障的制度。1951 年 2 月，《中华人民共和国劳动保险条例》正式颁布实施，初步确立了劳动保险制度的享受对象，即国有企业和集体企业职工及其家属，其中企业职工可以享受医疗免费的待遇、职工家属半费。劳动保险的各项费用全部由实行劳动保险的企业或资方负担，属于职工福利基金，在职工的工资总额中进行提取，列入企业成本，个人不需要负担。这一具有社会福利色彩的制度是新中国关于劳动保险制度的最初尝试，也为后来更全面的医疗保险制度的建立奠定了基石。

公费医疗是城市中的另一项医疗保险制度，其覆盖对象主要是国家机关、事业单位的工作人员。1952 年，国家发布《中央人民政府政务院关于全国各级人民政府、党派、团体及所属事业单位的国家工作人员实行公费医疗预防的指示》和《国家工作人员公费医疗预防实施办法》，这两个文件与 1953 年的《卫生部关于公费医疗的几项规定》（卫医字第 93 号），均对公费医疗的实施进行了具体规定，标志着公费医疗制度的建立。同年 8 月，公费医疗服务对象由单一的事业单位工作人员扩展至包括大专院校学生和乡镇干部在内的群体。公费医疗经费预算由各级财政部门安排，经由卫生部门拨付给公费医疗管理机构统一管理使用，公费医疗制度本质上具有显著的国家保险性质。公费医疗制度享受对象门诊费、住院保障待遇，就医本人只需承担住院膳食费和就医路费。

计划经济体制下的劳保医疗和公费医疗制度在一定程度上解决了城镇职工“病有所医”问题，但仍存在保障对象相对单一、医保基金不足等问题。该阶段的措施作为我国特定历史发展时期的过渡性举措，为下一阶段医疗保障改革指出了改进方向。

2. 新型城镇职工医疗保险制度改革探索（1978～1998 年） 改革开放后，随着经济体制和经济发展方式的转变，建立与社会主义市场经济相适应的医疗保险体系成为医保改革的关键一步，提高医疗保险制度运行的可持续性、以多方责任分担为特征的社会化城镇职工基本医疗保险制度在各地展开探索。在此期间的改革实践可细分为以下三个阶段。

一是针对医疗服务需方，采取医疗费用分担（或称“费用挂钩”）的措施（1978～1985年）。例如通过个人支付一定比例的医疗费用（不同省市为10%～20%），来抑制职工过度医疗服务需求，更合理地利用医疗资源。

二是针对劳保医疗和公费医疗进行局部改革（1986～1993年）。该阶段，部分地区尝试建立大病统筹制度，如北京、四川等地区的部分行业和市县从1987年起实施职工大病医疗费用社会统筹和退休人员医疗费用社会统筹，帮助缓解大病患者的医疗费用负担。地方自发的探索实践成为我国医疗保险制度改革的雏形。1988年，卫生部、国家经济体制改革委员会等八部门成立医疗保险改革小组，研究社会医疗保险改革方案并进行试点。1989年，国务院批转国家经济体制改革委员会《关于一九八九年经济体制改革要点》的通知，提出在辽宁丹东、吉林四平、湖北黄石、湖南株洲进行医疗保险制度改革试点，同时在深圳、海南进行社会保障制度综合改革试点。1993年，党的十四届三中全会通过的《中共中央关于建立社会主义市场经济体制若干问题的决定》指出，城镇职工养老和医疗保险金由单位和个人共同负担，实行社会统筹和个人账户相结合。

此外，该阶段政府对公立医院提出了一系列改革要求。国家根据地域和医疗水平在部分地区选择试点医院，管控手段包括支付方式改革和药品管控等。在医疗经费管理方面，医院须按照“节支留用、超支分担”的原则支配由政府拨款的经费。通过此类措施以期调动医院主动性，促使医院控制和节约成本。在药品管控方面，政府要求医院制定合理的报销药品目录，通过明确公费药品和非公费药品的方式遏制药品分类混乱的状况，以控制药品费用支出。

三是城镇职工医疗保险制度改革试点的推广（1994～1998年）。1994年4月，国家经济体制改革委员会、财政部、卫生部、劳动部联合发布《关于职工医疗制度改革的试点意见》（体改分〔1994〕51号），提出试点建立社会统筹与个人账户相结合的社会医疗保险。同年11月，对全国各地区经济发展情况、区域特点和试点风险等各因素进行综合评估之后，发布了《国务院关于江苏省镇江市、江西省九江市职工医疗保障制度改革试点方案的批复》，同意从1994年12月开始在江苏镇江、江西九江进行职工医疗保障制度改革试点（简称“两江试点”）。

1996年，在“两江试点”取得初步成效和总结经验的基础上，国务院办公厅转发四部委《关于职工医疗保障制度改革扩大试点的意见》（国办发〔1996〕16号），要求“在镇江、九江两市试点的基础上，再挑选一部分具备条件的城市，有计划、有步骤地扩大职工医疗保障制度改革的试点范围”，此后在全国29个省、自治区、直辖市的58个地级市扩大试点。

回顾这一阶段的医保改革实践，各地改革试点均取得了积极进展。但该阶段的医疗保障制度设计随着我国社会主义市场经济体制的形成和发展，逐渐凸显其局限性。由于覆盖面窄、基金互济能力差，因此制度抗风险能力弱，同时保障待遇在不同地区、不同所有制、不同行业间的差距较大。一些深层次的问题也逐渐浮出水面：一是部分试点城市医疗保险基金的筹资水平较高，加剧了政府财政和企业经济负担。筹资问题在一定程度上限制了参保率的提高。二是药品生产流通体制改革与医疗体系改革的不同步，不利于对医疗资源的合理配置和医疗行为的规范。药品生产流通过程中缺乏有效制约和管理，导致部分药品价格虚高、药品分类管理问题突出，给医保基金费用支出的控制带来挑战。在人口老龄化、疾病谱变化以及医疗技术进步的背景下，医疗费用上涨是不可避免的趋势，建立可持续的医疗保险制度是城镇职工医疗保险制度改革的重要目标。

（二）发展阶段（1998～2018年）

随着职工医疗保障制度改革的不断深入，在总结试点经验的基础上，1998年12月《国务院关于建立城镇职工基本医疗保险制度的决定》（国发〔1998〕44号）正式提出在全国范围内进行城镇职工医疗保险制度改革，明确规定了制度覆盖范围、筹资渠道、统筹层次、基金结构、支付政策、管理机制、医疗服务管理以及特定群体待遇和补充保险等政策。国发44号文的出台标志着实施了

40 多年的公费、劳保医疗制度的终结，至此进入了社会医疗保险的发展阶段，即我国从单位医疗保障开始向社会医疗保障转变。

经过 10 余年的探索，2010 年我国出台了《中华人民共和国社会保险法》，明确规定基本医疗保险的覆盖范围既包括城镇所有用人单位（企业、机关、事业单位、社会团体、民办非企业单位）的职工，也包括无雇工的个体工商户、未在用人单位参加职工基本医疗保险的非全日制从业人员及其他灵活就业人员。职工基本医疗保险建立了社会统筹和个人账户相结合的模式，主要保障在职职工的住院费用，随后逐步扩大到门诊就诊费用。职工基本医疗保险作为一种保障制度已经建立起来，制度的基本框架已经形成并逐渐完善，主要体现在如下方面。

（1）覆盖范围：城镇所有用人单位及其职工和退休人员，城镇灵活就业人员也在制度覆盖范围内。

（2）统筹层次：基本医疗保险原则上以地级以上行政区（包括地、市、州、盟）为统筹单位，也可以县（市）为统筹单位。

（3）筹资机制：基本医疗保险费由用人单位和个人共同缴纳。用人单位缴费水平按照在职职工工资总额的 6%左右确定，个人缴费水平为本人工资收入的 2%。具体到各个统筹地区，则由当地政府根据各方面实际负担能力、经济发展和医疗消费水平确定。

（4）基金分配：建立基本医疗保险统筹基金和个人账户。按照统账结合的制度模式，基本医疗保险基金分为统筹基金和个人账户两部分。个人账户的资金来源于两部分：一部分是个人缴纳的本人工资收入的 2%全部计入个人账户；另一部分是用人单位缴费的 30%左右划入个人账户，具体划入方法由统筹地区根据个人账户的支付范围和职工年龄等因素确定。个人账户主要支付门诊（小额）医疗费用，归个人使用，可以结转和继承。用人单位缴费除划入个人账户以外的部分计入统筹基金，统筹基金主要支付住院（大额）医疗费用，由社会医疗保险经办机构统筹调剂使用。统筹基金支付的起付标准为当地职工年平均工资的 10%左右，超过起付标准的费用由统筹基金按一定比例支付，在一个年度内支付的最高限额，一般控制在当地职工年平均工资的 4 倍左右。超过最高支付限额的费用，通过实行职工大额医疗费用补助、公务员医疗补助、企业补充医疗保险和商业健康保险等途径解决。

（5）医疗服务管理：基本医疗保险的医疗服务管理，主要是对医疗服务范围和标准、医疗服务机构和医疗费用结算的管理。基本医疗保险医疗服务范围的管理，包括药品目录、诊疗项目、医疗服务设施标准等。医保部门对医药机构实行定点管理，包括对医药机构的定点资格审定、医疗保险经办机构与定点医药机构签订协议、参保人员按规定在取得定点资格的医药机构就医购药。医疗保险经办机构按协议规定的结算方式与参保人员和医疗机构结算医疗费用，结算方式包括按项目付费、按住院床日付费、按就诊（住院）次均付费、按病种付费等多种形式。

（6）特定人员的医疗保障政策规定：离休干部、老红军、二等乙级以上革命伤残军人的原待遇不变。退休人员参加基本医疗保险，个人不缴费、个人账户划入比例比在职职工高、统筹基金支付范围内个人自付比例比在职职工低。

（三）深化改革阶段（2018 年以后）

2018 年 3 月，根据第十三届全国人大批准的国务院机构改革方案，国务院组建国家医疗保障局，我国医疗保障制度的发展也随之进入新的发展阶段。

2019 年 3 月，《国务院办公厅关于全面推进生育保险和职工基本医疗保险合并实施的意见》（国办发〔2019〕10 号）发布，这是保障职工社会保险待遇、增强基金共济能力、提升经办服务水平的重要举措。

以 2019 年 10 月党的十九届四中全会通过的《中共中央关于坚持和完善中国特色社会主义制度 推进国家治理体系和治理能力现代化若干重大问题的决定》和 2020 年 2 月《中共中央 国务院

关于深化医疗保障制度改革的意见》为标志，我国医疗保障制度改革进入全面深化阶段，这预示着“十四五”期间将是中国特色医疗保障制度正式进入全面推进、走向基本成熟的新阶段。

2021 年 1 月，国家医疗保障局公布《国家医保局 财政部关于建立医疗保障待遇清单制度的意见》（医保发〔2021〕5 号，简称《待遇清单》），进一步明确了基本医疗保障的内涵，厘清其待遇支付边界，明确政策调整权限并规范决策制定流程，推进医疗保障制度管理法制化、规范化和标准化。其中，筹资政策部分包括筹资渠道、筹资基数和筹资标准等内容。《待遇清单》的颁布实施，通过明确政府医保的权责边界，着力解决权责交叉、边界不清等问题，有利于逐步实现政策纵向统一、待遇横向均衡，确保各统筹地区基金运行安全和医疗保障制度可持续发展。

二、城乡居民基本医疗保险制度演变

（一）农村合作医疗制度（1955～2002 年）

在计划经济时期，农民自发探索的合作医疗在我国首创了集体与个人合作分担医疗费用的形式。农村合作医疗在合作化运动背景下，经由农民群体的实践与创造得以产生，它是一种纯自愿自管的、低水平保障的合作形式，由农民在合作社的基础上以合作社集体资金或自筹资金建立的医疗保障形式。因此，农村合作医疗是在合作社范围内，以集体资金负担能力为上限的风险共担机制。1955 年春，山西省高平县米山乡建立联合保健站，最早实行了“医社结合”、由社员群众出“保健费”的集体保健医疗费制度。卫生部肯定了米山乡的经验后，山西、河南和河北等省农村出现了一批由农业生产合作社举办的保健站。随着 20 世纪 60 年代国家对农村卫生工作重视程度的提高，合作医疗制度在全国迅速铺开，全国农业生产大队举办合作医疗的达到 40%。

农村合作医疗与劳保医疗、公费医疗的区别在于：一是在强制性上，劳保医疗和公费医疗都是由国家政策强制推行的，制定了明确规则，而农村合作医疗是自发形成的，权威性较弱；二是在资金保障上，公费医疗由国家财政直接负担，劳保医疗虽是由企业负担，但计划经济时期的企业大多是全民或集体所有制，因此劳保医疗有国家间接负担的成分，而农村合作医疗纯由集体资金和个人出资，保障能力较弱。

1968 年 12 月 5 日，经毛泽东主席批示同意，《人民日报》在头版头条发表了题为《深受贫下中农欢迎的合作医疗制度》的调查报告，介绍了湖北省长阳县乐园公社的合作医疗建设经验。这一报道又一次激发了各地开展合作医疗的热情，为我国农村居民获得基本医疗服务提供了重要保障；创造了世界卫生史上的“中国奇迹”，被世界银行和世界卫生组织誉为“发展中国家解决卫生经费的唯一范例”。

截至 1977 年底，全国 90%的生产大队实行了合作医疗，农村人口覆盖率达 80%以上，合作医疗在全国范围内的普及为解决农村地区“缺医少药”问题提供了较好的方案，但农民自主探索的实践仍缺乏国家层面的制度化规定。直到 1978 年《中华人民共和国宪法》指出，“国家逐步发展社会保险、社会救济、公费医疗和合作医疗等事业，以保证劳动者享受这种权利”，1979 年 12 月卫生部发布《农村合作医疗章程（试行草案）》，对合作医疗从实施任务、管理机构、合作医疗基金等方面进行了制度化规范，将农村合作医疗定义为“是人民公社社员依靠集体力量，在自愿互助的基础上建立起来的一种社会主义性质的医疗制度，是社员群众的集体福利事业”。至此，农村合作医疗的组织实施正式在制度上得到了确立。然而，20 世纪 80 年代以后，随着农村家庭联产承包责任制的推行，合作医疗制度赖以生存的农村集体经济逐渐萎缩，加之资金来源不足、覆盖面受限、村级卫生机构私有化等原因，农村合作医疗的发展陷入低谷。

（二）新型农村合作医疗制度（2002～2015 年）

进入 21 世纪，我国医疗保障制度改革更加重视解决农村居民和城镇非就业居民的医保问题。2002 年 10 月，《中共中央 国务院关于进一步加强农村卫生工作的决定》（中发〔2002〕13 号）提出了建立新型农村合作医疗制度的思路，解决因大病而出现的因病致贫、因病返贫问题，坚持自愿原则，实行个人缴费、集体扶持和各级政府资助相结合的筹资机制。2003 年 1 月，《国务院办公厅转发卫生部等部门关于建立新型农村合作医疗制度意见的通知》（国办发〔2003〕3 号），对新型农村合作医疗制度的目标、原则、组织管理、筹资标准、资金管理、医疗服务管理和组织实施作了明确规定。新型农村合作医疗制度被定义为“是由政府组织、引导、支持，农民自愿参加，个人、集体和政府多方筹资，以大病统筹为主的农民医疗互助共济制度”，其保障范围以住院费用为主，逐步扩大到门诊统筹，并向慢性病和基层卫生倾斜。随后，新型农村合作医疗制度试点工作在全国展开。该制度是从原来合作医疗低层次的保障向高层次保障的转变，是农村医疗保障制度的主要形式。到 2008 年底，新型农村合作医疗制度覆盖县数达 2729 个，覆盖全国所有含农业人口的县（市、区），提前 2 年实现全覆盖目标；到 2012 年农民参合率达 98.3%[①]。

（三）城镇居民基本医疗保险制度（2007～2015 年）

2007 年颁布的《国务院关于开展城镇居民基本医疗保险试点的指导意见》（国发〔2007〕20 号），提出在有条件的省份选择 2～3 个城市启动试点。当年共启动 79 个城市试点，覆盖全体非从业居民的城镇居民基本医疗保险，采取自愿参保原则，筹资来源以个人缴费和财政补贴相结合为主，保障内容以保大病为主。保障范围包括参保人员在定点医疗机构发生的门诊费用、住院费用以及急诊留观并转入住院治疗前 7 日内的医疗费用等。对试点城市的参保居民，政府每年按不低于人均 40 元给予补助，其中，中央财政从 2007 年起每年通过专项转移支付，对中西部地区按人均 20 元给予补助。对于不同地区的低保对象、重度残疾的学生和儿童，政府每年给予 10～60 元的补助。截至 2007 年 11 月底，全国城镇居民基本医疗保险参保人数 3059 万人，其中 79 个试点城市参保人数 1412 万人[②]。

2008 年，国家进一步扩大试点范围；2009 年，城镇居民医疗保险在全国全面推开，逐步覆盖全体灵活就业人员、城镇非从业居民、老人和儿童。至此，城镇居民医疗保险的建立标志着我国在制度框架上实现了对国民的医疗保险制度全覆盖，把中国特色基本医疗保险制度推向了新的历史发展阶段。此后，我国政府进一步提高城镇居民医疗保险财政补助标准，2014 年提高到人均不低于 320 元，同时相应调整个人缴费标准。

（四）整合的城乡居民基本医疗保险制度（2016 年以后）

2016 年 1 月，《国务院关于整合城乡居民基本医疗保险制度的意见》（国发〔2016〕3 号）发布，在全国范围内统一部署和启动城镇居民基本医疗保险和新型农村合作医疗制度的整合工作，建立统一的城乡居民基本医疗保险，覆盖除职工基本医疗保险应参保人员以外的其他所有城乡居民。该意见提出“六统一”整合原则，即统一覆盖范围、统一筹资政策、统一保障待遇、统一医保目录、统一定点管理、统一基金管理。该意见提出城乡居民基本医疗保险政策范围内住院费用支付比例保持在 75%左右。城乡居民医疗保险制度整合，实行“目录就宽不就窄、待遇就高不就低”政策，确保城乡居民医疗保险的保障程度得到更大改善。

2021 年 9 月，《“十四五”全民医疗保障规划》提出，城乡居民基本医疗保险政策范围内住院费用基金支付比例在 2020 年达到 70%的水平。2022 年 6 月，《国家医保局 财政部 国家税务总局关于做好 2022 年城乡居民基本医疗保障工作的通知》（医保发〔2022〕20 号）提出合理提高筹资标准、巩固提升待遇水平、促进制度规范统一等。各级财政继续加大对居民医保参保缴费补助力度，人均财政补助标准新增 30 元，达到每人每年不低于 610 元，同步提高个人缴费标准 30 元，达到每人每年 350 元。中央财政继续按规定对地方实施分档补助。

---

① 数据来源：http://www.npc.gov.cn/npc/c2/c184/c1482/201905/t20190522_72327.html；https://www.stats.gov.cn/sj/tjgb/ndtjgb/qgndtjgb/202302/t20230206_1901956.html。

② 数据来源：http://www.npc.gov.cn/zgrdw/npc/zt/2008-12/23/content_1463573.htm。

根据《2021年全国医疗保障事业发展统计公报》，截至2021年底，城乡居民基本医疗保险参保人数100 866万人，其中成年人、中小学生儿童、大学生分别占参保总人数的73.7%、24.4%、2.0%。政策范围内住院费用基金支付比例69.3%，三级、二级、一级及以下医疗机构政策范围内住院费用基金支付比例分别为64.9%、72.6%、77.4%。

三、城乡医疗救助制度演变

在医疗救助制度方面，为减轻城乡贫困家庭的就医负担，我国政府分别建立了城市和农村医疗救助制度。主要救助对象为城乡居民最低生活保障中未能参加医疗保险，或参加了医疗保险后个人医疗费用负担仍然较重的困难群众。医疗救助资金主要来源于中央和地方各级财政，同时还有少量专项彩票公益金和社会捐助资金。

（一）单列的城乡医疗救助制度（2014年以前）

1. 农村医疗救助制度　20世纪80年代，医疗救助概念主要体现在我国农村扶贫和加强农村初级卫生保健的工作中。直到2002年，国务院召开全国农村工作会议，并印发《中共中央 国务院关于进一步加强农村卫生工作的决定》（中发〔2002〕13号），提出“建立和完善农村合作医疗制度和医疗救助制度”“对农村贫困家庭实行医疗救助”。医疗救助对象主要是农村“五保户”和贫困农民家庭。医疗救助形式可以是对救助对象患大病时给予一定医疗费用补助，或资助其参加当地合作医疗。医疗救助基金通过政府投入和社会各界自愿捐助等多渠道筹集。医疗救助基金独立设立，实行个人申请、村民代表会议评议、民政部门审核批准、医疗机构提供服务的管理体制，政府对农村医疗救助给予支持。

2003年，多部委联合下发《民政部 卫生部 财政部关于实施农村医疗救助的意见》（民发〔2003〕158号），明确建立农村医疗救助制度。对农村医疗救助的内涵、目标原则、救助对象和救助办法有了更为具体的规定。该意见指出“农村医疗救助制度是政府拨款和社会各界自愿捐助等多渠道筹资，对患大病农村五保户和贫困农民家庭实行医疗救助的制度”，要求各省、自治区、直辖市在全面推行农村医疗救助制度的同时，可选择2～3个县（市）作为示范点，通过示范指导推进农村医疗救助工作的开展。力争到2005年，在全国基本建立起规范、完善的农村医疗救助制度。

为加强农村医疗救助基金管理，保证农村医疗救助基金运行安全，2004年《财政部 民政部关于印发〈农村医疗救助基金管理试行办法〉的通知》（财社〔2004〕1号）等文件，对基金的筹资、使用和管理作了明确规定，并在全国范围内建立了专门针对农村贫困人口的医疗救助试点工作。上述文件的发布标志着农村医疗救助制度正式开始实施。

2. 城市医疗救助制度　城市居民基本医疗保险、大病保险等均为有限保障，无法为患病参保人员提供兜底保障，而医疗救助则为重点针对该类人群制定的兜底保障政策。早期部分地区开展了贫困人口医疗救助实践，但基本上都是在国际组织资助下进行的，且各地城市医疗救助工作发展很不平衡，医疗救助未纳入政府日常工作中，全国层面的城市医疗救助政策、实施方法和管理机制还未制定。20世纪90年代，随着贫困人口的增加，部分地区开始通过政府下发文件或地方立法开展医疗救助，医疗救助开始成为地方政府的一项职责。1990年，上海市率先探索建立医疗救助制度，上海市民政局、卫生局和财政局联合制定了《上海市城市贫困市民急病医疗困难补助办法》，对无直系亲属依靠、无生活来源和无生产劳动能力，生活依靠政府救济的孤老、孤儿和孤残人员，民政部门给予定期定量救济的其他各类特殊救济对象，家中无人在业和无固定经济收入的社会困难户，市和区、县党政领导机关交办的个别特殊对象给予门诊补助和住院补助。

为缓解城市困难群众医疗难题，2005年3月，国务院办公厅转发民政部、卫生部、劳动保障部和财政部《关于建立城市医疗救助制度试点工作的意见》，提出“用2年时间在各省、自治区、直辖市部分县（市、区）进行试点，之后再用2～3年时间在全国建立起管理制度化、操作规范化的城市医疗救助制度”。同年6月，《财政部 民政部关于加强城市医疗救助基金管理的意见》（财社〔2005〕39号）印发，至此我国城市医疗救助制度正式建立，明确政府筹资责任的同时确定了救助对象，医疗救助制度第一次从整个国家层面上单独建制，被纳入到整个社会保障体系中。

2009年6月，《民政部 财政部 卫生部 人力资源社会保障部关于进一步完善城乡医疗救助制度的意见》（民发〔2009〕81号）印发，对开展城乡医疗救助做了具体规定。已经开展了城市医疗救助的地区（包括全国绝大部分大中城市和少数县市）普遍对救助对象减免部分医疗费用。一般做法是收取普通挂号费，减收检查费、一般性诊疗费和床位费等。少数经济发达地区和个别中西部地区在完善救助对象部分医疗费用减免政策的同时，还通过建立城市医疗救助基金对救助对象的自付费用给予补助。北京、广东、上海、武汉等地对城市“三无”人员和城市特殊救济对象每月增加一定数额的医疗救助补助金或全额报销医疗费用。辽宁、山东、浙江、广东等地对患大病的低保对象给予临时救济，并发动社会力量帮助解决低保对象部分医疗费。江苏、浙江、广东等地还建立“慈善医院”“惠民医院”，直接对患者进行医疗救助。为规范城市医疗救助制度，上海、北京、大连、青岛、宁波等地以政府名义颁布了城市医疗救助暂行办法或实施意见，进一步明确了医疗救助对象、救助标准、资金的筹集和管理、申请、审批和资金的发放程序等。

为破解困难群众重特大疾病保障难题，2012年民政部会同财政部等多部门在14个省的273个市县开展了重特大疾病医疗救助试点，各地积极推进实践。2014年5月，《社会救助暂行办法》将医疗救助纳入社会救助，与教育救助、住房救助、就业救助等方面共同组成了较为完整的现代化社会救助体系。城乡医疗救助在全国范围内的建制，实现救助制度的逐步完善和救助水平的逐渐提高，在满足城乡困难群众基本医疗服务需求，缓解困难群众“看病难、看病贵”方面发挥了越来越大的作用。

（二）整合的城乡医疗救助制度（2015年以后）

医疗救助是《社会救助暂行办法》明确的“8+1”社会救助制度体系的重要组成部分，也是我国医疗保障体系的重要内容，对于保障困难群众基本医疗权益发挥着重要的基础性作用。2015年4月，《国务院办公厅转发民政部等部门关于进一步完善医疗救助制度全面开展重特大疾病医疗救助工作意见的通知》（国办发〔2015〕30号），要求各地在2015年底前，将城市医疗救助制度和农村医疗救助制度整合为城乡医疗救助制度。在做好低保对象和特困供养人员救助的基础上，逐步扩大对象范围，重点加大对重病、重残儿童的救助力度。对重点救助对象参加基本医疗保险的个人缴费部分进行补贴，规范门诊救助工作。重点救助对象在定点医疗机构发生的政策范围内住院费用中，对经基本医疗保险、城乡居民大病保险及各类补充医疗保险、商业保险报销后的个人负担费用，在年度救助限额内按不低于 70%的比例给予救助。城乡医疗救助制度的整合是各地实践探索成功经验的深化，更是健全我国社会救助体系的一项重大举措。

2020年《中共中央 国务院关于深化医疗保障制度改革的意见》进一步提出健全统一规范的医疗救助制度，增强医疗救助托底保障功能，包括建立救助对象及时精准识别机制，科学确定救助范围；健全重点救助对象医疗费用救助机制；建立防范和化解因病致贫返贫长效机制；合理控制贫困群众政策范围内自付费用比例。

根据《2021年全国医疗保障运行报告》，2021年，全国医疗救助支出619.90亿元，资助参加基本医疗保险8816万人，实施门诊和住院救助10 126万人次，全国次均住院救助、门诊救助分别为1074元、88元。

四、补充医疗保障制度发展

（一）商业健康保险

商业健康保险是社会保障体系的重要组成部分，对于丰富和完善医疗保障体系具有重要作用。

改革开放以来，我国健康保险业经历了从起步发展到专业化经营，再到参与多层次医疗保障体系建设的发展过程，逐渐形成了经营主体多元、产品供给丰富的健康保险市场。随着我国社会医疗保险体制不断深入和居民收入水平的提高，商业健康保险逐渐走上了专业化发展道路，不断增强有效供给能力和满足社会需求的能力。整体来看，我国商业健康保险随社会医疗保险的发展而快速发展，两者相互依赖、共同发展。

2009 年，我国新医改正式启动。《中共中央 国务院关于深化医药卫生体制改革的意见》提出，要“加快建立和完善以基本医疗保障为主体，其他多种形式补充医疗保险和商业健康保险为补充，覆盖城乡居民的多层次医疗保障体系”，做好制度之间的衔接，探索建立城乡一体化的基本医疗保障管理制度。

在国家政策的支持下，商业健康保险开始以多种形式深入参与到多层次医疗保障制度建设之中。2012 年，《关于开展城乡居民大病保险工作的指导意见》（发改社会〔2012〕2605 号）等文件陆续出台，商业健康保险开始在大病保险等领域深入发展。2014 年，《国务院关于加快发展现代保险服务业的若干意见》（国发〔2014〕29 号）明确提出“把商业保险建成社会保障体系的重要支柱”。同年 10 月，《国务院办公厅关于加快发展商业健康保险的若干意见》（国办发〔2014〕50 号）再次强调，“使商业健康保险在深化医药卫生体制改革、发展健康服务业、促进经济提质增效升级中发挥‘生力军’作用”，商业健康保险的政策定位被提到了前所未有的高度。此后，鼓励商业健康保险发展的政策文件密集出台。

2015 年，《国务院办公厅关于全面实施城乡居民大病保险的意见》（国办发〔2015〕57 号）提出，正式建立面向城乡的大病保险制度，并鼓励商业健康保险公司承办城乡居民大病保险业务。同年，《财政部 国家税务总局 保监会关于开展商业健康保险个人所得税政策试点工作的通知》（财税〔2015〕56 号）发布，又在 2017 年将试点政策推广到全国，旨在通过税收优惠方式支持商业健康保险发展。2016 年，中共中央、国务院印发《“健康中国 2030”规划纲要》，强调要“健全以基本医疗保障为主体、其他多种形式补充保险和商业健康保险为补充的多层次医疗保障体系”，明确了商业健康保险在医疗保障体系中的地位。2019 年 12 月，新修订的《健康保险管理办法》开始实施，将健康保险定位为国家多层次医疗保障体系的重要组成部分。2020 年 2 月，《中共中央 国务院关于深化医疗保障制度改革的意见》（中发〔2020〕5 号），提出要建立和完善具有中国特色的多层次医疗保障体系，积极推动商业健康保险发展，进一步丰富健康保险产品供给，满足人民群众个性化、多样化保障需求。商业健康保险在现阶段政策背景下发展显著，2015～2019 年健康保险保费年均增速高达 34.8%，保费规模超过车险，成为第二大险种。

2021 年 6 月，《中国银保监会办公厅关于规范保险公司城市定制型商业医疗保险业务的通知》（银保监办发〔2021〕66 号）将近年来我国保险市场出现的“普惠型商业医疗保险”（或称“惠民保”）命名为“城市定制型商业医疗保险”。2020 年以来，随着规范普惠型商业医疗保险业务的国家政策的陆续出台，具有低门槛、低保费、高保额特征的普惠型商业医疗保险呈现加速发展态势。截至 2022 年 6 月 30 日，全国共有 27 个省（直辖市、自治区）实施了 141 种普惠型商业医疗保险，共 167 款保险方案。其中，省级保险方案 36 款，覆盖 20 个省；市级保险方案 131 款，覆盖 102 个城市。2022 年全国普惠型商业医疗保险覆盖参保人数超过 1 亿人。

（二）慈善和医疗互助

作为多层次医疗保障体系的重要组成部分，慈善力量可以通过动员社会资源，为困难群众提供形式多样的医疗援助和健康帮扶，与基本医疗保障、商业健康保险共同织就健康安全网。我国公益慈善 40 年来的发展已取得丰硕的成果，相比于西方百年公益慈善的积淀，我国凸显出一种爱心活力的社会公益慈善，并用其独特方式呈现出公益慈善的厚积薄发。

1978 年开始，在经济体制向社会主义市场经济转轨的过程中，公益慈善事业逐渐开始发展。

1981 年 7 月，我国首个现代意义的公益慈善团体——中国儿童少年基金会成立，这也意味着我国公益慈善事业走上现代化之路。1994 年，第一个综合性慈善机构——中华慈善总会成立。1999 年 3 月，中华慈善总会组织承办微笑列车项目，这是我国慈善组织在医疗卫生领域较早开展的公益救助项目。该项目通过与各省慈善会密切合作，为贫困患者补贴交通食宿费用、为合作医院补贴手术费等。2007 年起，卫生部和中华口腔医学会接受美国微笑列车基金会的邀请，成为正式的项目合作伙伴，微笑列车项目成为一个集政府机构、医疗单位、慈善团体多部门大协作的最具规模的全国性慈善项目，为我国慈善组织在医疗卫生领域开展救助项目做出了有益探索。除了中华慈善总会外，其他公益组织如中国红十字基金会等也积极参与医疗卫生领域的慈善救助工作。随着我国社会经济活力的不断增强，慈善组织迅速增加。在我国现有法律体系框架下，慈善组织主要包括基金会、社会团体（红十字会、各级慈善会等）和民办非企业单位（福利院、各类互助中心等）。其中，基金会因其成熟的筹资体系和组织架构已成为慈善医疗救助的中坚力量。

为切实解决困难群众医疗难题，充分发挥医疗救助和慈善事业的综合效益，保障困难群众基本医疗权益，根据《中共中央 国务院关于深化医药卫生体制改革的意见》（中发〔2009〕6 号）、《国务院关于印发“十二五”期间深化医药卫生体制改革规划暨实施方案的通知》（国发〔2012〕11 号）等相关文件要求，发布了《民政部关于加强医疗救助与慈善事业衔接的指导意见》（民发〔2013〕132 号），提出逐步探索建立需求导向、信息共享、协调整合、激励扶持四大机制，各地可选择实力雄厚、社会公信力高的慈善组织，探索慈善资源援助重特大疾病贫困患者的路径、方法和程序。在有条件的地方，可针对困难群众的个性化服务需求，支持、引导慈善组织开展多样化医疗援助服务项目。

2016 年 6 月，国家卫生和计划生育委员会等多部门联合印发《关于实施健康扶贫工程的指导意见》（国卫财务发〔2016〕26 号），明确指出“充分动员社会力量，引导支持慈善组织、企事业单位和爱心人士等为患大病的贫困人口提供慈善救助”。同年《中华人民共和国慈善法》的出台，为社会力量参与医疗救助提供了法律依据。

慈善救助建立在社会捐献与互助基础之上，在历年慈善捐赠总额中，每年有 20%左右的慈善资源投入到医疗帮扶领域，主要用于为特定群体提供医疗物资援助、医疗费用资助、自付费用补助、保险购买补充、目录外特殊病种救助等。一方面在保障范围上填补基本医疗保障的空白，另一方面在保障水平上适当弥补政府救助的不足，为困难群众提供更全面、更充分的医疗保障。各类慈善力量通过动员社会资源，为困难群众提供形式多样的医疗援助。慈善力量也有协同病患社会关系、平台构建、信息衔接的功能，为构筑社会安全感、健康安全感提供支撑。截至 2019 年 4 月，在我国慈善信息平台登记的慈善组织中，医疗服务领域占 7.35%，仅次于人类服务、教育服务和扶贫发展领域，排名第 4；在开展的所有慈善救助项目中，医疗类项目有 537 个，占 7.35%（杨团，2020）。

总体来看，我国当前慈善资源的汇聚和使用尚处于自发成长阶段，参与主体呈现多元化特点，各地红十字会、慈善会、基金会以及其他社会组织发挥各自优势，积极开展多样化慈善医疗救助项目。以病种救助为例，白内障、儿童先心病、儿童白血病、乳腺癌、终末期肾病、宫颈癌、唇腭裂、地中海贫血、肺癌、儿童淋巴瘤等是慈善机构投入资源较多的救助疾病种类。在慈善机构的努力下，一些罕见病也逐步纳入慈善救助视野，获得社会关注和支持。慈善机构也尝试创办平价慈善医疗机构，或在现有医疗体系中指定定点医院或科室赋予更多公益功能；通过关注生命全周期、健康全过程的社会解决方案，将健康问题前移，注重健康文化倡导、健康教育、医疗照护、心理介入等内容，为医疗保障体系和医疗卫生服务的发展作出贡献。

除公益慈善外，医疗互助也是我国多层次医疗保障制度中的一部分，如我国大部分地区都已建立的职工医疗互助计划、职工重大疾病（特种重病）医疗互助保障计划等。作为一种较为典型的“相互保险”，互助保障在一定程度上填补了基本医疗保险与商业保险之间的空白。现阶段，我国省级职工医疗互助计划由省级总工会主管，经办形式以工会自主经办为主，部分地区委托第三方经办，年缴费标准集中在 51～100 元/年。部分地区对女职工、退休职工及职工家人设计了针对性保障条款。绝大多数地区职工医疗互助计划的保障范围与基本医疗保险保持一致，采取按医疗费用分段或按住院次数浮动比例进行报销。此外，近 5 年来基于医联网平台的医疗互助呈现加速发展态势，蚂蚁金服“相互宝”、水滴互助等平台的用户数量均已破亿，其他互联网机构如美团、滴滴、360 等发起的网络互助平台也覆盖数百万互助用户，为减轻群众的医疗费用负担发挥了作用。

第二节　我国医疗保障制度发展现状与成效

一、多层次医疗保障体系发展现状

（一）基本医疗保险制度发展情况

1. 人群覆盖情况　基本医疗保险制度覆盖人数持续稳定在 13.50 亿左右，2021 年为 13.63 亿人，基本医保覆盖率持续保持在 95%以上，2021 年为 96.46%（表 12-2），全民医保覆盖的目标趋于实现。

表 12-2　2017～2021 年我国基本医疗保险制度覆盖情况

年份	基本医保覆盖人数/亿人			基本医保覆盖率/%
	职工医保	居民医保*	合计	
2017	3.03	10.54	13.57	97.62
2018	3.17	10.27	13.45	96.36
2019	3.29	10.25	13.54	96.71
2020	3.44	10.17	13.61	96.43
2021	3.54	10.09	13.63	96.46

数据来源：根据历年《中国统计年鉴》和《2021 中国医疗保障统计年鉴》整理而得。

* 2019 年后为城乡居民基本医疗保险。

2. 筹资与基金运行情况　2015 年以来，基本医疗保险筹资水平逐年上升。职工基本医疗保险（简称“职工医保”）人均筹资水平从 2018 年的 4273 元上升至 2019 年的 4592 元，2020 年因为疫情原因略有下降，2021 年为 5363 元；城乡居民基本医疗保险（简称“城乡居民医保”）人均筹资从 2018 年的 693 元上升至 2021 年的 922 元。

职工医保和城乡居民医保的人均筹资差距在扩大，2018 年人均筹资差距 3580 元，2021 年扩大至 4441 元（表 12-3）。

表 12-3　2018～2021 年我国基本医疗保险筹资变化情况

年份	职工医保/（元/人）	城乡居民医保/（元/人）
2018	4273	693
2019	4592*	781
2020	4566*	833
2021	5363*	922

数据来源：《2021 中国医疗保障统计年鉴》。

* 含生育保险基金。

个人账户划拨金额占职工医保基金收入的比例基本保持在 40%左右，2021 年为 37.57%（表 12-4）。城乡居民医保不设个人账户。

表 12-4　2017～2021 年我国职工医保基金个人账户划拨金额及其所占比例

年份	个人账户划拨金额/亿元	占职工医保基金收入比例/%
2017	4635	37.75
2018	5297	39.13
2019	5840	38.38
2020	6587	41.87
2021	7139	37.57

数据来源：《2017 年度人力资源和社会保障事业发展统计公报》，2018～2021 年《全国医疗保障事业发展统计公报》。

基本医疗保险基金运行总体比较平稳，职工医保和城乡居民医保基金当年均有结余，累计结存逐年增加。2021 年，职工医保和城乡居民医保基金累计结存分别为 29 440 亿元和 6717 亿元，累计结存占当年筹资额的比例分别为 154.92%和 72.25%（表 12-5）。

表 12-5　2017～2021 年我国基本医疗保险基金结余情况

年份	当年结余/亿元			累计结存/亿元			累计结存占当年筹资的比例/%		
	职工医保	城乡居民医保	新型农村合作医疗	职工医保	城乡居民医保	新型农村合作医疗	职工医保	城乡居民医保	新型农村合作医疗
2017	2 811	698.50	—	15 851	3 534.60	—	129.10	62.52	—
2018	2 831.26	694.60	36.00	18 750	4 372.3	318	138.50	62.72	36.34
2019	3 104.10	384.48		21 982	5 142.55		145.39	59.97	
2020	2 865	949		25 423	6 077		161.60	66.67	
2021	4 256	428		29 440	6 717		154.92	72.25	

数据来源：2017～2018 年《医疗保障运行报告》，2019～2021 年《全国医疗保障事业发展统计公报》。

3. 保障待遇与定点机构管理　基本医疗保险待遇保障范围不断扩大，药品目录动态调整，纳入目录的药品种类持续增加，定点医药机构的选择更加规范，患者需求得到更好满足。

动态调整药品目录，强化药品供应保障。2018 年以来，国家医疗保障局每年通过谈判准入方式及时调整医保药品目录。2023 年 1 月，国家医疗保障局、人力资源和社会保障部印发《国家基本医疗保险、工伤保险和生育保险药品目录（2022 年）》，收载西药和中成药共 2967 种，其中西药 1586 种，中成药 1381 种；还有基金可以支付的中药饮片 892 种。

不断扩大诊疗服务范围，康复服务项目、中医药服务项目和高新诊疗技术等逐渐纳入基本医疗保险诊疗项目目录中，更好地满足了临床诊疗服务需求。

定点医药机构的遴选标准不断优化，定点医药机构的医疗服务行为更加规范，确保患者接受的医疗服务质量稳中有升。

4. 支付制度改革　积极完善医保支付制度，防范和化解医保基金运行风险。一是深化支付方式改革，有序推进按 DRGs 付费国家试点，开展区域点数法总额预算和按病种分值付费试点，推进紧密型县域医共体支付方式改革，初步形成了总额预算基础上多元复合支付方式。二是及时调整医保支付政策，将新冠病毒感染诊疗方案中的药品和诊疗项目纳入临时目录。2020 年，医保部门联合财政等部门及时出台临时性待遇调整政策，确保患者不因费用问题得不到及时救治，确保定点医疗机构不因支付政策影响救治，新冠病毒感染患者的治疗费用，基本医疗保险基金承担 65%，剩余 35%由财政承担。

5. 受益与补偿情况　保障待遇逐步从“保基本”向“保障适度”迈进，但不同制度覆盖人员的待遇差距持续存在。职工医保和城乡居民医保参保人员住院医药费用的实际补偿比例分别从 2017 年的 72.0%和 56.0%上升至 2020 年的 73.2%和 60.6%（表 12-6）。但制度之间保障水平差距持续存在，政策范围内补偿比和实际补偿比都保持在15%左右。

表 12-6　2017～2020 年基本医保参保人员住院医药费用补偿比例变化情况　（单位：%）

年份	职工医保		城乡居民医保	
	政策范围内补偿比例	实际补偿比例	政策范围内补偿比例	实际补偿比例
2017	81.7	72.0	66.2	56.0
2018	81.6	71.8	65.6	56.1
2019	85.8	75.6	68.8	59.7
2020	85.2	73.2	70.0	60.6

资料来源：《2018年医疗保障运行报告》，2019～2020年《全国医疗保障事业发展统计公报》。

医保基金支出占医疗机构医疗收入的比例呈现波动趋势，从2017年的49.80%上升至2018年的53.17%，2019年后开始下降，2021年为47.54%；其中，基本医保（含职工医保和城乡居民医保）基金支出占医疗收入的比例从2017年的45.15%上升至2018年的48.42%，随后下降至2021年的42.55%（表12-7）。

表 12-7　2017～2021 年我国医保基金支出占医疗机构医疗收入比例　（单位：%）

年份	合计	基本医疗保险基金	其他医保基金
2017	49.80	45.15	4.65
2018	53.17	48.42	4.75
2019	49.96	45.14	4.82
2020	49.32	44.11	5.21
2021	47.54	42.55	4.99

数据来源：2017～2021全国卫生健康财务年报资料。

基本医疗保险筹资与经济社会发展和卫生总费用的增速保持同步。2017～2021年，基本医疗保险基金收入占国内生产总值的比例呈现上升趋势，2017年为2.28%，上升至2021年的2.51%。基本医疗保险基金收入占卫生总费用的比例在波动中呈上升趋势，2021年为38.00%（表12-8）。

表 12-8　2017～2021 年我国基本医疗保险基金占国内生产总值及卫生总费用的比例

年份	基本医疗保险基金收入/亿元	占国内生产总值的比例/%	占卫生总费用比例/%
2017	18 931.12	2.28	35.99
2018	21 384.00	2.34	36.17
2019	23 695.24	2.41	35.99
2020	24 846.12	2.46	34.36
2021	28 727.58	2.51	38.00

数据来源：根据2017～2018年《中国劳动统计年鉴》、2017～2022年《中国卫生健康统计年鉴》和2018～2021年《全国医疗保障事业发展统计公报》整理而得。

6. 经办与监管　基金监管的专项整治与长效机制建设并举，基金安全有了制度性保障。2018年以来，国家医疗保障局深入开展打击欺诈骗保专项治理、推进飞行检查，加强基金监管的专项整治工作，仅2020年追回的医保资金就达223.1亿元。同时加强医保基金监管制度体系改革，推进医保基金监管方式创新试点、基金监管信用体系建设试点和医保智能监控示范点工作，出台《医疗保障基金使用监管条例（征求意见稿）》，推进基金监管的长效机制建设，基金监管进入了法治化轨道，医保基金安全有了强有力的制度保障。

（二）其他医疗保障制度发展情况

1. 医疗救助制度 医疗救助受益面逐渐增加，救助支出逐年上升。资助参加基本医疗保险的人数在波动中上升，从 2017 年的 5621.0 万人增加至 2020 年的 8641.4 万人，人均补助从 131.6 元上升至 185.3 元；2020 年住院救助和门诊救助人次分别为 2483.5 万人次和 5560.7 万人次，门诊和住院救助的支出总金额为 352.4 亿元（表 12-9）。

表 12-9 2017～2020 年我国医疗救助基金支出及受益情况

<table>
<tr><th rowspan="2">年份</th><th colspan="3">资助参加基本医疗保险</th><th colspan="5">门诊与住院救助</th></tr>
<tr><th>资助人数/万人</th><th>支出/亿元</th><th>人均补助/元</th><th>住院救助/万人次</th><th>门诊救助/万人次</th><th>支出/亿元</th><th>住院次均补助/元</th><th>门诊次均补助/元</th></tr>
<tr><td>2017</td><td>5621.0</td><td>74.0</td><td>131.6</td><td colspan="2">3517.1</td><td>266.1</td><td>1498.4</td><td>153.2</td></tr>
<tr><td>2018</td><td>7637.9</td><td>127.6</td><td>154.2</td><td>2297.7</td><td>3063.3</td><td>297.0</td><td>1151.0</td><td>106.0</td></tr>
<tr><td>2019</td><td>7538.4</td><td>134.9</td><td>178.9</td><td>2608.7</td><td>4441.6</td><td>334.2</td><td>1123.2</td><td>92.8</td></tr>
<tr><td>2020</td><td>8641.4</td><td>160.1</td><td>185.3</td><td>2483.5</td><td>5560.7</td><td>352.4</td><td>1056.4</td><td>93.5</td></tr>
</table>

数据来源：《2017 年社会服务发展统计公报》，2018～2020 年《全国医疗保障事业发展统计公报》。

2. 商业健康保险与慈善捐赠 2017～2020 年，商业健康保险快速发展，原保费收入从 4389 亿元增加至 8173 亿元，赔付支出从 1295 亿元增加至 2921 亿元；2020 年商业健康保险原保费收入与赔付支出占卫生总费用的比例分别为 11.30%和 4.04%（表 12-10）。

表 12-10 2017～2020 年我国商业健康保险收入与赔付情况

年份	卫生总费用/亿元	商业健康保险保费/亿元		占卫生总费用比例/%	
		原保费收入	赔付	原保费	赔付
2017	52 598.28	4 389	1 295	8.35	2.46
2018	59 121.91	5 448	1 744	9.22	2.95
2019	65 841.39	7 066	2 351	10.73	3.57
2020	72 306.40	8 173	2 921	11.30	4.04

数据来源：中国银行保险监督管理委员会 2017～2020 年保险业经营情况表。

2017～2019 年，我国社会捐赠总额逐年增加，但流向医疗领域的比例波动较大，2019 年社会捐赠流向医疗领域的比例仅为 16.01%（表 12-11）。

表 12-11 2017～2019 年我国慈善捐赠及其流向医疗领域比例变化

年份	社会捐赠总额/亿元	流向医疗领域比例/%
2017	1499.86	24.10
2018	1624.15	20.44
2019	1701.44	16.01

数据来源：2017～2019 年《中国慈善捐赠报告》。

（三）公共财政支持医疗保障制度发展的情况

我国公共财政支持医疗保障制度发展的方式主要包括以下三种：一是直接提供补助，二是利用财税政策间接支持医疗保障制度发展，三是参与医疗保障治理体系和治理能力现代化建设。

1. 直接提供补助　公共财政为多层次医疗保障制度发展直接提供补助的形式主要有：一是为职工基本医疗保险基金提供补助，解决公费医疗和劳保医疗制度转向职工基本医疗保险制度过程中的历史遗留问题，包括关停并转企业职工的保费缴纳不足等。2021 年，公共财政对职工基本医疗保险的补助金额为 243.02 亿元，占职工医保基金收入的比例为 1.28%。二是为城乡居民基本医疗保险提供补助。2021 年补助金额为 6181.63 亿元，占城乡居民基本医疗保险基金收入的比例为 66.49%，这是公共财政支持医疗保障制度发展中的最大支出。三是中央和地方各级财政通过预算安排医疗救助基金（包括城乡医疗救助基金、疾病应急救助基金和其他医疗救助支出）。2021 年，各级财政共安排了 582.19 亿元作为医疗救助基金（表 12-12）。四是作为慈善捐赠的重要筹资来源，中央财政通过彩票公益金支持医疗慈善事业的发展。

表 12-12　2017～2021 年我国财政对医保基金的补助变化情况

年份	财政补助/亿元		占基金收入比例/%		医疗救助基金补助/亿元
	职工医保	城乡居民医保	职工医保	城乡居民医保	
2017	185.84	4753.27	0.85	—	320.91
2018	187.14	5198.26	1.38	71.72	469.68
2019	160.18	5606.67	1.01	66.85	517.90
2020	195.70	5798.45	0.88	67.11	566.16
2021	243.02	6181.63	1.28	66.49	582.19

数据来源：根据历年《中国财政年鉴》和《中国统计年鉴》数据整理而得。

2. 利用财税政策撬动更多资源支持多层次医疗保障制度发展　除向医疗保障基金提供直接补助外，利用财政政策撬动更多资源也是公共财政支持多层次医疗保障制度发展的重要路径，如出台税收优惠政策支持商业健康保险发展，出台免税政策鼓励社会力量支持慈善公益事业和社会救助事业发展等。

3. 参与医疗保障制度治理体系建设　除了为医疗保障制度提供直接和间接的资金支持外，财政部门还作为医疗保障治理体系的重要参与者支持医疗保障制度的建设和发展。目前财政部门主要参与多层次医疗保障制度的筹资、支付、基金监管以及基金预算绩效管理等政策的研制与修订，并为医疗保障制度的经办、监管与运行提供财力保障。

二、我国多层次医疗保障制度取得的成效

（一）基本医疗保险制度逐渐成熟定型，已实现全民医保覆盖

我国基本医疗保险制度逐步成熟定型，以就业为基础、强制性的、个人和单位共同筹资的职工基本医疗保险制度以及以自愿为主、个人缴费和公共财政补助为主要筹资渠道的城乡居民基本医疗保险制度运行稳定，覆盖面持续稳定在 95%以上。

（二）目录管理更加科学，待遇保障范围稳步扩大并逐步统一

基本医保目录管理更加科学，待遇保障范围随着经济社会发展逐步扩大。开始尝试在全国范围内统一基本医疗保险制度的药品目录和诊疗项目，为缩小不同地区保障待遇差距奠定了基础。

（三）保障水平有所提升，居民就医负担有所缓解

随着筹资水平的提升和保障范围的动态调整，特别是门诊慢性病和门诊特殊疾病保障的普及，参保人员的保障水平有所提升，个人自付医疗费用占卫生总费用的比例持续下降，居民就医负担有所缓解。

（四）管理体制统一，管理更加高效

2018 年组建国家医疗保障局以来，首次实现了基本医疗保障制度管理体制的统一。基本医疗保险的市级统筹逐步做实，省级统筹也在部分省份得以实现，使基本医疗保障制度的管理更加高效，风险防御能力有所增强，为促进医保、医疗和医药联动改革提供了更加坚实的制度保障。

第三节 我国医疗保障制度发展面临的挑战与问题

一、经济社会发展对医疗保险制度提出的挑战

（一）从高速向高质量发展转变提出的挑战

我国经济社会发展从高速向高质量发展转型，经济增速和公共财政收入增速均有所放缓，会对基本医保筹资增长产生影响；但参保人员的医疗服务需求仍在持续增加，与医保基金收入增速下降之间的矛盾亟待化解。

（二）人口老龄化带来的挑战

我国的人口老龄化进程仍在持续，2021 年我国老龄化率达 18.9%，与此同时，出生人口从 2016 年开始下降，出生率已经下降至 7.52‰（表 12-13）。老年人口对医疗服务的需求远高于其他人群，人口老龄化将不可避免地带来医疗费用增长。60 岁及以上年龄组人均医疗费用为 60 岁以下年龄组的 4.65 倍，人口结构老化每提升 1 个百分点将使医疗保险基金面临成倍风险。人口老龄化意味着未来缴纳保费的人口逐渐下降，医疗保险基金收入增速放缓，支出增速增加，给基本医疗保险制度可持续发展带来严峻挑战。

表 12-13 2015～2021 年我国人口老龄化及出生率变化情况

年份	60 周岁及以上人口数/万人	占总人口比例/%	65 周岁及以上人口数/万人	占总人口比例/%	出生人口数/万	出生率/‰
2015	22 200	16.1	14 386	10.5	1 655	12.07
2016	23 086	16.7	15 003	10.8	1 786	12.95
2017	24 090	17.3	15 831	11.4	1 723	12.43
2018	24 949	17.9	16 658	11.9	1 523	10.94
2019	25 388	18.1	17 603	12.6	1 465	10.48
2020	26 402	18.7	19 064	13.5	1 200	8.52
2021	26 736	18.9	20 056	14.2	1 062	7.52

数据来源：2016～2021 年《中国统计年鉴》。

（三）疾病谱变化带来的挑战

我国的疾病谱已经从传统的以感染性疾病为主转变为以慢性病为主，恶性肿瘤、心脑血管疾病等慢性非传染性疾病已经成为我国居民死亡和患病的主要疾病种类，为经济社会发展带来沉重的经济负担。2020 年 1 月新冠疫情的暴发，揭示了突发重大公共卫生事件与新的烈性传染病亦是医疗保障制度必须面对的现实挑战。疾病谱的深刻变化给未来医疗保障管理服务模式提出了新的挑战，即如何推动传统疾病治疗向现代健康管理转变，以构建有效的慢性病综合防治体系。

（四）健康需求升级带来的挑战

伴随城乡居民生活水平的不断提高以及新技术新药品在临床的广泛应用，人们的健康期望与标准也不断提升，进而带来医疗服务需求的升级。具体到医疗保障领域，人民群众从以往基本层次的医疗服务与医疗保障的获取转变为对更可靠、更公平、更高水平的医疗保障与医疗卫生服务的需求。

因此，多样化、个性化与多层次的健康需求给医疗保障体系提出了更高要求，进而要求在深化医疗保障制度改革的同时，还需要探索建立长期护理保险制度，推动商业保险、互助保险及慈善公益事业的发展。

（五）新就业形态带来的挑战

职工基本医疗保险制度是在劳动合同关系为基础的就业制度基础上建立的，但随着互联网经济的兴起，新业态的从业人员与网络平台之间只有劳务关系，没有劳动关系，难以按照现有制度参加职工基本医疗保险。伴随工业化、城市化进程和人们择业、生活自主性的不断增强，人口流动规模愈益庞大，更多的农村户籍居民进入城镇成为常住人口，同时城市间的人口流动规模也不断扩大。新业态从业人员大多在非户籍地就业，难以在流入地参加城乡居民基本医疗保险，回户籍地参加城乡居民基本医疗保险，又难以享受待遇，导致这部分人员漏保现象时有发生。大多数地区坚持户籍地参保政策影响了流动人口参保的积极性，不利于扩大基本医疗保险覆盖面。

（六）医疗卫生服务供给侧结构性改革失衡带来的挑战

“十三五”期间，医疗卫生服务供给侧结构性改革进展滞后，医院、基层和专业公共卫生机构结构性失衡进一步加剧。从卫生人员分布看，医院卫生人员占比持续上升，基层医疗卫生机构和专业公共卫生机构卫生人员占比持续下降（表 12-14），这样的结构性失衡不利于分级诊疗制度建设，也不利于引导患者流向基层，增加了医保部门开展就医管理的难度。

表 12-14　2015～2021 年我国医疗卫生机构卫生人员数构成变化情况　（单位：%）

年份	医院	基层	专业公共卫生机构	其他
2015	57.35	33.69	8.20	0.76
2016	58.55	32.96	7.79	0.69
2017	59.38	32.57	7.42	0.63
2018	59.96	32.23	7.18	0.63
2019	60.19	32.19	6.93	0.69
2020	60.20	32.21	6.86	0.73
2021	60.63	31.70	6.85	0.82

数据来源：根据 2015～2021 年《我国卫生健康事业发展统计公报》数据整理而得。

二、我国医疗保障制度发展面临的问题

“十三五”期间，我国医疗保障制度取得快速发展，医疗保险制度正在从高速向高质量发展转变，但发展过程中不平衡、不充分问题仍比较突出，主要表现为职工基本医疗保险和城乡居民医疗保险制度之间、东中西部之间筹资与待遇不平衡，城乡居民基本医疗保险参保人员保障不充分；门诊与住院保障的不平衡，门诊保障不充分；在医保筹资、基金管理和就医管理方面也仍存在与医保高质量发展不相适应的问题；医疗救助的托底作用仍不够明显；多层次保障机制在减轻患者就医负担，化解居民健康风险方面的作用尚不充分。

（一）强制参保未得以坚持，基本医疗保险的社会保险属性体现不足

强制参保是社会保险的核心属性。职工基本医疗保险属于典型的社会医疗保险，但目前强制参保执行不到位，仍有部分在职职工（主要为小微企业职工）未被职工基本医疗保险覆盖，对新业态的就业人员如何参加职工基本医疗保险缺乏制度安排，职工基本医疗保险覆盖的在职职工人数持续低于同期城镇就业人数和职工养老保险覆盖人数，职工基本医疗保险参保人数仍有较大的提升空间。

城乡居民基本医疗保险是我国基本医疗保险制度的重要组成部分，目前仍坚持自愿参保原则，与社会医疗保险属性不相适应，增加了筹资成本，影响了基本医疗保险制度的进一步完善。

重复参保和漏保现象仍持续存在，一是职工基本医疗保险和城乡居民基本医疗保险筹资政策缺乏衔接，职工基本医疗保险以月度为单位进行参保，城乡居民基本医疗保险以年度为单位进行参保，导致部分特定人群如当年新入职的大学生、新就业的农民工等重复参保现象不可避免；二是部分流动人口（特别是学龄前儿童）在流入地存在参保障碍，多数统筹地区按户籍和就业状况为基础参保，限制流动人口参加流入地的基本医疗保险，回避流动人口参保的缴费责任，漏保现象仍时有发生。

（二）医保缴费责任划分不合理，个人筹资责任偏低

职工基本医疗保险改革启动始于我国从计划经济向社会主义市场经济转型初期，当时更加强调医保的福利性，个人缴费责任相对较轻，但随着社会主义市场经济体制逐步建立，职工基本医疗保险筹资责任划分并没有逐步优化，企业筹资责任反而进一步加重。部分地区在调整职工基本医疗保险筹资比例时，均提高了单位的缴费比例，个人缴费比例维持不变，导致个人和单位的缴费责任更加不平衡。职工基本医疗保险缴费基数不明确，部分地区以基本工资而不是全口径收入为缴费基数，导致职工基本医疗保险名义费率较高；部分地区对部分小微企业甚至采取打包形式确定职工基本医疗保险缴费总额，淡化了缴费基数。

城乡居民基本医疗保险筹资增长机制不健全，个人缴费比例偏低。2021 年，城乡居民基本医疗保险个人缴费占医保基金的比例仅为 1/3 左右。稳定的筹资增长机制尚未建立，年度筹资标准确定滞后，筹资增长存在不确定性，影响了城乡居民基本医疗保险待遇的调整，增加了城乡居民基本医疗保险基金预算管理的执行难度。城乡居民基本医疗保险个人缴费占全国居民人均可支配收入的比例不足 1%，2021 年仅为 0.88%。

职工基本医疗保险覆盖的退休人员个人不缴费，还需要单位缴费转移至其个人账户，城乡居民基本医疗保险覆盖的老年人要缴费参保，这样的制度安排不利于基本医疗保险制度发挥二次分配的作用。

（三）基金结余与保障不充分并存，地区不平衡现象突出

我国职工基本医疗保险和城乡居民基本医疗保险统筹基金管理采取的是纵向积累、精算平衡原则，没有明确精算平衡的周期，目前实际运行情况是累计结存逐年增加，基金沉淀量较大，既影响了基金的使用效率，又增加了单位缴费负担和财政支出压力。

另一方面，基金收支的地区不平衡现象比较突出，部分地区医保基金抗风险能力弱，甚至出现基金赤字现象。统筹地区间缺乏横向风险调节机制，基金结余与基金赤字并存，影响了医保基金运行的可持续性。从待遇保障水平来看，大多数地区的医疗保险处于市县级向省市级统筹的过渡阶段，由于经济发展水平的差异，各省市制定的医疗保险待遇保障水平尚不统一，不同统筹地区之间的医保待遇执行标准存在着较大差异。与经济发展水平和人民群众的美好生活需要相比，仍然存在保障不充分的情况。基本医疗保险政策范围内住院医疗费用基金支付比例已达到 2009 年新医改目标，但患者实际自付比例仍然较高。门诊慢性病、重大疾病等政策范围外的疾病医疗费用较高，同时贫困人口等特殊人群的报销水平仍存在差距，与基本医保从“保基本”向“保障适度”转型的要求存在差距。

（四）多层次医疗保障机制建设亟须加强，制度衔接与整合亟须突破

从医保制度发展进程看，基本医疗保险制度作为医疗保障体系的主体构成，其发展更为完善，制度公平性明显提升、互助共济功能显著增强，统筹保障能力大幅提高。相较而言，现阶段补充医疗保险、商业健康保险以及医疗救助等的发展相对滞后。补充医疗保险尚处于各地或用人单位自主探索阶段，缺乏国家统一的规范要求。商业健康保险承担的筹资功能较弱，赔付比例偏低，与基本医疗保险缺乏衔接和整合，其财务风险分担和补充保障作用仍有限。医疗救助的托底作用发挥不充分，因病致贫和因病返贫现象仍时有发生。医疗领域慈善捐助的筹资机制不稳定，慈善捐助流向医

疗领域的比例存在较大不确定性，难以弥补政府和市场在医疗保障制度建设方面的不足。

职工基本医疗保险和城乡居民基本医疗保险政策衔接有待加强。目前职工基本医疗保险和城乡居民基本医疗保险的缴费周期不一致，两者如何顺利转换尚缺乏相应规范，导致重复参保和漏保现象时有发生。基本医疗保险与医疗救助、慈善捐赠和商业健康保险之间的衔接机制仍有待加强，适度的信息共享机制尚未建立，影响了多层次医疗保障体系多重保障作用的发挥。

覆盖非（正式）就业人员的城乡居民基本医疗保险制度如何与覆盖正式就业人员的职工基本医疗保险制度整合，目前尚缺乏清晰的路径和探索；从筹资和待遇水平看，职工基本医疗保险和城乡居民基本医疗保险的差距仍在扩大，基本医疗保险制度面临二元制度固化的风险，不利于发挥其再分配功能，与“覆盖全民、统筹城乡”的要求存在差距。

（五）经办管理服务体系不完善，与医保制度高质量发展要求不相适应

基本医保经办管理和公共服务体系尚不完善，难以适应医保精准化、精细化服务要求。基本医保经办管理机构人员配置不足、专业配置不合理现象比较普遍，特别是区县级的经办管理机构专业化程度亟待提升，部分经办管理机构配备的医疗、保险和药学专业人员比例偏低，与医保制度高质量发展的要求不相适应。

（六）法治化程度较低一定程度上制约医疗保障的良性发展

医疗保障作为一个独立运行的重要社会保障制度，需要进一步夯实制度发展的法律基础。针对医疗保险领域中的违法、骗保、不规范使用医保基金等行为，国务院通过了《医疗保障基金使用监督管理条例》，自 2021 年 5 月 1 日起施行。国家医疗保障局和各地医疗保障管理部门也先后出台了一系列规章制度和管理办法，目前尚未出台医疗保障法，主要依据 2010 年《中华人民共和国社会保险法》中职工基本医疗保险的简单规制，存在法律条文规定不全、针对性不强等问题，医疗保障法治建设有待于进一步推进。

第四节　我国医疗保障制度发展的展望

一、深化医疗保障改革的现实环境

当前，我国医疗保障制度进入全新发展阶段，面对新时代更为严峻的新挑战需要更加重视深化改革的现实环境，在把握现实有利条件的同时，对当前的问题与挑战进行客观、科学分析，推动中国特色医疗保障制度可持续发展。

（一）新时代提供了有利于医疗保障制度深化改革的社会环境

党的十九届四中全会通过的《中共中央关于坚持和完善中国特色社会主义制度 推进国家治理体系和治理能力现代化若干重大问题的决定》提出要完善覆盖全民的社会保障体系，坚持应保尽保原则，健全统筹城乡、可持续的基本养老保险制度、基本医疗保险制度，规范社保基金管理，发展商业保险；要求强化提高人民健康水平的制度保障，提高医疗保障水平，健全重特大疾病医疗保险和救助制度。这些要求决定了医疗保障制度作为国家治理体系与治理能力的有机组成部分，应遵循中国特色社会主义制度的原则规范与发展方略，按照中国特色社会主义制度的要求走向成熟、定型。新时代对医疗保障制度的定位，为全面深化医疗保障制度改革提供了基本遵循和有利的时代背景。

（二）国民经济的持续健康发展为医疗保障制度发展奠定了雄厚的物质基础

我国综合国力稳步提升，医疗保障及与医疗卫生系统的公共投入持续增加。同时，居民收入大幅度增长，恩格尔系数已达到相对富裕的水平。党的十八大以来，脱贫攻坚战取得了全面胜利，伴随全面建成小康社会，国家财政支撑医疗保障制度发展的能力和人民群众承担医疗保险制度筹资责任的能力都在迅速提升，为深化医疗保障制度改革奠定了坚实的基础。

（三）国家层面已形成全面深化医疗保障制度改革的顶层设计

2017 年 10 月党的十九大报告和 2019 年党的十九届四中全会通过的《中共中央关于坚持和完善中国特色社会主义制度 推进国家治理体系和治理能力现代化若干重大问题的决定》为全面深化医疗保障制度改革提供了基本遵循。2020 年 2 月《中共中央 国务院关于深化医疗保障制度改革的意见》对医疗保障制度的深化改革作出了战略部署，是新时代建设中国特色医疗保障制度的顶层设计，回答了我国应当建立什么样的医疗保障制度以及如何建成这一制度的重大问题，并对中国特色医疗保障制度的建设与发展作出了清晰的规划。我国医疗保障制度改革有了明确的目标和清晰的路径，为新时代全面推进医疗保障制度改革走向深化提供了科学依据。

（四）集中统一的医疗保障管理体制为深化医疗保障制度改革提供组织保障

2018 年国务院机构改革中成立的国家医疗保障局，破除了长期以来制约我国医疗保障制度改革的体制性障碍，集中统一的医疗保障管理体制的确立不仅能够保证政令统一、步调一致，而且可实现对医疗保障体系建设的统筹规划，实现不同层次医疗保障制度安排的结构有序、功能互补，为全面深化医疗保障制度改革提供有效的组织保障。国家医疗保障局成立以来的实践表明，我国医疗保障领域的各项改革步伐正在明显加快，已经出台的重大改革举措符合医疗保障制度发展的客观规律，未来医疗保障制度的发展亦将步入良性发展轨道。

二、深化医疗保障改革的关键路径与重点任务

在有利的时代背景和复杂化挑战并存的现实情境下，顺利完成全面深化医疗保障制度改革的任务，并促使医疗保障制度建设基本成熟，体现在对如下关键路径和重点改革任务的突破上。

（一）完善制度建设，持续优化改革条件

完善公平适度的待遇保障机制。坚持共建共享与互助共济，探索提高职工基本医疗保险个人账户使用效率；建立健全医疗保障待遇清单制度，规范政府决策权限，科学界定基本制度、基本政策、基金支付项目和标准。健全重特大疾病医疗保险和救助制度，统筹规划各类医疗保障高质量发展，根据经济发展水平和基金承受能力稳步提高医疗保障水平。

深化筹资机制改革，健全稳健可持续的筹资分担和调整机制。建立与社会主义初级阶段基本国情相适应、与各方承受能力相匹配、与基本健康需求相协调的筹资机制。巩固提高统筹层次，全面做实基本医疗保险市地级统筹，积极推进省级统筹。积极适应新业态发展，完善灵活就业人员参保缴费方式。科学编制医疗保障基金收支预算，探索建立国家层级的医疗保险基金调剂金或准备金制度，实现全国层面筹资负担与待遇水平的相对统一。

建立管用高效的医保支付机制。聚焦临床需要、合理诊治、适宜技术，完善医保目录、协议、结算管理，发挥医保基金战略性购买作用，持续推进医保支付方式改革，增强医保对医药服务领域的激励约束作用。立足基金承受能力，适应群众基本医疗需求、临床技术进步，完善医保目录动态调整机制，合理优化医保目录。

健全严密有力的基金监管机制。着力推进监管体制改革，建立健全医疗保障信用管理体系，严厉打击欺诈骗保行为，确保基金安全高效、合理使用。

（二）健全重特大疾病保障制度和医保应急机制建设

在完善基本医疗保险制度的同时，加快健全重特大疾病的医疗保障制度建设。一方面，持续增强基本医疗保险的保障能力，将更多的重特大疾病纳入保障范围。建立更加完善的重特大疾病医疗保障机制。健全统一规范的医疗救助制度，增强医疗救助托底保障功能。另一方面，进一步完善重大疫情医疗救治费用保障机制。明晰基本医疗保险基金、公共卫生经费、国家财政投入、个人负担之间的政策界限，完善异地就医直接结算制度并建立相应的财务储备。

（三）积极促进商业健康保险发展

加快发展商业健康保险，构建多层次医疗保障体系是我国医疗保障制度改革的既定目标，也是满足不同阶层多样性医疗保障与健康服务需求的必由之路。一是厘清商业健康保险的发展空间，即法定医疗保障之外的医疗保障与健康服务需求等业务领域。二是明确市场主体并丰富健康保险产品供给。三是完善政策支持，包括支持公务员医疗补助与职工补充医疗保险进入商业健康保险市场，给予一般居民投保商业健康保险适度的税收优惠或税收扣减等。四是加强市场行为监管，突出健康保险产品设计、销售、赔付等关键环节监管，提高健康保障服务能力，通过营造有利市场环境实现对群众的理性引导。

（四）加快医疗保障领域的法治建设步伐

在医疗保障制度进入深化发展阶段时，应通过立法来推进制度体系的法治化建设，推进法定医疗保障制度更加成熟定型。一是完善《中华人民共和国社会保险法》修订，充实有关医疗保险的内容，更新医疗保险改革实践的最新做法。二是积极推进“医疗保障法”纳入国家立法规划，并将之定位为医疗保障体系建设的基本法、综合法。三是制定完善医保基金监管相关法律法规，规范监管权限、程序、处罚标准等。同时进一步加强医保基金监管能力建设，健全基金监管体制机制，切实维护基金安全、提高基金使用效率。加强医疗保障公共服务机构内控机构建设，落实协议管理、费用监控、稽查审核责任。实施跨部门协同监管，积极引入第三方监管力量，强化社会监督，综合运用协议、行政、司法等手段，严肃追究欺诈骗保单位和个人的责任。

（五）协同推进医疗服务供给侧结构性改革

医药服务供给关系人民健康和医疗保障功能的实现，应充分发挥药品、医用耗材集中带量采购在深化医药卫生服务供给侧结构性改革中的引领作用，推进医保、医疗、医药联动改革系统集成。深化药品、医用耗材集中带量采购制度改革，建立以市场为主导的药品、医用耗材价格形成机制，增强医药服务可及性。推动医疗机构内部的专业化、精细化管理，规范医疗机构和医务人员诊疗行为，促进合理用药。

（六）推进医保公共管理服务改革

医保公共管理服务是医疗保障制度落地的关键环节。须制定统一的医保经办服务机制政策，构建全国统一的医疗保障经办管理体系，大力推进服务下沉，实现省、市、县、乡镇（街道）、村（社区）全覆盖。应进一步完善医保经办机构的内部治理，明确医保经办机构的权责并进行科学监管、统一规制，使其在行政主管部门监管下自主实施医保政策并承担相应责任。同时，应夯实医疗保险工作基础，加快推进信息化和标准化建设工作，整合资源，优化分配，为民众提供高效合理的医保服务；加强经办服务队伍建设，打造与新时代医疗保障公共服务要求相适应的专业队伍。

（朱　坤　曹俊山　刘　稳）

参考文献

陈迎春，孙菊. 2020. 从医疗保险迈向健康保险[M]. 武汉：华中科技大学出版社.

方鹏骞，张霄艳. 2015. 中国基本医疗保险制度：评价与展望[M]. 武汉：华中科技大学出版社.

毛瑛. 2019. 健康保障[M]. 北京：人民卫生出版社.

杨团. 2020. 中国慈善发展报告（2020）[M]. 北京：社会科学文献出版社.

张璐莹，陈文. 2021. 中国普惠型商业医疗保险发展研究[M]. 上海：复旦大学出版社.

郑功成. 2021. 中国医疗保障发展报告：新机构、新成就、新挑战与新前景[M]. 北京：社会科学文献出版社.

郑功成. 2022. 中国医疗保障发展报告：走向全面深化的医疗保障改革[M]. 北京：社会科学文献出版社.